女性の救急外来 ただいま診断中！

編集／**井上真智子** 浜松医科大学地域家庭医療学講座特任教授
静岡家庭医養成プログラム指導医

著／**柴田綾子** 淀川キリスト教病院産婦人科

水谷佳敬 さんむ医療センター産婦人科・内科
亀田ファミリークリニック館山

JN249750

中外医学社

編者

井上真智子 　浜松医科大学地域家庭医療学講座特任教授
　　　　　　　静岡家庭医養成プログラム指導医

著者

柴田　綾子 　淀川キリスト教病院産婦人科

水谷　佳敬 　さんむ医療センター産婦人科・内科
　　　　　　　亀田ファミリークリニック館山

寄稿著者（執筆順）

加藤　一朗 　隠岐病院診療部長

鳴本敬一郎 　浜松医科大学産婦人科家庭医療学講座特任助教
　　　　　　　静岡家庭医養成プログラム指導医

伊藤　雄二 　公益社団法人地域医療振興協会市立恵那病院
　　　　　　　副管理者・産婦人科部長

安日　一郎 　独立行政法人国立病院機構長崎医療センター産婦人科部長

吉岡　哲也 　恵寿ローレルクリニック院長

岡田　唯男 　医療法人鉄蕉会亀田ファミリークリニック館山院長

序　文

　はじめて救急外来を担当する初期研修医も，ベテランの当直医も，女性の腹痛や妊婦の発熱などにしばしば悩まされる．しかし，救急外来に関する書籍の中で，女性にフォーカスしたものはこれまでなかった．その点で，本書「女性の救急外来　ただいま診断中！」は他に類を見ないものであり，救急外来を担当する際にはどの科の医師であってもそばに置いておきたい一冊といえる．

　しかし，本書は単に救急外来で女性特有の疾患に対応できるようになることをめざしたものではない．女性患者の基本的診察・コミュニケーション術から，産婦人科医へのコンサルト時のポイント，ヘルスメンテナンス，産婦人科研修に臨む態度と研修内容など，女性患者の診察に関わる姿勢が網羅されている．救急外来の場だけをやりすごすのでなく，その患者さんの今後の健康を広く長いスパンで見据えた診療を行うという「女性を診る医師」として重要な目標に向かう道筋を示すという方針が通底している．真に患者さんの健康を考えるなら，その場しのぎの診療には限界がある．「救急の本なのに，なんでここまで書いてあるの？」という疑問がわいたなら，その点こそ「宝」として覚えておいてほしい．「女性を診る医師」は産婦人科に限らない．プライマリ・ケア医，総合診療医，内科医，一般開業医，また女性ケアに携わる他の職種も，本書に網羅される視点を持つことで女性患者さんに大きなメリットをもたらすことができるだろう．

　著者の柴田綾子氏，水谷佳敬氏は，今後日本の女性診療をグレードアップしていく気鋭の若手医師である．各章で柴田氏は「産婦人科医から」，水谷氏は「プライマリ・ケア医から」としてそれぞれアドバイスを述べているが，二人とも産婦人科とプライマリ・ケアのつなぎ役として双方に関して学び研鑽している．「教えることは学ぶこと」のとおり，自己研鑽が教育・発信への熱意となり，執筆のエネルギーとなって結実したのが本書である．「こんな気さくな指導医と一緒だと楽しいだろうな」と思わせる二人の語り口は，救急外来で，研修現場で，あなたを孤独から救ってくれるだろう．本書を手にした皆さんがあらたな学びや発見を得，女性診療にいっそうやりがいを感じられることを願っている．

　2017 年 4 月

浜松医科大学地域家庭医療学講座特任教授
静岡家庭医養成プログラム指導医

井上真智子

目 次

i

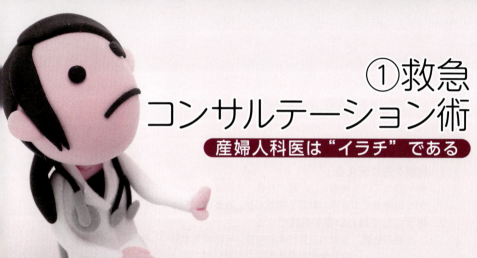

①救急コンサルテーション術

産婦人科医は "イラチ" である

Dr.Shibataの 1 Point Advice

救急室からのコンサルテーションは「なぜ，産婦人科医の診察が今必要なのか」を伝えることが重要です．この章では効果的なコンサルテーションの仕方を学びます．

Point

▶ 救急室でのコンサルテーションは結論から始める
▶ プレゼンの前にどの情報をどの順番で相手に話すか考える
▶ 相手にしてほしい事を明確にする
▶ プレゼンテーション上達のために型を持とう

　産婦人科へのコンサルテーション，困ったことはありませんか？　筆者が研修医の時，産婦人科を含め専門科へのコンサルテーションはいつも緊張しました．
　私を含め産婦人科医には「イラチ（せっかち）」な先生が沢山います（そうではない先生も沢山いますが！）．産婦人科医がせっかちなのは，お産や帝王切開術などが急に発生したり，妊婦さんの搬送依頼が突然来たり，とバタバタした産婦人科診療の雰囲気が影響しているのではと思います．
　短時間で行う口頭／電話プレゼンテーションでは，相手が必要とする情報に絞って伝えることが求められます．プレゼンをする前に，どの情報をどの順番で相手に話すかを事前に考え組み立てておくことで，スムーズにコンサルテーション

することができます.

注: いらち: せっかち・短気（三省堂 大辞林）

 イマイチコンサルテーション

　　以下はイマイチコンサルテーションです. これらをどんな風に直したらもっとよいコンサルテーションになるか，考えてみてください. 私も最初はこうでした.

▶その1. 女性の腹痛＝産婦人科　パターン

研修医 A ：「30 歳の女性の腹痛です. CT では明らかな異常はありません. 産婦
　　　　　　人科的な診察をお願いします」

産婦人科医:「……」（女性の腹痛＝産婦人科かよ！）

→　コンサルテーションの目的や鑑別を考えることが研修医自身の勉強になります.

▶その2. 鑑別をあげずにとりあえず産婦人科パターン

研修医 B ：「30 歳の女性の 2 日前からの発熱です」

産婦人科医:「うん，それで？」

研修医 B ：「下腹部痛が少しあります. 上気道炎症状はないです. 嘔気・嘔吐はな
　　　　　　いです. 下痢もないです. Sick contact（同じ症状や感染症患者）も
　　　　　　ないです. 採血では WBC と CRP が少し上昇していました. 経腹超

JCOPY 498-06696

音波では明らかな異常はありませんでした．CT では明らかな異常は
ありませんでした」

産婦人科医：「うん，それで？」

研修医B ：「え〜っと，それで，熱源が良くわからないので，診察お願いします」

産婦人科医：「……」（鑑別を考えよう！）

→　1. 鑑別に自信がない場合も「○○の可能性を考えてます」と伝えた方がフィードバックを受けやすいです．

　　2. 「熱源精査の診察を依頼したい」というコンサルテーションの目的を先に相手に伝えましょう．

▶その3．性感染症疑ってるのに性行為や月経歴を聞いてないパターン

研修医C ：「30 歳の女性，2 日前からのの発熱で骨盤内炎症性疾患（pelvic inflammatory disease：PID）の可能性を考えています」

産婦人科医：「なるほど，PID を疑ってるんだね．うん，それで？」

研修医C ：「38.5 度の発熱と，心拍数が 104 回の頻脈を認め，下腹部全体に圧痛と反跳痛を認めます．筋性防御は認めません．採血では WBC と CRP の上昇を認めます」

産婦人科医：「なるほど．最終の性行為と月経歴は？」

研修医C ：「えっと……聞けてません」

産婦人科医：「……」（PID 疑ったら必須の情報！）

→　PID を想定していることが相手に伝わる良いプレゼンテーションでしたが，性感染症の既往やコンドームの使用の有無など，PID らしさを表す情報を追加できるともっと良いコンサルテーションになります．

コンサルテーションは救急のメインの仕事

　救急の仕事は，次々に来る患者さんの緊急度や重症度を診断し，優先順位をつけ，初期対応を行い，必要に応じて適切な専門科へつなぐことです．コンサルテーションは専門科への橋渡しとして救急室で必須のスキルとなります．

　救急室では診断が決まらず「病態」「重症度」だけで入院や緊急手術の適応を相談することがあります．そんな救急室でのコンサルテーションのポイントは以下3点です．

1. 結論を先に伝える
2. 相手への依頼事を明確にする
3. １分でまとめる

　　この３点を踏まえ，全体のコンサルテーションの流れをみていきましょう．

 ## 柴田オススメの救急室コンサルテーションの流れ

▶1. 自分の所属，電話の理由を述べる

　　例： 研修医の○○です．救急室からのコンサルトの電話をしてもよろしいでしょうか？

　　例： 後期研修医の○○です．画像をみていただきたいのですが今良いでしょうか？

▶2. 最初の１文の中に緊急度や重症度の情報を入れる

　　例1： 33歳女性，2日前からの下腹部痛を主訴に救急外来を受診された方です．
　　例2： 25歳女性，突然発症の下腹部痛で救急車で来院された方です．

　　最初の１文に，患者さんの状態が伝わる情報を盛り込みましょう．例１より例２の方が突然発症であること，救急車で来院していることから，緊急度・重症度が高い印象が伝わりますね（ただし，救急車だから必ず重症という事はなく，自分で歩いてきた方で大動脈解離やくも膜下出血がみつかる事もあります）．

▶3. 結論を先に伝える＜ポイント１＞

A. 疑っている疾患がある場合
　　例： 主訴は突然の下腹部痛で現時点では卵巣嚢腫茎捻転を疑っています．
　　例： 性活動のある女性の発熱と下腹部痛のため骨盤内炎症性疾患の可能性があると考えています．

B. 診断は不明だが，重症度・緊急度から入院や処置が必要な場合
　　例： 原因不明ですが，出血性ショックの方です．
　　例： 熱源は不明ですが，qSOFAスコア（注）2点以上であり精査が必要です．

▶4. 相手への依頼事を明確にする＜ポイント２＞

　　患者の情報だけでなく「相手に何をして欲しいのか」を明確に伝えましょう．

JCOPY 498-06696

- 診察の依頼：異所性妊娠の可能性について診察をお願いします.
  突然発症の急性腹症にて卵巣嚢腫茎捻転を考え診察を依頼します.
- 薬・検査・処方の相談：妊娠中／授乳中の薬に関して相談です.
- 入院が必要等：発熱の妊婦さんで入院管理につきご相談です.　など.

▶5. 1分でまとめる ＜ポイント3＞

　相手にカルテ番号を伝え，細かい情報はカルテをみてもらえば OK です．簡単な現病歴と重要な診察所見および検査所見のみに絞って伝えましょう．

注：quick SOFA（Sequential Organ Failure Assessment）
　　1994年に ICU 向けに作成された SOFA スコアの簡易版．意識・循環・呼吸の項目から成りベッドサイドで簡便に使用できる．qSOFA スコアが2点以上である感染症患者では，敗血症を疑い臓器障害の評価を行うことが推奨されている.

プレゼンテーションの型を持つ

　最初からアドリブでプレゼンテーションを行うのは非常に難しいです．以下のような「型」を使うことで，必要な情報を抜け漏れなくプレゼンテーションできるようになります．日本の伝統芸能では「守破離（しゅはり）」といって，型を「守」るところから修行を始め，自分なりの方法を創ることで型を「破」り，そして最終的には型を「離」れて自分独自のスタイルを確立すると言われています．救急室でのコンサルテーションでも，型から始め，自分なりの方法を創るやり方はお勧めです．

▶1. SBAR（エスバー）

　米国海軍の潜水艦乗務員の間の連絡に使われていたものが，航空業界や医療界へと広まったものです．現場の状況を相手に分かりやすく伝え，伝達時のミスを少なくするための報告の型として使用されています．

表 1-1　SBAR

S	Situation　状況の説明	患者の主訴や現在の状態
B	Background　背景	患者の既往や臨床経過
A	Assessment 評価	現時点での病態評価や自分の判断
R	Recommendation　提案	相手にして欲しいこと

現在では Team STEPPS（米国で開発された医療安全のトレーニングプログラム：Team Strategies and Tools to Enhance Performance and Patient Safety）の中で重要なツールとして使用され[1]，救急レジデントにおける SBAR の有用性を調べた研究も出てきています[2]．

▶2. コンサルテーションの 5C モデル

電話でのコンサルテーションの評価ツールとして Kessler らが提案したもの．コンサルテーションの内容に以下がちゃんと含まれているかをチェックするものです．

表 1-2 コンサルテーションの 5C モデル

5C	説明	具体例
1. コンタクト	自己紹介	・自分の名前 ・立場や所属 ・電話先相手の確認
2. コミュニケーション	症例提示	・症例情報
3. コアな質問	コンサルト理由	・コンサルト相手にして欲しい事 ・コンサルトの緊急度
4. コラボレーション	ディスカッション	・必要な検査・処置 ・今後の方針について
5. クロージング	まとめ	・議論した内容の確認

(Kessler CS, et al. Acad Med. 2012; 87: 1408-12[3] を改変)

 コンサルテーションで困った時のコツ

コンサルテーションした時に，自分が想定していた返事をもらえない時があります．

診察や処置が必要と考え相談したのに不適切な対応された場合，「それは間違っているんじゃないですか？」と喧嘩するのではなく，自分の考えを相手と対立せずに表現する姿勢を「Assertive」と言います．Team STEPPS の中には下のようなツールがあります[1]．

▶2 回チャレンジルール

自分の言った事が相手にちゃんと聞こえているか，間違って伝わっていないかを確認するために 2 回同じ事を繰り返す方法です．

JCOPY 498-06696

例： **研修医 A** 「異所性妊娠疑いの患者がおり診察を依頼したく電話しました.」

　　産婦人科医 「今, ちょっと忙しいから後で」

　　研修医 A 「わかりました. 異所性妊娠疑いの患者さんがいるので電話しましたが, 後で相談するということでよろしいでしょうか？」

　　産婦人科医 「う～ん. 分かりました. 今, 教えてくれる？」

▶CUS（Concerned-Unconfortable-Safety）

相手を非難するのではなく, 自分が不安・心配であることを相手に伝える手法

- 私は心配しています.　　　I am concerned.
- 私は不安です.　　　　　　I am unconfortable.
- これは危険だと感じます.　This is a safety issue.

例： **研修医 A** 「異所性妊娠疑いの患者がおり診察を依頼したく電話しました」

　　産婦人科医 「今, ちょっと忙しいから後で」

　　研修医 A 「**少し心配なのですが**, 後で相談するということでよろしいでしょうか？」

　　産婦人科医 「ちょっと今, 忙しいんだよね」

　　研修医 A 「**不安なのですが**, 何分後くらいに電話したらいいでしょうか. 異所性妊娠だった場合, **危険だと感じます**」

　　産婦人科医 「分かった. 10 分以内には電話できると思います. なるべく早くこちらから電話します」

どんな時に産婦人科コンサルトが必要か

　この章では, どんな患者さんを産婦人科へコンサルテーションしたらいいのかを学びます. 産婦人科関連の救急疾患は, パターンから鑑別を考えることができます. 「女性の腹痛は全部産婦人科医へ」ではなく, 鑑別をあげてコンサルテーションをしましょう.

救急コンサルテーション術

●救急室で産婦人科へコンサルテーションが必要な疾患
1. **致死的な疾患**（☞詳細は 4 章 p.43）
   異所性妊娠
2. **治療可能な疾患**（☞詳細は 4 章 p.49）
   卵巣嚢腫茎捻転，卵巣出血，骨盤内炎症性疾患，性感染症
3. **Red flag sign のある妊娠・褥婦**（☞詳細は 9 章，10 章，11 章）

 妊婦の Red flag sign　～これがあったらコンサルト～

　どんな主訴であっても，妊婦さんが来院したら Red flag があるか問診しましょう．

　以下の項目に当てはまる場合は産婦人科に相談しましょう **表 1-3**（☞詳細は 9 章）．

表 1-3

問診項目	説明
子宮収縮	下腹部の痛み，生理痛のような絞られる痛み ＊1 時間に何回も生理痛様の痛みがある場合は要注意
破水感	水が流れ出る感じ，水様性帯下の増加
性器出血	付着程度の少量であっても一度産科に診察を依頼した方が良い ＊外痔核からの出血を性器出血と勘違いするケースも多い
胎動減少	妊娠 20 週前後で胎動を感知する妊婦が多い 胎動減少の正式な定義は無いが，30 分以上全く胎動を感じ無い場合は異常と考える

 褥婦の Red flag sign　～これがあったらコンサルト～

　産褥期（さんじょくき）にある女性を褥婦（じょくふ）と言います．産褥期とは，子宮が妊娠前の元の大きさに戻るまでの期間で，出産後約 6～8 週間といわれています．この期間の女性は以下のような症状に注意します **表 1-4**（☞詳細は 10, 11 章）．

JCOPY 498-06696

表 1-4

問診項目	説明
乳房の張り	片側の乳房の張り・発赤・硬結は乳腺炎の可能性がある ＊乳腺炎でインフルエンザ様症状（発熱，頭痛，関節痛）で来院することもある
悪露の増加	生理2日目ほどの出血が続く，悪露の色が赤いまま，下腹部に子宮を触知する場合は子宮復古不全の可能性がある
会陰縫合部の痛み	経腟分娩後の会陰縫合部の感染症の可能性
創部の痛み・発赤 浸出液	帝王切開術の創部感染症の可能性
発熱・下腹部痛 悪露の異臭	子宮内膜炎の可能性
気分の落ち込み	産後うつ，産褥精神病の可能性を考える

救急室でコンサルテーションしなくてもよい症例

　救急室でコンサルテーションが必要なのは，重症例や緊急事例です．以下のような症例は緊急性が少ないため，後日に産婦人科外来を予約したり，症状が出た際に産婦人科を受診してもらえば大丈夫です．

▶無症状の卵巣嚢腫や筋腫

　CTや超音波検査で卵巣嚢腫や筋腫がみつかったが，痛みなどの症状が無い場合，緊急性はありません．症状が無い卵巣嚢腫や筋腫は経過観察になることが多いため後日，近くの産婦人科を受診するように伝えます．

▶Red flag の無い妊婦／褥婦

　風邪等の症状で来院し，Red flag が無い場合は産婦人科の診察は不要です．ただし，妊婦さんや家族が胎児の状態を心配している場合は産婦人科へ診察を依頼しましょう．
☞詳細は「8章 妊娠中のコモンプロブレム」（p.99）の章を参照

オススメ教材

CarenetTV 池田裕美枝先生　産婦人科医ユミの頼られる「女性のミカタ」

月経痛から性感染症，妊婦のケアまで全8回で分かりやすくまとまっています．
https://carenetv.carenet.com/series.php?program_id=1191(Last Access 2017/04/07)

【参考文献】

1) Agency for Healthcare Research and Quality, Pocket Guide: TeamSTEPPS https://www.ahrq.gov/teamstepps/instructor/essentials/pocketguide.html (Last Access 2017/01/02)

2) Matthew C, et al. Situation-Background-Assessment-Recommendation (SBAR) and Emergency Medicine Residents' Learning of Case Presentation Skills, J Graduate Med Educ. 2012; 4: 370-3.

3) Kessler CS, et al. Validity evidence for a new checklist evaluating consultations, the 5Cs model. Acad Med. 2012; 87: 1408-12.

4) Kessler CS, et al. A prospective, randomized, controlled study demonstrating a novel, effective model of transfer of care between physicians: the 5 Cs of consultation. Acad Emerg Med. 2012; 19: 968-74.

〈柴田綾子〉

JCOPY 498-06696

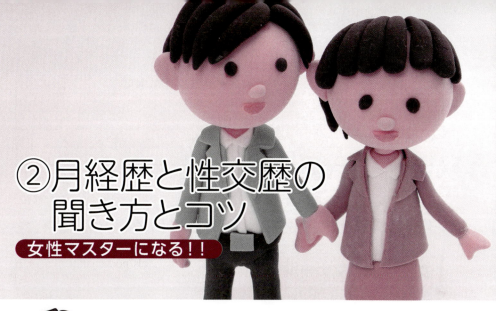

②月経歴と性交歴の 聞き方とコツ

女性マスターになる!!

Dr.Shibataの
1 Point Advice

妊娠初期はほとんどの女性が妊娠していることに気づいていないため「妊娠している可能性はありますか」という問診は十分ではありません. 月経歴を聞き, 月経が遅れている場合は必ず妊娠を鑑別にあげましょう.

Point

▶ 恥ずかしがらない. 平常心・平常顔で問診する
▶ なぜ月経歴や性交歴を聞くのか説明（前置き）しよう
▶ 腹痛や性器出血がある時は月経歴・性交歴を詳しく問診しよう
▶ 原因不明の発熱や腹痛がある時は性感染症の 5P を問診しよう

＊性感染症には STD (sexual transmitted disease) と STI (sexual transmitted infection) の記載方法がありますが, 腹痛や帯下異常など症状のあるものは, 日本性感染症学会の用語（2004 年）にならい STD と表現しています.

　どのような主訴であっても, 女性への薬の処方や画像検査の前には妊娠の有無に注意が必要です. 妊娠初期, 本人は妊娠していることに気付いていません（救急室を受診した 6％で本人が気付かなかった妊娠がみつかっています[1]）. 月経歴を聞き, X 線検査や CT 検査などの前には妊娠反応検査を行いましょう. 女性の腹痛では月経歴の問診が鑑別に役立ちます. 卵巣出血は黄体期に発症しやすく, PID（骨盤内炎症性疾患：pelvic inflammatory disease）は月経中～月経終了直後に多いと言われています. 急性腹症診療ガイドライン 2015 では月経歴の問

表 2-1 月経歴からの腹痛の鑑別

最終月経日	→排卵日と妊娠週数の推測に使用
月経2〜3日目の腹痛	→月経困難症を鑑別に
月経中〜終了直後の腹痛と発熱	→PIDを鑑別に
黄体期における腹痛	→卵巣出血を鑑別に
妊娠6週前後の腹痛	→異所性妊娠を鑑別に

＊最終月経日：前回の月経が**始まった日**（月経が終わった日ではありません）

診は推奨度B（科学的根拠があり，行うように勧められる）となっています[2].

女性診療〜マナー編〜 BRUSH UP YOUR WOMEN'S EMERGENCY CARE SKILL!

 女性の問診は「前置き」が重要

研修医A：「今日はお腹が痛くて来られたんですね」
患者　　：「はい」
研修医A：「最後のセックスはいつですか？」
患者　　：「え？」
研修医A：「セックスはオーラルですか？　アナルセックスですか？」
患者　　：「何でそんなこと言わなきゃいけないんですか！！（怒）」

　生理や妊娠，性行為はとてもプライベートな話です．前置きなく突然問診を始めると相手は戸惑ってしまいます．咽頭痛で風邪だと思って，近くの病院へ行ったら突然セックスについて聞かれたらびっくりしますよね（オーラルセックスによるクラミジア咽頭感染について問診したのだと思いますが）．月経や性行為の問診をする場合，なぜその情報が必要なのかを患者さんに説明してから問診を始めましょう．「貴方を疑っているわけでは無く，同じような症状の人には皆さんに同じことを聞いています」という姿勢で問診します．

　以下は，おすすめの前置きです．

- まれに性行為が原因でお腹が痛くなったり熱が出ることがありますので，少し質問させていただきます．
- 腹痛の原因に関係することがあるので，生理や妊娠に関してお伺いします．

JCOPY 498-06696

- 熱の原因が性感染症によることがまれにありますので，念の為にお伺いします．
- 画像検査 / 薬の処方に影響するので，妊娠の可能性や生理に関して伺います．
- 女性の皆さんに聞いている事ですが，生理や妊娠についてお伺いしてもいいでしょうか？

Don't　これは避けよう　〜問診あるある〜

　女性に月経歴・妊娠歴・性行為歴を聞くときはプライバシーへの配慮が必要です．妊娠歴（中絶歴）などは，パートナーや家族に知られたくない女性も沢山います．

▶「この医者デリカシー無さすぎ！」とならないために

- 前置きなく突然質問　→　患者さんはびっくりしてしまいます
- 家族が同席中に質問　→　家族に知られたくないこともあります
- 親いるところで質問（未成年の患者）　→　親に知られたくない場合もあります
- 大部屋の中で質問　→　個室や診察室で聞きましょう
- カーテン越しに丸聞こえ　→　他の人に聞こえないようにしましょう
- 声が大きい　→　個室でも，大きい声では話しにくいです

Do　女性診療，これをやる！

▶①プライバシーに配慮する

- 他の人に聞こえないように個室で問診する
- 付き添いの人は別室へ行ってもらう
- 問診の内容は第三者へ話すことはないと伝える

　医師には守秘義務があり，正当な理由がなければ第三者へ診療情報を漏洩してはいけません（刑法134条）．身体診察をするときは個室で行うことが多いので，身体診察をしながら月経歴や性行為などを問診するのはお勧めです．

▶②看護師を同席させる

　身体診察する際は医師だけで行わず，必ず女性看護師を同席させましょう．
　特に女性のプライベートな部分を診察する際は，患者に不安や恐怖を与えないようにし，自分にわいせつ行為等の疑惑がかからないようにするために重要です．

▶③未成年の患者の場合

　民法第5条で，未成年者が法律行為をするには，その法定代理人の同意を得なければならないとされています．一般的には医療は医療機関と患者の間の「準委任契約」とされており，未成年でも診療を受けられることが多いです．ただし，手術や大きな処置，内診などの診察では保護者の同意を得た方が良いでしょう．そのため未成年者が単独で救急を受診した際は，「診療することを親に連絡していいか」を本人に確認し，了承を得て親に連絡をすることがあります．本人の同意なく個人情報を第三者に提供することはできないため，未成年者から親への連絡の許可が得られない場合は，その旨をカルテに記載し，上級医に相談しましょう．勝手に未成年者を診療した場合，後で保護者と揉めることがあります．性感染症や妊娠等の場合，「親に知られたくない」と未成年者が単独で受診することがありますが，健康保険証を使用した際は後日に医療明細書が届くため，完全に秘密にするのは難しいことも説明しておく必要があります．

生理の問診には意味がある

　・初経　　　　　：日本人の平均は約12歳
　・閉経年齢　　　：日本人の平均は約50歳
　・最終月経　　　：直近の月経が始まった日
　・その前の月経が始まった日：月経周期が整か不整か
　・月経周期　　　：月経初日〜次の月経の初日までの日数
　・月経持続日数　：過多月経や過長月経は貧血の原因になる
　・月経量　　　　：ナプキンを毎時間替えたり，血塊が出るようなら過多月経
　・随伴症状の有無：月経痛・鎮痛薬の使用・日常生活への影響
　・不正性器出血・性交後出血の有無
　　＊正常な月経は25〜38日周期で，持続日数は3〜7日間

▶初経周辺の症状

　初経〜高校生（18歳前後）までは，エストロゲンとプロゲステロンの産生機構が未熟であり，月経周期がバラバラなことが多いです．無排卵周期症といって，月経はあるが排卵しない場合は，頻発月経（月経周期が24日以内）や希発月経（月経周期が39日以上）などが認められます．思春期前後の月経不順は年齢が進むと自然に治ることが多く，通常は経過観察となりますが，長期に無月経が続い

JCOPY 498-06696

ている場合は，不妊症や骨粗鬆症のリスクがあるため産婦人科で検査しホルモン療法の対象となります [3].

▶閉経周辺の症状

　閉経前後の5年（合計10年間）を更年期と呼び，月経不順となりエストロゲン低下に伴うさまざまな症状が出現します．ホットフラッシュ，のぼせ，動悸などの症状を主訴に来院される方もいます．救急室では致死的な疾患の除外を中心に行い，年齢や月経の状況の問診から更年期障害も鑑別にあげて対応してください【☞詳細12章】.

▶最終月経とその前の月経

　2つの周期を比較することで，月経周期が不順かどうか分かりやすくなります．不正器出血を「生理が来た」と勘違いする事もあり，「いつもの生理と比べて出血の色や量に違いはあるか」も重要です．不正性器出血の場合は量が少ないことが多いです．

▶不正性器出血・性交後の出血

　性感染症，子宮頸管ポリープ，子宮頸癌などが鑑別にあがります．来院時に症状が止まっていれば緊急性はありません．近日中の産婦人科受診を勧めてください．

妊娠・性行為に関する問診の項目と意味

- 妊娠歴・流産歴　　　　： ○回妊娠，○回出産，○回流産
- 中絶歴　　　　　　　　： 中絶手術の有無
- 経腟分娩・帝王切開の数
- 妊娠の可能性
- 最終性行為日
- 避妊の有無と方法　　　： コンドームやピルの使用と使い方
- パートナーの有無と人数： 同性か異性か両方か
- 性感染症の既往／治療歴

▶妊娠歴・流産歴・中絶歴・帝王切開術の有無

　子宮内処置（中絶手術・帝王切開術）の既往があると子宮内感染症のリスクが

高まります．異所性妊娠の既往があると，再発のリスクが高まります（オッズ比: 2.72: 95% CI 1.83-4.05）[4].

▶最終性行為と避妊

月経中の性行為は，性感染症のリスクが増加します（調整オッズ比: 2.11, P＜0.001）[5].

コンドームは毎回使っているか，最初から最後までつけているかによって感染リスクが変わります．

▶パートナー

セックスパートナーが多いと異所性妊娠のリスクが上がります（オッズ比: 3.02: 95% CI 1.75-5.23）[6].

▶性感染症の既往と治療歴

性感染症の既往があると，再感染のリスクが高くなります．治療後に再検査を行い，治癒しているのを確認していない場合，持続感染の可能性もあります．クラミジア頸管炎の既往のある人は Fitz-Hugh-Curtis 症候群となるリスクもあります．（☞詳細4章 p.54）

 性行為の問診の 4 つのコツ

性感染症の問診では，患者さんに「正確な情報を話してもらう」工夫が必要です．以下の4つを試してみてください．

▶①恥ずかしがらない

問診する医師が恥ずかしがっていたり躊躇していると，患者さんに伝染してしまいます．性行為の問診も現病歴や既往歴と同じく診断に必要な情報であり，恥ずかしく思う必要はありません．平常心・平常顔で問診しましょう．

▶②最初だけでなく「最後にも」オープン・エンドクエスチョンを使用する

問診できていなかった事を患者さんの方から教えてくれる事が沢山あります．

例: ご自身から医師に伝えておきたい事はありますか？

例: 最後に何か気になる事はありますか？

例: 他に何か思い当たる事はありますか？

JCOPY 498-06696

▶③批判的な態度や言葉を使わないようにする

「こんな事を言ったら医師に怒られるのではないか」と患者さんが話しにくくなってしまいます．ありのままの情報を教えてもらうために，相手を批判したり差別しない態度が重要です．

ダメ例： なぜこんなになるまで来なかったんですか？

ダメ例： 腕を組む，相手の話を途中で遮るなど

▶④守秘義務が守られることを伝える

性感染症や中絶歴などは家族に知られたくない人も沢山います．問診する前に，個人情報が守られることを伝えると安心します．

例： ここで話した内容は，許可なく家族やパートナーに伝えることはありません．

例： 本人の同意なく個人情報を他の人に話すことはありません．

 ## 性感染症でのつっこみ問診

性感染症を疑った場合，性行為の「つっこみ問診」をする必要があります．CDC（アメリカ疾病予防管理センター）のSTDガイドラインでは以下の5つを聞くように推奨しています 表2-2 ．

表2-2 性交歴の問診における5P

	5P	説明
1	Parter　　パートナー	異性か同性か両方（バイセクシュアル）か
2	Practice　　性行為の内容	オーラルセックスやアナルセックスの有無
3	Prevention of pregnancy 避妊の方法	避妊の有無 コンドーム・ピル・子宮内避妊具の使用
4	Protection of STDs 性感染症の予防	コンドームの有無 A型肝炎・B型肝炎・HPVワクチン
5	Past History of STDs 性感染症の既往	感染歴や治療歴

▶実際の問診例

1. Partners　性行為の相手について

- 性行為の相手は男性ですか？　女性ですか？　両方ですか？
- 過去2カ月間に何名の方と性行為をしましたか？

- 過去 12 カ月の間に何名の方と性行為をしましたか？
- 過去 12 カ月の間に性行為をした方が，他の方と関係を持っている可能性はありますか？

2. Practices 性行為の内容について

- 性感染症リスクを知るために，性行為の内容について教えて頂きます．
- （腟による）性行為の時はコンドームは使用しますか？
- コンドームは毎回使用しますか？時々ですか？使っていませんか？
- アナル(肛門)セックスはしたことがありますか？ コンドームは使用しますか？
- オーラル（口腔）セックスはしたことがありますか？
- コンドームの使用に関して

  全く使わない場合 → なぜコンドームを使わないのですか？

  たまに使う場合 → どのような状況ではコンドームを使用しますか？

3. Prevention of pregnancy 避妊の方法について

- 避妊のために何かしていますか？

4. Protection from STDs 性感染症の予防について

- 性感染症や HIV の予防のために何かしていますか？

5. Past history of STDs 性感染症の既往歴について

- 性感染症にかかったことはありますか？
- パートナーが性感染症にかかったことはありますか？

6. その他: HIV やウイルス性肝炎のリスク評価のための問診として

- 貴方やパートナーで静脈注射薬(覚せい剤など)を使用したことはありますか？
- 援助交際や売春をしたことはありますか？

(2015 Sexually Transmitted Diseases Treatment Guidelines から著者日本語訳 https://www.cdc.gov/std/tg2015/clinical.htm)

 ## 内診室がなくても診察できる

　内診室がなくても通常の診察台で会陰部の診察ができます．患者さんに診察の必要性を説明し同意をとった後，ベットに横になってもらい下半身に大きめのタオルケットや布団をかけましょう．下半身をタオルケットで隠した状態で患者さん自身で下着を下ろしてもらいます（高齢者の場合は，下着を下ろすのを手伝います）．タオルケットをかけた状態で両膝を立ててもらい，会陰の視診やクスコ診察を行います．仰臥位ではなく，側臥位でも視診は可能です．臀部の診察やクスコ診察をする場合は，腰の下に枕等を敷くと診察しやすくなります 図2-1, 2, 3 .

JCOPY 498-06696

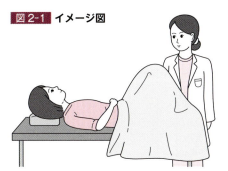

図2-1 イメージ図

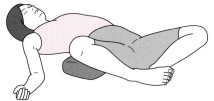

図2-2 股関節や足が硬く膝立が困難な場合

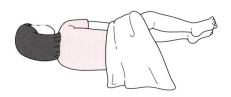

図2-3 側臥位の場合の視診の仕方

医師1人で診察せずに，かならず女性看護師に付き添ってもらいましょう．帯下異常の場合は，ナプキンについている帯下をみることも重要です．

月経歴の問診は恋愛やダイエットに活かせる？！

　月経前は女性がイライラしたり体調が悪くなりやすいのを知っていますか？月経前症候群（premenstrual syndrome：PMS）は，月経前3〜10日（黄体期）に出現する症状で，エストロゲンとプロゲステロンの分泌量が大きく変化することが原因と言われています．日本では高校生の64.6%，20〜49歳の95%が何らかのPMS症状を持っているという調査があり[1][2]，ほとんどの女性が生理に何らかの影響を受けていると言えます．

　月経前症候群の症状が強い方は，低用量エストロゲン・プロゲスチン配合薬（低用量ピル）などの薬物療法を行うことで症状が改善します．

　「女性は月経前に体調や情緒不安定になりやすい」．これを知っておくと，女性はダイエットや自分自身の感情の調整がしやすくなります．男性は彼女や女友達との関係で「生理前だから注意しよう/配慮しよう……」など活かせるかもしれません．

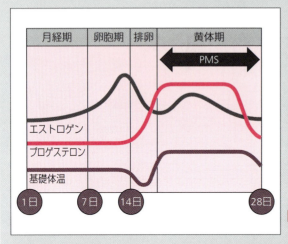

月経期	卵胞期	排卵	黄体期

PMS

エストロゲン
プロゲステロン
基礎体温

1日　7日　14日　28日

図 2-4 月経の周期と
ホルモンのはたらき

生理と女性の体調の変化

卵胞期
・体内の余分な水分や老廃物を排出しやすく痩せやすい
・肌の調子がいい

黄体期
・イライラしたり怒りっぽくなる
・お腹や腰が痛くなる
・便秘がちになる
・手足がむくみやすくなる
・眠気が強くなる
・頭痛や頭重感が出る
・食欲の変化・過食になる

【コラム参考文献】

❶ Takeda T, et al. Prevalence of premenstrual syndrome and premenstrual dysphoric disorder in Japanese high school students. Arch Womens Ment Health. 2010; 13: 535-7.

❷ Takeda T, et al. Prevalence of premenstrual syndrome and premenstrual dysphoric disorder in Japanese women. Arch Womens Ment Health. 2006; 9: 209-12.

JCOPY 498-06696

産婦人科医からのアドバイス

- 月経歴や性行為歴は，問診する側が恥ずかしがっていると，相手にも伝わってしまいます．性感染症等は「思い当たる節」がある人は正直に話してくれることが多いです．
プライバシーに配慮して，平常心・平常顔で問診するようにしましょう．

プライマリ・ケア医からのアドバイス

- 全く関係ない主訴で来院しても月経歴や性行為歴を問診することで，月経痛に悩んでいたり，性感染症を心配していることが分かり，思いがけないところで治療のキッカケになることがあります．月経で悩んでいる女性は意外に多いので是非聞いてみてください．

【参考文献】

1) Stengel CL, et al. Pregnancy in the emergency department: risk factors and prevalence among all women. Ann Emerg Med. 1994; 24: 697-700.
2) 急性腹症診療ガイドライン出版委員会編. 急性腹症診療ガイドライン 2015. 東京: 医学書院; 2015.
3) 日本産科婦人科学会，日本産婦人科医会. 産婦人科診療ガイドライン 婦人科外来編 2014，東京: 杏林舎; 2014.
4) Cheng Li, et al. Risk factors for ectopic pregnancy: a multi-center case-control study. BMC Pregnancy Childbirth. 2015; 15: 187.
5) Koray T, et al. Sexual intercourse during menstruation and self-reported sexually transmitted disease history among women. Sexually Transmitted Diseases. 1996; 23: 395-401.
6) Bunyavejchevin S, et al. Risk factors of ectopic pregnancy. J Med Assoc Thai. 2003; 86 Suppl 2: S417-21.

〈柴田綾子〉

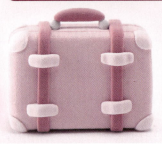

③救急室から始める
女性のヘルスメンテナンス

患者さんへの「お土産」を忘れずに

Dr.Mizutaniの 1 Point Advice

患者さんの主訴に対応し，問題を解決したり，後日の受診に繋げることができれば，最低限のニーズは満たせます．しかし，次に医療機関を受診する時は予防可能だった重症疾患で来院するかもしれません．たとえば，放置された高血圧による脳卒中や心筋梗塞などです．受診を患者教育の機会とし活用することで，今後起こりうる潜在的な問題に介入することができます．診療に「ヘルスメンテナンス」の概念を取り入れてみましょう．

Point

▶ 次回の受診は予防可能だった重症疾患（脳卒中・心筋梗塞など）かもしれない

▶ 受診は患者さんに予防医療を教育する格好のチャンス

▶ USPSTF に準拠した予防医学を学び，実践する

※ USPSTF＝US Preventive Services Task Force

ヘルスメンテナンス

BRUSH UP YOUR WOMEN'S EMERGENCY CARE SKILL

ヘルスメンテナンスとは？

一般住民を対象とし，年齢・性別・喫煙の有無などの生活背景に応じて施行さ

JCOPY 498-06696

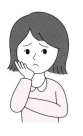

れることが望ましい予防医学的アプローチのことを指します. ヘルスマネジメントと呼んでいる施設もあります. 家庭医など のプライマリ・ケア医が日常診療に取り入れ, 実践にあたって おり,その根拠としては米国予防医学専門委員会（US Preventive Services Task Force: USPSTF）（後述）などを参考にしています.

 ## 重症さえ見逃さなければそれでいい？

　救急外来や当直対応では, 病院の規模によっては相談できる相手もおらず, 1人で対応しなければならないプレッシャーに打ち震える若手ドクターも少なくないのではないでしょうか. ただでさえそのような状況であるのに,「予防医療なんてやっている余裕はない」「そもそも予防は保険適応外」と思われるかもしれません. しかし, 受診は疾病を予防できる数少ないチャンスだという視点を持つことが重要です. 例えば, 主訴と関連の乏しい高血圧をみかけた場合について考えてみてください. 自宅血圧の計測指示や受診の指示を行わなかったがために放置され, 数年後に脳卒中・心筋梗塞を発症した場合, 診察に携わった医師に全く責任がなかったと言えるでしょうか. 予防医療について少し考えてみましょう.

 ## 予防こそ，最上の医療！

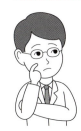　誰しも, 病気になりたくてなっているわけではないのです. もしそれを知っているだけで予防が実践できるものだったら？ 疾病にならずにすむだけではなく, 医療を受けるにあたって必要となる受診費用や時間, 医療従事者のマンパワーという医療資源を節約することができます. 個人レベルでは効果は小さいとしても, これが大多数の住民に実施されるとなると効果は顕著となります. また, 診療に伴い仕事を休んだり休職したりした場合, それが自身ではなく家族への付き添いが理由だったとしても, 労働力の減少に伴う社会的・経済的損失につながります. こういった点でも予防医療は効果が高いと考えられます.

 ## 誰に，どんな予防医療を推奨するのか？

　予防医療について医学部で学ぶことのできた医師は少ないのではないでしょう

図3-1 USPSTFによる推奨項目の検索

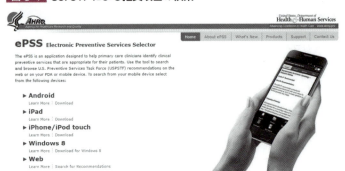

(ePSS Electronic Preventive Services Selector [1])

か．また，初期研修医時代にも予防医学についてのレクチャーがある病院は多くはないと思われます．予防医療となると，採血ついでに糖尿病やコレステロールのチェックをしてみる，そんなやり方をすでにされている方もいるかもしれませんが，せっかく予防医療を実践するのであれば根拠に基づいた方法で実践したいものです．

USPSTF の推奨を日常診療に取り入れる

USPSTF は予防について，スクリーニング，ワクチン，カウンセリング，予防内服の４つのカテゴリに分けて，多くの項目についてその介入の是非を検討し，推奨のグレードを決定しています 表3-1， 表3-2 ．では，日常診療にどのようにヘルスメンテナンスを取り入れるか，例をあげてみましょう．

 例①：妊娠希望を聴取し，それに見合った推奨を提案する

▶葉酸摂取と風疹ワクチン　妊娠前にできること

 27歳女性，膀胱刺激症状で夜間救急外来を訪れ，膀胱炎の診断．抗菌薬および漢方薬による対症療法の方針とした．

医師：「処方の関係で伺いますが，現在妊娠の可能性はありますか？　または妊娠希望がありますか？」

JCOPY 498-06696

表3-1 USPSTF における推奨事項の1例

	25歳	50歳	75歳
共通	血圧，アルコール，うつ病，心血管イベント，BRCA リスク，HBV，HCV，脂質異常，肥満，STI		
子宮頸癌検診	○	○	
乳癌検診		○	○
大腸癌検診		○	○
皮膚癌検診	○		
葉酸推奨	○		
母乳育児推奨	○		
DV の確認	○		
糖尿病検査		○	
転倒予防			○

Web で「epss」を検索すると **図3-1** が検索され，Web: Serch for recommendation より USPSTF の提唱するスクリーニング一覧を検索することができる．年齢や性別などを入力すると，推奨されるスクリーニングなどが表示される．表は各年齢ごとの推奨事項（A・B）の比較である．また，検査の害なども検討され，癌検査などは推奨される年齢層が限定されている．

（ePSS Electronic Preventive Services Selector [1]）

表3-2 USPSTF の Grade 定義

推奨グレード	定義	診療への提言
A	USPSTF はこの医療サービスを推奨している．高い確実性で十分な純利益がある．	この医療サービスを提案ないしは提供する．
B	USPSTF はこの医療サービスを推奨する．高い確実性で適度な純利益があるか，適度な確実性で適度または十分な純利益がある．	この医療サービスを提案ないしは提供する．
C	USPSTF では，専門家の判断と個人の選択に基づいて，個別にこの医療サービスを提案ないしは提供することを推奨する．純利益が小さいことの確実性が，少なくとも適度にある．	この医療サービスは，個人の状況により，特定の個人に対して選択的に提案ないしは提供する．
D	USPSTF はこの医療サービス提供を推奨しない．適度または高い確実性でこの医療サービスには純利益がないか，不利益が利益より大きい．	この医療サービスの使用をやめさせる．
I	USPSTF は，医療サービスの利益と不利益のバランスを評価するには現在の証拠は不十分であると結論づけている．証拠が不足しているか，低品質であるか，相反しており，利益と不利益のバランスを判断できない．	USPSTF 推奨文の「臨床的検討事項」を参照．医療サービスを提供する場合は，個人が利益と不利益のバランスに関する不確実性について理解しているべきである．

（海外がん医療情報リファレンス [2]）

女性：「生理が終わったところなので，妊娠はないと思います．ただ，そろそろ妊娠したいとは考えています」

医師：「なるほど，妊娠をご検討されているんですね．それなら，葉酸のサプリメントとか摂ってますか？」

女性：「え？　葉酸てなんですか？」

医師：「ビタミンの一種なんですが，妊娠前から取っておくと，赤ちゃんの神経系の異常を減らす効果があるとされています．妊娠希望の女性は皆さん摂ることを勧められているものですよ．ドラッグストアとかにおいてあって，2カ月分で600円もしないくらいです．よければご検討ください」

女性：「そうなんですね，他に妊娠前にできることありますか？」

医師：「あとは風疹ワクチンですね．接種後に2カ月程度の避妊期間が必要ですが，風疹は流産や赤ちゃんの奇形の原因となることがあります．母子手帳でご自身の予防接種を確認して，風疹や麻疹風疹ワクチンの接種歴がないなら，ワクチン接種をおすすめします」

▶ポイント

　妊娠前のケア（preconception care）をあげればUSPSTFの推奨以外のものも含めてかなりの量になりますが，外来で提案しやすいものとしては，神経管閉鎖障害の予防のための葉酸（400〜800μg/day）があります．妊娠前からの葉酸内服で神経管閉鎖障害の予防効果［相対危険度（RR: relative risk）0.31（CI 0.17-0.58）］が認められています．ただし，他の奇形への有効性は確認されていません[3]．葉酸はコンビニやドラッグストアなどで販売されており，市販薬で対応できるという利便性があります．ビタミンAなどの脂溶性ビタミンは過剰摂取が胎児へ悪影響を及ぼすため，マルチビタミンよりは葉酸単体のものが望ましいでしょう．また，近年しばしば風疹の流行があり，先天性風疹症候群の報告が相次いでいます．有効な治療法はないため予防接種しか有効な手立てがありません．生ワクチンのため，妊娠中の接種は禁忌ですが，ワクチンによる先天性風疹症候群の報告はされていません．接種後の避妊期間は明確には規定されていませんが，1〜2カ月の避妊を推奨しているものが多いようです．CDC（アメリカ疾病予防センター，Centers for Disease Control and Prevention: CDC）では生ワクチン接種後は1カ月間の避妊を指導するよう推奨しています[4]．

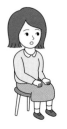
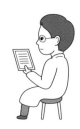

JCOPY 498-06696

例②: 緊急避妊の対応の際に，STI(sexual transmitted infection)についてアドバイスを行う

▶性感染症のスクリーニング　腹痛や妊娠関連の主訴と結び付けて

症例

21歳女性．性交の際にコンドームの使用がなかったため，夜間に緊急避妊希望で来院．ここ1年でパートナーは3人目．これまでにもコンドームの使用がないことはあった．1年前にも緊急避妊で受診歴があり，カルテには経口避妊薬について指導された記載がある．

医師: 「緊急避妊法は確実な避妊ではないので，月経が来ないようであれば妊娠検査をしてください．あくまでこれは応急処置です．今後はピルによる避妊をお勧めします」

女性: 「わかりました」

医師: 「それと，セックスを介してうつる病気，いわゆる性感染症を予防したり治療する効果はありません．原則自費ですが，一度検査をおすすめします」

女性: 「わたし，性病なんですか？」

医師: 「性感染症の検査はしていないのでわかりませんが，原因となる病原体をすでに持っている可能性はあります．例えば不妊の原因となるクラミジアなどです．HIV検査も保健所で匿名・無料で検査をうけることもできますよ．早くみつければ十分な治療を受けられるのでパートナーの方と検査をご検討されてはいかがでしょうか？」

女性: 「……彼氏と相談してみます」

医師: 「クラミジアの検査や，今後のピルの件とあわせて，産婦人科受診をおすすめします」

▶ポイント

　産婦人科当直に入れば緊急避妊で来院する患者にしばしば遭遇する機会があります．緊急避妊の詳細は別項に譲りますが，緊急避妊での来院は避妊およびSTIに対する啓発のチャンスです．STIについてもヘルスメンテナンスで触れられるようになることが理想です．風邪などで受診した際に，いきなりSTIの話をすると，「？」な顔をされますが，こういった状況的につながりのある話は聞き入れられやすいので，折に触れてチャンスを逃さずにすすめることが効果的です．緊急

避妊や腹部症状，交際相手の話題などがでた際に，STI のヘルスメンテナンスを伝えられることが理想です．検査は原則，自費になりますが，産婦人科へのアクセスが悪ければ，USPSTF の推奨のうち，採血による肝炎ウイルス・梅毒検査は簡便で，内科外来でも介入しやすいでしょう．クラミジアの PCR 検査も，産婦人科では診断に子宮頸管粘液を採取することが一般的ですが，尿検査でも感度 87％，特異度 99％との報告があります（尿検体は男性のみ保険適応）．または頸管粘液でなくとも帯下のスワブでの採取（自己採取でも可）でも，感度 92％，特異度 98％との報告があります [5]．そのため患者協力が得られれば婦人科診察台がなくとも，側臥位や自己採取による帯下採取（スワブを使用）も有用と考えられます．（詳細は 5 章 コラム p.70）

※「スクリーニング」は病原体の感染（infection）を認めるが，未発症の状態（disease ではない）を検出するためのものであるため，本稿では STI（Sexual transmitted infection）と表現しています．

 例③：女性が受診した際に，子宮頸癌検診の受診を確認・推奨する

▶子宮頸癌検診　20 歳以上のすべての女性に

症例

25 歳女性．本日月経 1 日目．普段から月経痛は強くロキソプロフェンを常用していたが手持ちが切れていた．月経痛を主訴にパートナーに付き添われ夜間内科救急を受診．婦人科受診歴はなし．診察上，全身状態は安定し腹部はやわらかく，妊娠反応は陰性で，腹部超音波では出血性黄体嚢胞を疑う腹腔内出血なども認めなかった．

医師：「月経痛だと思いますので，ロキソプロフェンを処方しますね．ただ，月経痛がそこまで強いなら治療可能な原因があるかもしれませんし，一度婦人科を受診してみてはどうでしょう？」

女性：「そうですね，考えます……」

医師：「婦人科にかかったことがないということは，子宮頸癌検診とかも受けたことがないですか？」

女性：「はい，ないです．なんだか産婦人科に行くのが怖くて」

医師：「受診が不安なんですね……子宮頸癌検診を定期的に受けていれば子宮頸癌の手前の状態（子宮頸部異形成）でみつけることができるので，早期に治療を行えば癌への進展を食い止めることが期待できますよ．それと，鎮痛薬で

JCOPY 498-06696

生理痛のコントロールが不十分なら低用量ピルでの緩和も期待できます．正しく服用すれば高い避妊効果もあります．月経痛の原因が子宮筋腫や内膜症といった病気によることもあるので，一度受診をご検討ください」

▶ポイント

プライマリ・ケア外来では，女性にとって産婦人科受診はハードルが高いものなのだと感じさせられる場面がしばしばあります．そのため，産婦人科以外でもウィメンズヘルスに介入できるチャンスを設けていくことが重要です．女性の受診では子宮頸癌の検診歴を聴取する癖を身に着けておきましょう．子宮頸癌の原因は，ほぼ全てがヒトパピローマウイルス（Human papilloma virus：HPV）感染によるものです．HPV は 150 種類以上の型が報告されていますが，子宮頸癌と特に関連が強いとされているのはそのうち 15 種類ほどです．その中でも 16型，18 型の 2 つで頸癌の 70%の原因を占めるとされており，これに対するワクチンも開発されています．性交により HPV 感染を起こしても，多くは免疫により排除されるため，頸癌に至るのはおおよそ 1,000 人中で 1〜2 名とされています．ワクチンによってこれを半分程度に減らす効果が期待されています．子宮頸癌は前駆病変とされる子宮頸部異形成の段階を経て子宮頸癌に至るため，前段階で拾い上げることができれば，円錐切除などの局所の切除で治療可能な場合がほとんどです．検診の対象年齢は，本邦では 20 歳以上を推奨しており，上限は特に設けられていません．USPSTF では 21〜65 歳まで，子宮頸部細胞診のみの場合は 3 年おきを推奨しています．また，30〜65 歳では，細胞診に加えてハイリスク HPV の有無を検査し，ともに陰性であれば 5 年おきの検診とする方法も提案されています．日本は米国に比べて検診受診率が低い傾向にあり，また米国の検診間隔の推奨はもともと毎年検診を受けていた人達が対象となった研究をベースとしているため，現状の日本には適応できないのではないか，といった意見もあり，隔年健診が推奨され，若年においては毎年健診も考慮としています[6]．実際の医療現場においては年齢に関わらず年に 1 回のスメアを勧めるところもありますが，30 歳以上においては毎年の子宮頸癌検診の効果を否定する報告もあるため[7]，ある程度は個別性をもって検診間隔を検討する必要がありそうです．一方で，子宮体癌や卵巣癌は検診の意義に乏しく一般集団に推奨するエビデンスには欠けています．最近は産婦人科クリニックだけではなく，プライマリ・ケア医による子宮頸癌検診を実施している施設もあります．

Column 性交歴がなければ子宮頸癌検診は不要？

性交がこれまでない方でも，母体からの HPV 垂直感染の可能性を指摘する説や，病歴が正確でない（虚偽または性交の解釈の問題など）可能性もあり，性交歴の有無に関わらず検診が推奨されています．診察が困難なことや，疼痛や出血を伴うこともあるため，実際に行うかどうかは個別相談の上ということになります．また，喫煙や HIV 感染は HPV 持続感染を助長するリスクであることが報告されています．

Column HPV ワクチンについて

子宮頸癌はワクチンによる HPV 感染の予防と，子宮頸部細胞診である Pap スメアの 2 本立てで予防される癌ですが，HPV ワクチンは副反応が問題となり，本邦では積極的接種の推奨とはなっていません（2017 年 1 月現在）．本邦で使用できるワクチンはサーバリックス®（16 型 18 型）とガーダシル®（6 型 11 型 16 型 18 型）の 2 つです．ガーダシル®は尖圭コンジローマの原因となる 6 型と 11 型をカバーしています．WHO は 2015 年 12 月に「現時点まで，ワクチン接種推奨に変更があるような安全上の問題は確認されていない」という声明を発表し，接種後に起こる自己免疫疾患について，接種した人としていない人とでは有意な差がなかったとしています．そのうえで，「リスクは仮に存在したとしても小さく，長期間続く癌予防の利益との文脈で考慮すべき」として，あくまで接種による利益を強調しています．また，疼痛や運動障害についても接種群と非接種群とで有意差がなかったとする報告も出ています．一方で HPV ワクチン接種後に原因不明の体調不良をきたし，副作用に悩んでいる方がいることも事実です．全国子宮頸がんワクチン被害者連絡会などの団体が本邦でも設立されています．HPV ワクチンの積極的推奨がなされない状況下では，ワクチン未施行の世代が増加すると予想され，子宮頸癌検診の重要性はより一層強くなると言えるでしょう．

JCOPY 498-06696

例④：内科合併症を有する女性に，挙児希望の確認をする

▶患者さんのライフステージを考慮する

症例　35歳女性，2型糖尿病の診断で内服およびインスリン治療中．昨日からの発熱で受診しインフルエンザの診断．

医師：「糖尿病がある方は重症化しやすいので抗インフルエンザ薬での治療をおすすめしたいと思います」

女性：「あの……生理が遅れていて，もしかしたら妊娠しているかもしれないんですけど，影響はないですか？」

医師：「妊娠の可能性があるんですね．妊娠中に絶対安全と断言できる薬は実はないんですが，抗インフルエンザ薬は安全性が高いとされています．アセトアミノフェンも使用できます．それに，母体の重症化を防ぐことのほうが総合的にみてメリットが大きいと判断します．ご希望があれば自費ですが妊娠検査もできますよ」

女性：「わかりました．妊娠検査は自分でやろうと思います」

医師：「ところで，糖尿病のほうは落ち着いているんですか？　担当の先生は妊娠の希望があることをご存じですか？」

女性：「いえ，最近結婚したので，まだ報告していません」

医師：「糖尿病が進んだ状態で妊娠すると，網膜や腎臓の合併症が悪化したり，高血糖によって妊娠経過に支障をきたす場合があります．薬もなるべく影響の少ないものに変更する必要があります」

女性：「え，そうなんですか？　知らなかったです……」

医師：「なので，早めにかかりつけの医師に妊娠希望があることを伝えてください．処方の調節などをされると思いますので」

▶ポイント

　　妊娠可能年齢の女性が内科的合併症を有する場合は，常に挙児希望や婚姻予定などについて配慮をしておくことが重要です．本例のように患者さんから妊娠の可能性について申し出をしてくれる場合はありがたいですが，確認がなされない場合も多いため，妊娠については問診票でルーチンに確認を行うなどの工夫が望ましいところです．妊娠して産婦人科を受診する頃には投薬の変更や疾病のコン

トロールについては，後手に回った状態であるため，いかに妊娠可能年齢で通院加療中の女性に日頃から啓発を図っておくかが重要かということがわかるかと思います．内科合併症ごとの大まかな影響・対応を にまとめます．

Column
内科合併症の妊娠許可基準について

　糖尿病や甲状腺疾患，高血圧症などの内科合併症には各学会などから妊娠許可基準なるものが発表されています．多くの場合，この基準を妊娠可否の判断の参考にしています．しかしながら，合併症以外の個別背景は個々のケースで異なるので，ケースごとに検討する必要があります．妊娠許可基準を逸脱した場合でも，十分な相談を重ねたうえで妊娠継続を選択するケースもあります．妊娠を検討，または妊娠された場合に，合併症や妊娠への影響を提示した上で，最終的な判断（妊娠，または中絶）は本人・パートナーにゆだねられるべきです．不妊治療の末の妊娠であったり，本人や夫の放射線・抗癌剤治療が控えていたり（不妊の原因となります），カップルによってはさまざまな背景を抱えている場合があります．また，そのような重要な治療計画がある場合は，担当医は妊孕能への影響と避妊の必要性について十分に説明を果たす必要があります．妊娠許可基準のみが絶対基準とはなりえず，あくまで全体を総合的に評価したうえで妊娠を考えることが重要です．

 ## 例⑤：中高年の女性のケア

▶年齢とともに広がる予防医療の幅

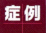 52歳女性．頭痛を主訴に救急外来受診．慢性経過であり red flag は認めず，神経学的異常も認めない．対症療法で帰宅可能と判断した．

女性：「先生，ホルモンバランスとかで頭痛がくることもあるんでしょうか？」

医師：「どうしてそう思うんですか？」

女性：「私，更年期だと思うんです．生理も順調だったのが 2〜3 カ月空くようになってきたし．ホルモンバランスとかって調べてもらうことはできませんか？ホルモン補充っていう治療があるって聞いたことあるんですけど，出してもらうことはできますか？」

医師：「更年期障害はさまざまな症状の原因になるので，更年期による頭痛の可能性

表 3-3 内科合併症の妊娠による変化・対応の一例

内科合併症	疾病の変化	妊娠への影響	対応
心室中隔欠損症 心房中隔欠損症	妊娠により心不全などを発症することがある	流早産，母体適応での人工妊娠中絶など	妊娠前に評価，カウンセリング
高血圧	妊娠により血圧は低下する	妊娠高血圧症候群，常位胎盤早期剥離，新生児死亡などと関連	妊娠前のコントロール，投薬の変更，カウンセリング
気管支喘息	改善，増悪，不変は1/3ずつ	早産，胎児発育不全，妊娠高血圧症候群との関連	非妊娠時と同様の喘息管理・投薬を継続する
慢性腎臓病	重度の腎障害では妊娠によって増悪を認める場合があり，産後に末期腎不全に至る場合もある	妊娠高血圧症候群，早産，胎児発育不全と関連	妊娠前の評価・カウンセリング
炎症性腸疾患	一般的には妊娠によって増悪はしないとされている	一般的な妊婦の結果とあまり変わらないとされている	通常の管理を行う．妊娠前にメソトレキセートを使用しない
ウイルス性肝炎	無症候性であれば予後良好	垂直感染予防	B型→新生児のワクチンなど，C型→帝王切開考慮（ウイルス量による）
貧血	生理的水血症によりHb濃度はさらに低下	早産，低出生，精神発達の遅れとの関連	鉄欠乏が最多．鑑別，治療を行う
糖尿病	糖尿病合併症の悪化，糖尿病性ケトアシドーシス	流早産，奇形，巨大児，羊水過多，新生児合併症，妊娠高血圧症候群，などと関連	インスリンによる管理．A1c＜7.0％を目標（米国糖尿病学会2012）
甲状腺機能亢進症	コントロール不良例では甲状腺クリーゼ・心不全に注意	流早産，妊娠高血圧症候群，心不全，新生児の甲状腺機能異常などと関連	妊娠前～初期はPTUを使用（無顆粒球症に注意）
甲状腺機能低下症	1/3でレボチロキシンの必要量が増加	妊娠高血圧症候群，低出生，常位胎盤早期剥離などと関連	レボチロキシンによる治療．4～6週おきにTSH評価．
全身性エリテマトーデス（SLE）	軽快，増悪，不変が1/3ずつ	母体死亡，胎児死亡，子癇などと関連	妊娠前の十分なコントロール，カウンセリング，または避妊
片頭痛	改善することが多い	影響は乏しいといわれていたが，妊娠高血圧症候群などとの関連が示唆	アセトアミノフェン，スマトリプタン，プロプラノロールなど
てんかん	発作の増加と関連	妊娠高血圧症候群，分娩誘発，帝王切開，産後うつ，児のてんかん発症リスクと関連	抗てんかん薬の見直し，大量葉酸摂取（4mg/日），
精神障害	周産期うつ病	薬剤による周産期・胎児への影響	投薬の見直し，カウンセリング

（岡本愛光監修. Section12 合併症妊娠 ウィリアムス産科学. 原著24版. 東京: 南山堂; 2015[8]）

もあると思います．処方のためには，まずは評価が必要ですので産婦人科の受診をおすすめします」

女性：「そうなんですね．なんか，両親とも 60 代で亡くなっているので自分もそろそろ大きな病気にかかるんじゃないかって不安で」

医師：「そうでしたか，それで体調のことが心配なんですね．検診という意味合いで検査を受けるのであれば，○○さんのご年齢でしたら乳癌，子宮頸癌，大腸癌などの検診をおすすめします．検診は受けていますか？」

女性：「胃カメラは去年受けました．ほかは受けていません．ほかに，受けておいたほうがいいものはありますか？」

医師：「検診を受診されているのであれば，すでにチェックを受けていると思いますが，血圧，脂質異常症や糖尿病，うつ病のチェックなどもおすすめしたいですね．65 歳からは骨密度も確認が望ましいですが，骨密度低下のリスクの高い人はそれより若くても検査をおすすめすることがあります．かかりつけのクリニックか，検診を受けて相談してください」

▶ ポイント

　中高年の女性が，いわゆる不定愁訴を主訴にプライマリ・ケアを受診することはしばしばあります．更年期障害については「12 章 更年期〜高齢者のコモンディジーズとその対応」で扱います．すでに 表3-1 に紹介したように，年齢層によって推奨されるスクリーニングは異なり，この年齢層では生活習慣病に加えて，各種癌検査も推奨にあがります．本邦では乳癌検診に超音波検査を加えたり，大腸癌検診に便潜血ではなく，はじめから大腸カメラを施行する場合もよくありますが，侵襲性やコストの高い検査のほうが必ずしも検診としての効果が高いわけではないため，USPSTF での推奨をおさえたうえで，本邦の実情や患者の希望・期待をふまえて，検診の推奨・検査選択ができることが望ましいといえます．

Column
肝に銘じておきたい，「検査の害」

　検査の害と聞いて，何を思いつきますか？　内視鏡検査などによる消化管穿孔などは分かりやすいものの代表例だと思います．では採血や CT などはどうでしょうか？　血管穿刺くらいであれば侵襲も軽度であり，すぐに問題になることはないように感じます．しかし，病的意義のない異常値のために追加の検査が生じた

JCOPY 498-06696

り，不安を抱かせてしまう場合があります．より侵襲性の高い検査を施行し，そのための医療費と合併症が発生するケースも中にはあるでしょう．そういった点も含め，検査実施の妥当性を検討する必要があります　図3-2 ．USPSTF では検査の害も考慮に入れられたうえで（米国の背景によるため，日本にそのまま適応できるかは吟味が必要），利益の大きいものが推奨にあげられていますが，検査によって，偽陽性がでる可能性や，異常がみつかった場合の心理的な負担・コスト，追加精査による侵襲的な害の危険性をはらんでいることは頭の隅においておきたいものです．

図3-2　検査の害について

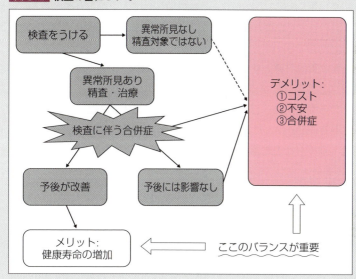

産婦人科医からのアドバイス

- 妊娠・出産・閉経といった女性のライフステージを考慮し，リスクに応じて個別化したスクリーニングを提案しましょう．産婦人科では受診の機会を活かし，診察時に一通りの評価を行うこともあります（必ずしも USPSTF などに準拠しない子宮筋腫や子宮体癌，卵巣腫瘍などのチェック等）．異常があった場合は，所見に応じて，高次施設への紹介や経過フォローを行います．

プライマリ・ケア医からのアドバイス

▪ USPSTF などの推奨を参考に, 年齢に応じたスクリーニングを提案しましょう. 疾患の抽出のみならず, 妊娠前のケアや母乳育児, ワクチンなどの健康促進因子も意識しましょう. 大腸癌や乳癌などの婦人科領域以外のスクリーニングも対象者に提案しましょう. 家族の相談にも応じ介入も行いましょう.

まとめ　紹介した USPSTF の推奨を一挙に羅列してもなかなか患者さんには受け入れられにくいのが現状です. しかし, 今まさに妊娠を考えている, 関連した内容で困っているとしたら？　関心が高い状態でヘルスメンテナンスを効果的に導入することによって, より協力が得られやすくなります. 検診など検査を要するものは原則自費となりますが, まずは情報提供するところから始め, 日常診療にヘルスメンテナンスという考えを取り入れてみてください. ただし, 一方的な検査の実施ではなく, その価値や有用性・限界などを患者さんと相談のうえで決定することが重要です.

【参考文献】

1) ePSS Electronic Preventive Services Selector. http://epss.ahrq.gov/PDA/index.jsp (2016/11 access)
2) 海外がん医療情報リファレンス. https://www.cancerit.jp/30433.html (2016/12 access)
3) De-Regil LM, et al. Effects and safety of periconceptional oral folate supplementation for preventing birth defects. Cochrane Database Syst Rev. 2015; 14.
4) Rubella Vaccination of Women of Childbearing. http://www.cdc.gov/vaccines/pubs/pinkbook/rubella.html#women (2016/11 access)
5) Lunny C, et al. Self-Collected versus Clinician-Collected Sampling for Chlamydia and Gonorrhea Screening: A Systemic Review and Meta-Analysis. PLoS One. 2015; 13: 10.
6) 日本産科婦人科学会, 日本産婦人科医会. CQ201 子宮頸部細胞診の適切な採取法は？産婦人科診療ガイドライン 婦人科外来編 2014. 東京: 杏林舎; 2014.
7) Boulware LE, et al. The value of the periodic health evaluation. Ann Intern Med. 2007; 146: 289-300.
8) 岡本愛光監修. Section12 合併症妊娠 ウィリアムス産科学. 原著 24 版. 東京: 南山堂; 2015.

〈水谷佳敬〉

寄稿① 後輩へのアドバイス〜女性は嘘をつく〜

「女性をみたら妊娠と思え」という教え（個人的には女性差別のような気が昔からしているが……）は医学生のときに誰でも習っていることと思う．しかし，実際の臨床の現場においては，つい妊娠の有無を聞きもらしてはいないだろうか？　生殖可能年齢の女性には「妊娠の可能性はありませんか？」とちゃんと聞いていますという先生方も多いだろうが，そもそも生殖可能年齢は何歳から何歳まで？　また，「妊娠の可能性は絶対ありません」と答える女性のうち，経験的に 10 人に 1 人ぐらいは妊娠されているのも事実であり，嘘をつかれることはよくある．

もともと私は，プライマリ・ケア医として老若男女全ての患者の診療を目指してきた．しかし，今から約 10 年前まではウィメンズヘルスについては苦手分野であり，すぐに産婦人科医にコンサルトしてしまっていた．そんな中，現在所属の隠岐病院で産婦人科医がいなくなるという問題がおき，助産師の妻から「あなたが産婦人科医にならないと離婚するわよ」という嘘なのか本当なのかよくわからない命令により，医師 8 年目にして産婦人科の研修をするチャンスに恵まれた．

話は元に戻り，それではどのように妊娠の有無について上手に確認すればよいのだろうか？　答えは簡単で妊娠反応検査をその場でしてもらえばよい訳だが，その妊娠反応検査の必要性をどう説明するかが問題である．産婦人科の研修をしてから，自分の妊娠に気が付かない女性を多くみたことはすでに述べたが，最長妊娠 8 カ月まで妊娠に気が付かなかった方もおられた（もともとふくよかな方で月経不順があったためと思われる）．そのような経験から私は，「当院では過去半年以内に sex の経験がある方には，妊娠反応検査をお願いしています」と説明するようにしている．それでも嘘をつかれたどうしようもないが（実際のところ尿の代わりに血液でも妊娠反応検査はできるが），これまで私が女性につかれた最大の嘘は妻からだとは口が裂けても言えない．

〈隠岐病院診療部長　加藤一朗〉

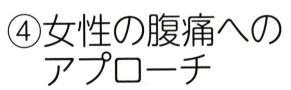

④女性の腹痛への アプローチ

内診せずに迫る!

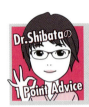

女性の腹痛の Red flag は「妊娠反応陽性,突然発症,発熱,持続痛」です.内診ができなくても,問診や超音波を使用することで産婦人科関連疾患の鑑別ができます.

- ▶ 女性の腹痛・出血・検査・薬には妊娠反応検査をしよう
- ▶ 産婦人科領域では「4つの腹痛」を考えよう
  異所性妊娠,卵巣嚢腫茎捻転,卵巣出血,PID
- ▶ FAST で素早く腹腔内出血を検索しよう

注: PID: pelvic inflammatory disease　骨盤内炎症性疾患
　　FAST: focused assessment with sonography for trauma（後述）

妊娠しているかどうか,本人も知らない

　さまざまな主訴で救急室に来院した女性の6%に「本人が気付いていなかった妊娠」がみつかります [1].「女性をみたら妊娠していると思え!」という格言の通り,産婦人科医は女性の「妊娠していない」という言葉を鵜呑みにはしません.それは患者さんがウソをついているからではなく「妊娠していることに気付かない」ことがほとんどだからです.

JCOPY 498-06696

産婦人科へのコンサルテーション

これらの Red flag があったら一度産婦人科に相談しましょう

- 妊娠反応陽性の腹痛・出血　　　　　　　→　異所性妊娠，切迫流産
- 突然発症の下腹痛＋超音波で腫瘤　　　　→　卵巣嚢腫茎捻転
- 持続する下腹部痛＋超音波で腹腔内出血　→　卵巣出血
- 性活動のある女性の帯下異常＋発熱＋下腹部痛　→　PID・STD

女性の腹痛における鑑別の軸　（産婦人科編）

1. 必ず除外が必要な疾患　　　Must rule out
   ・異所性妊娠
   ・卵巣嚢腫茎捻転
   ・卵巣出血
2. 頻度が多い疾患　　　　　　Most common
   ・PID・STD
3. まれだが治療の必要な疾患　Rare, but important
   ・子宮筋腫の変性・卵巣卵管膿瘍・子宮留膿症

＊STD: sexually transmitted disease 性感染症

問診と経腹超音波で 4 つの産婦人科疾患を鑑別する

　内診や経腟超音波が無くても，妊娠反応検査や経腹超音波で頻度の高い産婦人科関連疾患を見分けることができます．

1. 妊娠検査が陽性
   異所性妊娠，切迫流産
2. 妊娠検査陰性の場合は経腹超音波で FAST を行う
   ・FAST 陽性　　　　　→　卵巣出血
   ・FAST 陰性＋腫瘤　→　卵巣嚢腫茎捻転・筋腫変性
3. 妊娠検査陰性＋発熱あり
   PID・STD・筋腫変性・卵巣卵管膿瘍

＊内科疾患・外科疾患は除いて掲載

産婦人科領域の「女性の腹痛」の鑑別

　女性の腹痛の場合は，男性における腹痛の鑑別に加えて「子宮と卵巣の異常」を考える必要があります．

図4-1 **女性の腹痛の鑑別**

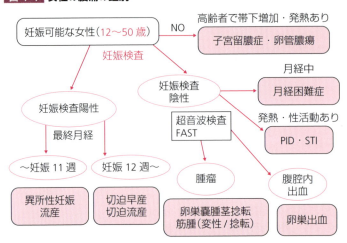

（加藤一朗. 女性の腹痛. レジデントノート. 2013; 14. p.2974 を著者改変）

 ## 女性の腹痛には FAST をしよう

　FAST（Focused Assessment with Sonography for Trauma）とは，外傷患者に診察室で超音波検査を迅速に行い，体腔内に異常な体液貯留がないかを調べるものです．腹腔内のエコーフリースペース（無エコー域）の存在は，出血や胸水／腹水を示唆します．異所性妊娠の破裂や卵巣出血では腹腔内出血が出現するため，外傷患者だけでなく女性の腹痛でも FAST を行うことがオススメです．

▶FAST で観察する箇所

1. **心窩部（心尖部）**　　　　：心タンポナーデの有無
2. **両肺（横隔膜下腔）**　　　：胸水・血胸の有無
　腹水や腹腔内出血を検索する目的で以下 3, 4, 5 をみます
3. **モリソン窩（肝腎境界）**
4. **脾腎境界**

JCOPY 498-06696

図4-2 FASTでの超音波検査をする部位

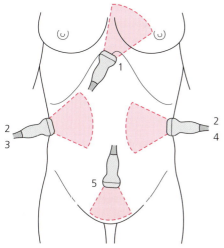

〔The Focused Abdominal Sonography for Trauma (FAST) Examination: Considerations andRecommendations for Training Physicians in the Useof a New Clinical Tool, Academic Emergency Medicine を参考に作成〕

5. ダグラス窩

FAST の解説動画

東京慈恵会医科大学麻酔科学講座 鈴木昭広先生の Youtube 動画（6分）
https://www.youtube.com/watch?v=JfJPWhS-f8A
その他のエコー動画もこちらにあります
http://www.projectqqb.com/

FAST の感度・特異度について

　米国救急医学会（American College of Emergency Physicians）の Emergency Ultrasound Guidelines（2008）では外傷患者に対する FAST の感度90％，特異度99％と紹介しています[2]．ただし，救急レジデントが施行した FAST の研究では，感度80％，特異度95％，PPV（陽性的中率）57％，NPV（陰性的中率）94％という報告があり[3]，超音波検査を行う人の技量に大きく依存します．FAST では 200mL 前後の腹腔内出血を検知できますが，1回目の FAST では出血量が少なく異常所見を検知できないことがあります．時間をおいて FAST を反復することで感度を上げることができる[4]ため，バイタル異常や症状が持続・増悪する場合は FAST を繰り返し行いましょう．

意外に多い救急室での産婦人科関連疾患

　腹痛を主訴に救急室へ来院する患者の中で，産婦人科関連疾患の人はどれくらいいるのでしょうか？　2009～2011年のDPC（diagnosis procedure combination；診断群分類）データでは，腹痛を主訴に来院した女性患者の23%が産婦人科関連疾患でした（日本の931病院12,209人が登録）[5].　救急室の規模や患者層によって割合は変化しますが，20～39歳の女性の腹痛患者では産婦人科関連疾患の割合が有意に高く[5]，大学病院の救急室を受診した45歳以下の女性の腹痛患者では45%が産婦人科関連疾患であったと報告されています[6].

表 4-1 DPC データからみた急性腹症の年代別頻度（%）（女性）

	20 歳未満 (n=603)	20～39 歳 (n=2,359)	40～59 歳 (n=1,531)	60～79 歳 (n=1,399)	80 歳以上 (n=1,049)
腸管感染症*	25	13.7	10.2	6.8	7.1
腸閉塞*	4.9	4.6	8.5	11.3	13
子宮/卵巣の腫瘍*	3.6	7.8	5.9	1.6	1.1
急性虫垂炎*	24.8	11.0	6.2	3.9	1.9
子宮/卵巣の炎症*	3.0	8.4	4.4	0.3	0.1
腹膜炎*	3.4	5.2	5.7	5.8	5.8
子宮/卵巣の非炎症性疾患*	2.9	5.9	1.3	0.1	0.1
妊娠関連疾患*	1.5	6.3	0.2	0	0
胆石症*	0.1	1.8	5.0	7.3	6.7

* $p < 0.05$ 年齢群間
(Murata A, et al. Age-related differences in outcomes and etiologies of acute abdominal pain based on a national administrative database. Tohoku J Exp Med 2014：233：9-15 より一部改変**引用)
**原著の「イレウス」は「腸閉塞」に改変
　　　　　　　　　（急性腹症診療ガイドライン出版委員会編. 急性腹症診療ガイドライン2015[6]）

産婦人科の「4つの腹痛」をマスターしよう

　女性の腹痛で頻度が高い産婦人科関連疾患は「PID，卵巣嚢腫茎捻転，卵巣出血」です[6]. これに緊急性の高い「異所性妊娠」を加えた4つを見逃さずに鑑別する方法を学びましょう. 腹痛へのアプローチとして，突然発症の腹痛では「裂ける・破ける・詰まる・捻れる」など緊急度の高い疾患からまず考えます. 産婦人科関連疾患では異所性妊娠の破裂と，卵巣嚢腫茎捻転から学んでいきましょう.

JCOPY 498-06696

表4-2 突然発症の急性腹症

裂ける	破ける	詰まる	捻れる
大動脈解離	大動脈瘤破裂 消化管穿孔 異所性妊娠の破裂	急性心筋梗塞 肺動脈塞栓症 尿管結石 / 胆管結石 上腸間膜動脈閉塞性	卵巣嚢腫茎捻転 S 状結腸捻転

(急性腹症診療ガイドライン出版委員会編. 急性腹症診療ガイドライン 2015[6])

①異所性妊娠　〜女性の 6%は妊娠に気付いていない〜

　米国救急医学会では，腹痛で来院した妊娠可能年齢の女性全員に妊娠反応検査を行うことを推奨しています[7]．それは，自分が妊娠していることに多くの女性が気付かないためです．異所性妊娠は「子宮外妊娠」の正式名称で，「受精卵が子宮内腔以外の場所に着床した妊娠（定義）」を指します．異所性妊娠の頻度は約 1.6%前後で，最近では自然妊娠でも不妊治療後妊娠でも頻度は大きく変わらないと言われています[8]．ただし，不妊治療では子宮内外同時妊娠（正常妊娠と異所性妊娠が同時に起こること）の頻度が，1.5 万分の 1 から 1,000 分の 1 へと増加するため[8]，子宮内の妊娠が確認されていても異所性妊娠の可能性を除外しないようにしましょう．

「妊娠可能年齢」は意外と広い

　「妊娠可能年齢」は何歳から何歳なのでしょうか．インターネットには 5 歳で出産したペルーの女の子の話が残されており，ギネスに掲載されている最高齢出産は，体外受精で妊娠した 66 歳の女性です．日本でも 1 年間に 20 歳未満の出産が約 13,000 人，14 歳以下の出産は 40 人います[9]．10 代の人工妊娠中絶は約 18,000 件で，そのうち 15 歳以下が約 300 件です[9]．不妊治療が発達し普及してきた現代では，私達が考える以上に「妊娠可能年齢」は広いのです．年齢が「若いから，高齢だから」という理由で「妊娠」を鑑別から外さないようにしましょう．

妊娠を疑う 3 つの症状

　妊娠初期の主な症状は「月経の遅れ・嘔気・乳房の張り」です．その他の妊娠

性の身体変化として「微熱（妊娠による高温期の持続），倦怠感，頻尿，腹部膨満感」などがあり，妊娠5〜6週には60%の女性が何らかの症状を感じると言われています [10]. 尤度比（LR: likelihood ratio）が高いものは，月経の遅れ（LR 1.0-2.1），嘔気（LR 2.7），乳房の変化（LR 2.7）です [10]. 月経の遅れに関しては注意が必要で，妊娠女性の9%が妊娠8週までに少量の性器出血（ほとんど数日で終わる）を認めることがあり [10]，不正性器出血を「生理」と勘違いし，妊娠していないと思ってしまうことがあります. 悪阻出現の初期には妊娠に気付いていない人も多く，嘔気や倦怠感を主訴に救急室に来院し，バイタルで微熱を認め，妊娠反応検査で初めて妊娠が判明することがあります.

異所性妊娠を疑う3つの症状

「月経異常（無月経・月経遅延），性器出血，下腹部痛」が頻度の多い主訴ですが，特異度は高くありません. 異所性妊娠は妊娠5〜7週での発症が多く，本人が妊娠していることに気付いていないため，医療者から妊娠反応検査を提案しなければ見過ごされてしまいます. 卵管妊娠の破裂患者の50%以上が破裂する時まで無症状だったという研究があり [11]，異所性妊娠の破裂による出血性ショックと意識障害の状態で救急搬送される女性もいます. 救急室に来院した腹部症状のある妊娠可能女性の13%に妊娠がみつかったという研究もあります [1]. 現時点では異所性妊娠に対する尤度比の高い症状や身体所見は報告されておらず，妊娠可能年齢女性の「腹痛または性器出血」では月経歴の問診と妊娠反応検査を行うことが必要です.

異所性妊娠のリスク因子

問診では以下のようなリスク因子を聞きましょう. 性感染症の既往歴，避妊なしの性行為，複数の性的パートナー，不妊症（避妊していないことが多い），喫煙（卵管の蠕動・繊毛運動の障害），卵管結紮術後や子宮内避妊器具の使用（妊娠しないと考えて避妊具を使用していない）などがあると，異所性妊娠のリスクが上昇します 表4-3 .

「コンドームを使っている＝妊娠していない」は間違い

コンドームを使っていても妊娠の可能性はあります.「パール指数」とは1年

JCOPY 498-06696

表4-3　異所性妊娠のリスク因子

リスク因子	オッズ比（Odds ratio）
異所性妊娠の既往歴	9.3-4.7
卵管結紮術後	3.0-139
子宮内避妊器具の使用	1.1-45
不妊	1.1-28
PID の既往歴	2.1-3.0
複数の性的パートナー	1.4-4.8
喫煙	2.3-3.9
腹部の手術歴	0.93-3.8

(Togas T, et al. Ectopic pregnancy: Clinical manifestations and diagnosis. Up To Date. 2016 [11])

間にそれぞれの避妊方法を行った 100 人の女性のうち，何人が妊娠するかを表したものですが，避妊なしでは 85 人，リズム法（排卵日を外して性行為をすること）では 20 人が，コンドームを使っても 14 人が妊娠すると言われています　表4-4．男性は射精前から精液が出ているため，挿入の最初から最後までしっかりコンドームをつけていなければ避妊効果は低くなるのです．腟外射精やコンドームの使用だけでは妊娠の可能性は除外できません．確実に除外するためには妊娠反応検査が必要となります．

表4-4　パール指数

使用状態	避妊なし	リズム法	コンドーム	経口避妊薬
理想的（人 / 年）	–	3.1	2.5〜5.9	0〜0.1
一般的（人 / 年）	85	20.4	14（途中装着や破れるなど）	1.26（飲み忘れなど）

(Diana M, et al. Eur J Contracept Reprod Health Care. 2010 [12]) を参考に著者作成)

排卵後 12〜14 日目以降で妊娠反応は陽性となる

　　妊娠を確実に除外するためには妊娠反応検査が必須です．検査感度が高いのは採血での血清 hCG 測定ですが，救急室では侵襲度の低い尿中 hCG（ヒト絨毛性ゴナドトロピン）検査を行います．検査ろ紙に少量の尿を染みこませるだけで検査でき，生理などの血が混じっていても検査できます．試験紙を数秒検体（尿）につけ，1〜5 分程で判定結果が出るため簡便です．尿中 hCG キットは 25〜

50IU/L で陽性になり，妊娠 4 週ごろ（排卵後 12〜14 日目以降）から妊娠を検出できます．妊娠反応検査は 2,000〜3,000 円かかることをあらかじめ患者に説明しましょう（検査実施料で 55 点，判断料で 144 点の保険点数で正常妊娠では自費となります）．月経周期がバラバラでなければ，次の月経開始日ごろには妊娠反応が陽性となると覚えてください．尿中 hCG の陽性的中率（positive predictive value: PPV）は 90.9%，陰性的中率（negative predictive value: NPV）は 99.9% ですが検査キットにも依存します [13]．市販されている妊娠反応検査は検査感度が低いものや，患者の誤使用もあるため，疑い症例では救急室で再検査する方がよいでしょう．排卵日は健康な女性でもずれることがあるため，臨床的に妊娠の可能性が高い場合は 1 度妊娠反応が陰性であっても数日後に再検査を行う必要があります．

 妊娠反応検査を行うべき 4 つの条件——これは覚える！

1. **女性の腹痛・性器出血・月経不順**
2. **女性に画像検査をする時（X 線・CT など）**
3. **女性に薬を処方する時**
4. **女性の原因不明のショック**

▶妊娠反応検査をする時は「声掛け」が大事

　　いきなり妊娠反応検査を提案すると「アナタ，私が妊娠していると思ってるの！（怒）」と気分を害される患者さんもみえます．なぜ検査が必要なのかを事前に説明すると理解してもらいやすいです．

例: X 線・CT の検査前に，妊娠していないことを確認することが必要ですので，検査したいと思いますがよろしいでしょうか？

例: ご本人が気付いていなくても妊娠していることがありますので，念の為に検査させていただきますが，よろしいでしょうか？

　　「貴方だけでなく，女性の皆さんに検査を提案しています」というふうに説明しましょう．
　　上記のように説明しても，検査を受けることを拒否された場合は，その旨をカルテに記載しておくことが重要です（検査後や投薬後に妊娠が判明することがあります）．

JCOPY 498-06696

また，患者が未成年の場合は，①まず本人に検査の必要性を説明して同意を得てから，②保護者にも説明し了承を得るようにしましょう．

異所性妊娠の治療法は hCG 値によって決まる

万が一妊娠反応検査が陽性であった場合は，産婦人科医へコンサルトしてください．

子宮内妊娠か異所性妊娠かの診断のために内診と経腟超音波検査を行います．

hCG（尿中または血中）が 1,000〜2,000IU/L で経腟超音波で胎嚢が確認できるようになるため，妊娠 6 週になっても子宮内に胎嚢が確認できない場合，異所性妊娠を疑います．

表 4-5　hCG と診察所見

妊娠週数	血中 hCG（IU/L）	経腟超音波	経腹超音波
4 週	50〜200	－	－
5 週	200〜1,000	胎嚢	－
6 週	1,000〜6,400	胎嚢・卵黄嚢	胎嚢

異所性妊娠の場合，治療方法は全身状態（バイタルや症状）と hCG の値で検討します．

hCG が 1,000IU/L 以下で胎芽を認めず全身状態が安定している場合は，待機的療法（自然流産を期待し経過観察）を行います．hCG が 3,000〜5,000IU/L で未破裂の場合は，メトトレキサートによる薬物治療を行います（保険適用外使用）．hCG が高い，腹腔内出血が多い，バイタルが不安定な場合は，手術を行います．

STD の治療で異所性妊娠の再発を減らす

異所性妊娠の 9 割は卵管で受精卵が止まってしまう卵管妊娠として発生しますが，その原因としてクラミジアなどの STD（オッズ比 3.4: 95% CI 2.4-5.0）や喫煙（オッズ比 3.9: 95% CI 2.6-5.9）があげられています[14]．異所性妊娠の診断時には STD の検査と治療を行い，禁煙の指導を行うことで，再発を減らすことができます．

Column
採血で hCG 定量ができない場合の裏技

　異所性妊娠の治療方針は hCG の値が重要になりますが，大きな病院でないと hCG 定量ができません．血中と尿中の hCG 値は大きな差はないため，尿を希釈することで hCG の値を推測する裏技を使用します．

1) 紙コップと検査感度が判明している妊娠反応検査（hCG 定性）を用意する．
　＊市販または病院での検査キットの感度は 25IU/L または 50IU/L が多い．
2) 患者尿に水道水を同量加えて，2 倍希釈し，その一部を次の紙コップに移す．
3) 何回か繰り返し，濃度の異なる希釈尿を用意する．
4) それぞれの紙コップの希釈尿に対して妊娠反応検査を行う．
5) hCG 濃度が感度以下の希釈尿では検査が陰性となる．その時の希釈度で hCG の値を推定します．

図4-3 妊娠反応検査の検査感度が 50IU/L の場合の考え方

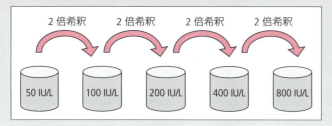

Column
妊娠反応検査が偽陰性 / 偽陽性となる要因

　マニアックですが，妊娠反応検査も正しく使用しないと誤診が起こりえます．

1. 偽陰性となる要因
- 検査をする時期が早過ぎる（排卵日から 14 日経過していない）
- hCG の量が高すぎて検出感度の上限を超えている（Hook effect）
- 水分のとりすぎで尿が薄まっている
- 冷蔵や冷凍された冷たい尿で検査した場合
- 試験紙を検体中に入れたまま長時間放置した場合（3 秒前後浸す検査キットが多い）
- hCG アイソザイムの影響（妊娠初期に多い Hyperglycosylated hCG は代謝されて尿中で hCGβ になっており，intact hCG だけを検出するキットでは偽陰

JCOPY 498-06696

性になることがある）

2. 偽陽性となる要因

- 高糖尿，高蛋白尿，血尿，膿尿，細菌尿など
- 試験紙の判定までに 30 分以上経過した場合
- 検査キットの使用方法の誤り
- 化学流産（着床後すぐに流産した場合）
- 不妊治療による hCG ホルモン投与（投与後約 2 週間は薬が体内に残る）
- 卵巣腫瘍や胞状奇胎からの hCG 産生
- 下垂体からの hCG 産生
- 血中の不規則抗体による交差反応（血中 hCG 陽性でも尿中 hCG 検査は陰性となる）

〔Lori B, et al. Clinical manifestations and diagnosis of early pregnancy. Up To Date. 2016.（Last Access 2016/07/31）[10]〕

---

②卵巣嚢腫茎捻転：突然の激痛で歩けずに救急車で来院

- 病態：卵巣嚢腫が何らかのきっかけで捻転し阻血による痛みを生じたもの
- 症状：突然発症の片側の下腹部の激痛（持続痛），悪心，嘔吐
- リスク因子：5cm 以上の卵巣嚢腫があること
    癒着の少ない成熟嚢胞性奇形腫が多い（CT で歯や脂肪成分がみえる）
- 要因：性行為や激しい運動がきっかけで捻転することがある
- 診断ステップ：
    1）妊娠反応検査が陰性であることを確認
    2）経腹超音波にて痛みの部位に腹腔内腫瘤の存在を確認する
- 治療：緊急手術による捻転解除
    術前検査のオーダー，産婦人科へコンサルト

　卵巣嚢腫茎捻転は，腫大した卵巣嚢腫が捻転し血流が途絶え，虚血による痛みが生じている状態で，緊急手術が必要です．成熟嚢胞性奇形腫や機能性嚢胞（卵胞や黄体が一過性に腫大し自然に改善するもの）など，癒着の少ない卵巣嚢腫で発症し，そのサイズが 5cm 以上の場合に捻転のリスクが増加します．妊娠中にも発症し，危険因子として不妊治療による卵巣刺激（卵巣過剰刺激症候群）や黄体嚢胞が指摘されています．卵巣嚢腫茎捻転では，70％に突き刺すような鋭い痛みや悪心・嘔吐，59％で突然発症の痛み，51％に側腹部や背中・鼠径への放散痛

が出ると言われており[15]，診断スコアも提案されています 表4-6 ．性行為がきっかけで発症することが多く，夜中の救急室に激痛で救急車で運ばれてくることが多いです．経腹超音波で，痛みと一致した部位に骨盤内腫瘤を認めた場合，卵巣嚢腫茎捻転の可能性が非常に高くなります．捻転発症から36時間で卵巣が壊死するという報告があり[16]，早期に手術を行います．緊急手術のため，絶食管理とし，術前検査（太い針での静脈ライン確保，血液型や感染症採血，心電図等）をオーダーし産婦人科へコンサルトしてください．

表4-6 卵巣嚢腫茎捻転の診断スコア

スコア（点）	症状	調整オッズ比（95% CI）
15	片側の腹痛	4.1 (1.2-14)
20	腹痛の持続時間 ＞ 8時間	8.0 (1.7-37.5)
20	嘔吐	7.9 (2.3- 27)
25	帯下や性器出血が無いこと	12.6 (2.3 -67.6)
25	卵巣嚢腫サイズ ＞ 5cm	10.6 (2.9 -38.8)

合計点
・0～40点　低リスク　（3.7%）
・45～60点　中程度リスク（20%）
・60点以上 高リスク　（69%）

（Huchon C, et al. Hum Reprod. 2010; 25: 2276-80[17]）

③卵巣出血：急性発症の鈍痛が持続し改善しないため来院

・病態：卵巣から腹腔内へ出血した状態
・年齢：20～30歳に多い
・月経周期：黄体期に多い（約68%）
・症状：急性発症の持続する下腹部痛（鈍痛）
・要因：性行為や激しい運動がきっかけになることがある（約46%）
・特徴：右卵巣に多い
・診断ステップ：
　　1）妊娠反応検査が陰性であることを確認
　　2）経腹超音波にて腹腔内出血の存在を確認する（FAST）
・治療：貧血と腹腔内出血量で方針を決める
　　軽症→経過観察　　重症：緊急手術で止血する

腹腔内出血をきたす産婦人科疾患として一番多いのは異所性妊娠，2番目は卵巣出血です．卵巣出血は右側の卵巣に多く発症し[18]，症状は急性の下腹部痛，腹

JCOPY 498-06696

腔内出血による腹膜刺激症状，悪心・嘔吐などです．黄体期での発症が一番多く（約68%），その他に排卵時に周囲の血管が破綻したもの（卵胞出血）があります．月経歴を問診し，最終月経から第15～28日に発症した腹痛では卵巣出血の可能性が高まります．卵巣嚢腫茎捻転と同様，性行為がきっかけで発症することが多く（約46%），夜中の救急室に来院しますが，卵巣嚢腫茎捻転が激痛なのに比べて卵巣出血は鈍痛で，自分で歩ける患者さんが多いです．

　卵巣出血の原因には以下のようなものがあり，多くは特発性です[19]．

　①外因性（外傷，性行為，不妊治療の採卵，子宮内膜症，悪性腫瘍の浸潤など）

　②内因性（血液凝固異常，血小板減少，抗凝固剤の内服，血管病変など）

　③特発性（月経周期に伴う排卵出血，出血性黄体嚢胞など）

　妊娠反応検査にて陰性を確認し，経腹超音波（FAST）で腹腔内出血を認めた場合は，卵巣出血を疑い産婦人科へコンサルトしてください．CTでは高CT値の液体が卵巣周囲と骨盤底に存在します．血性腹水は30～40HU，血腫は40～70HUです．約80%の卵巣出血は500mL以下の出血で止まり，症状も数日で改善することが多いため，貧血の進行に注意し経過観察になることがほとんどです．ただし，推定の腹腔内出血量が500mL以上や貧血がHb 8.0g/dL未満で出血が持続している場合は緊急手術を行い止血することもあります[19]．

④骨盤内炎症性疾患（pelvic inflammatory disease：PID）

- 病態：子宮頸管より上部の生殖器に発症する上行性感染．
  　子宮内膜炎，付属器炎，卵巣卵管膿瘍，骨盤腹膜炎が含まれる
- リスク因子：
  　若年，PIDの既往，複数の性的パートナー，コンドーム無しの性行為，子宮内避妊器具
- 症状：下腹部痛，帯下の性状の変化，発熱，性行為痛，不正性器出血など
- Fitz-Hugh-Curtis症候群：肝周囲炎による右上腹部痛や呼吸性の痛みが特徴
- 治療
  - 軽症の場合は経口抗菌薬，重症の場合は抗菌薬の静脈投与
  - 適切に治療をしないと将来不妊症の原因になる
  - パートナーも治療しないと感染が拡大する恐れがある

一番頻度の多い「女性の腹痛」

　PID は産婦人科関連疾患の中で一番頻度の多い腹痛です．急性発症の PID（30日以下）の 85％が STD および細菌性腟炎によるもので，1 カ月以上続く慢性 PID は結核菌や放線菌（actinomyces）が原因となります[20]．PID を疑った場合，まずは問診で性感染症のリスク因子がないかを聞きましょう　表 4-7 ．

表 4-7　**PID のリスク因子**

若年	15〜25 歳での発症頻度が一番高くなる
STD/PID の既往	PID 既往歴があると 2.3 倍リスクが上昇
複数の性的パートナー	4 人以上のパートナーがいると 3 倍リスクが上昇
コンドーム無しの性行為	コンドームを適切に使用することで腟内の淋菌・クラミジアの感染を 50％予防できる
子宮内避妊具	挿入後 3 週間が感染リスクが高いと言われている

(Jonathan R, et al. Up To Date. 2015[21])

 PID なの？　虫垂炎なの？　〜悩める女性の右下腹部痛〜

　PID の診断基準は救急室に来る PID 以外の女性の腹痛に当てはまってしまい，特異的ではありません　表 4-8 ．救急室に来る女性の右下腹部痛では，虫垂炎なのか PID なのか悩むことが多くあります．その際に問診や所見で「より PID ら

表 4-8　**PID の診断基準**

必須項目に加えて付加診断基準があれば強く疑う
1. 必須項目
・下腹痛，下腹部の圧痛
・子宮 / 付属器の圧痛
2. 付加診断基準
・体温：38 度以上
・白血球数増加
・CRP の上昇
3. 特異的診断基準（これは産婦人科が内診等で行う）
・骨盤内の膿瘍形成（経腟超音波や MRI で確認 / ダグラス窩穿刺）
・腹腔鏡による炎症の確認

（日本産科婦人科学会，日本産婦人科医会．産婦人科診療ガイドライン 婦人科外来編．CQ109. 2014[19]）

JCOPY 498-06696

しい」ことがわかれば，産婦人科へのコンサルトがしやすくなりますね．米国での研究では，虫垂炎らしい所見として，食欲低下があることや，月経第14日目以降に腹痛が発症していること，PIDらしい所見として帯下増加や尿路感染症に似た症状があること，右下腹部以外にも腹部に圧痛があることがあげられています[22]．また日本の研究では，PIDらしい所見として

①痛みの移動がないこと　（オッズ比 4.2: 95% CI 1.5-11.5）
②両側の腹部圧痛　　　　（オッズ比 16.7: 95% CI 5.3-50.0）
③悪心・嘔吐が無いこと　（オッズ比 8.4: 95% CI 2.8-24.8）

があり，この3つが揃った場合は虫垂炎の可能性を感度99%で除外できるとしています[23]．

 ## 軽症の PID 治療は内服で

　PIDはすべて入院というわけではありません．軽症の場合は内服抗菌薬で治療し，重症（バイタル異常や腹痛が強い）の場合は点滴の抗菌薬で加療します．クラミジアと淋菌をカバーすることは必須です．淋菌は多剤耐性化が問題になっており，ペニシリン系・テトラサイクリン系・ニューキノロン系抗菌薬は80%以上が耐性のため使用できないことに注意してください．CDCのガイドラインでは2種類の薬を併用することが推奨されています[24]．治療開始24～48時間で治療効果を評価し，症状の改善がみられれば点滴を内服に変更して継続します．

■ PID の推奨抗菌薬（CDC ガイドライン 2015[24]）

- 内服
  - セフトリアキソン 250mg 筋肉注射　1回＋ドキシサイクリン 100mg×2回／日　14日間
  ＊筋肉注射は日本では保険適用ないため静脈投与する事が多い
- 点滴
  - クリンダマイシン 900 mg×3回／日＋ゲンタマイシン　3～5mg/kg/日×14日間
  - アンピシリン／スルバクタム 3g×4回／日＋ドキシサイクリン 100mg×2回／日×14日間
  - 第3セフェム系点滴抗菌薬＋ドキシサイクリン 100mg×2回／日×14日間
  日本のガイドラインでは以下のレジメンも推奨されています[19]

- セフメタゾール　　1g×2~4回/日×5~7日間　静脈投与
- セフトリアキソン　1g×1~4回/日×5~7日間　静脈投与
*嫌気性菌カバーが必要な時
　メトロニダゾール 500mg×2回/日　14日間も加える

PID の入院の基準

　以下の場合は入院加療が必要です[19]. 長期入院が不可能な場合は,毎日通院してもらいに抗菌薬を点滴したり,数日間入院し,その後に内服に変更することもあります. 十分に抗菌薬加療を行わないと膿瘍を形成したり〔卵管卵巣膿瘍(tubo-ovarian abscess)〕,再発することがあるので注意が必要です.

1. 虫垂炎,膿瘍など手術が必要な疾患を除外できない場合
2. 妊婦(胎児の状態を観察する必要があるため)
3. 経口抗菌薬が無効な場合/投与できない場合
4. 悪心・嘔吐や腹膜炎症状が強い場合
5. 高熱や敗血症を疑うバイタル変化を伴う場合

女性の右上腹部痛では Fitz-Hugh-Curtis 症候群を鑑別に

　Fitz-Hugh-Curtis 症候群(FHCS)はクラミジア頸管炎が腹腔内に進展し肝周囲炎を起こしている状態です. 典型的な症状は右上腹部痛や叩打痛,呼吸性の疼痛増強です. 日本の一般内科外来を腹痛を主訴に受診した 155 名の若年女性患者のうち 5.8%(9 名)が FHCS でした[25]. FHCS の診断では,右季肋部の圧痛所見が感度 100%,特異度 99.4%で,CRP の上昇のわりに白血球の上昇が乏しいと報告されています[25]. 過去にクラミジア感染症になっていることがほとんどですが,女性では無症状の場合も多く,クラミジア感染を自覚していない患者さんもいます. 確定診断は腹腔鏡手術による violin string sign(肝表面と周囲との癒着)の確認ですが,現在では造影 CT の早期相での肝臓被膜の濃染像が特徴的と言われています. 治療はクラミジア感染症と同じ抗菌薬治療(アジスロマイシン 1g/日単回投与またはミノサイクリン点滴 100mg×2/日×3~5 日間)と疼痛管理です[19].

JCOPY 498-06696

PID治療はパートナーとスクリーニング検査とアフターフォロー

　PIDはSTDと同等，性行為で感染が広がります．そのため治療が完了するまでは性行為を控えること，パートナーも同様に検査と治療が必要なことを伝えましょう．パートナーを治療しないと，再度感染してしまいます．さらに，HIVなどの他の性感染症に同時感染していないかスクリーニング検査を行うことが推奨されています．耐性化が進んでいる淋菌やクラミジアが陽性であった場合，治療3カ月後に，治癒判定の検査が推奨されています．PIDは治療後も再発が多く，15%が再発したという報告もあります[20].性感染症は卵管の通過障害を起こし不妊症や異所性妊娠のリスクとなるため，治療を完遂することの重要性を患者さんに伝えましょう．

産婦人科マイナー疾患　〜アドバンス〜

　これらは頻度の低い産婦人科関連疾患です．救急室で出会うことは少ないかもしれませんが，鑑別にあげられれば必要な検査や対応が分かります．これらの疾患を疑った場合は，産婦人科医へコンサルトしてください．

1. 子宮筋腫変性

　子宮筋腫の一部が出血や壊死を起こし痛みを伴うものです．圧痛の他に患部の熱感や発熱を伴うこともあります．超音波検査やCTで，筋腫の内部にさまざまな輝度を認めるのが特徴です．鎮痛薬と抗菌薬で治療することが多いですが，症状が改善しない場合は筋腫核出術を行うこともあります．

2. 子宮筋腫捻転

　漿膜下筋腫が捻転した状態で，痛みは強く急性腹症の原因となります．超音波検査では卵巣嚢腫茎捻転のようにみえるかもしれません．手術で筋腫を切除することが治療となります．

3. 卵管卵巣膿瘍

　PIDが増悪し膿瘍を形成したものです．抗菌薬の長期加療を行うか，手術によるドレナージが必要です．

4. 子宮内膜症 (☞参考: 7章)

　子宮の内膜組織が子宮の外に発生したもので，月経時や性行為時に痛みを伴います．

　月経困難症（月経痛）を主訴に来院することが多く，治療はNSAIDs（nonsteroidal anti-inflammatory drugs）などの鎮痛薬や低用量エストロゲン・プロゲ

④ 女性の腹痛へのアプローチ

スチン配合薬（低用量ピル）です.

5. 子宮留膿症（☞参考: 12章 p.186）

閉経後で寝たきりの高齢女性に多く，帯下が排出されずに子宮内に膿が貯留し慢性感染症の形で発症します．経腹超音波で骨盤内腫瘤（膿の貯留で腫大した子宮）を認めます．治療はドレナージと抗菌薬加療を行います.

図4-4 子宮留膿症の経腹超音波画像

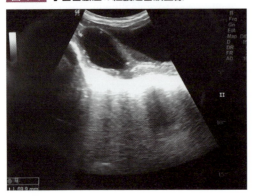

産婦人科医からのアドバイス

▪ 女性の腹痛では致死的な疾患である「異所性妊娠」を否定するために，必ず妊娠反応検査を行いましょう．妊娠に気付いていない女性は沢山います.

プライマリ・ケア医からのアドバイス

▪ 異所性妊娠やPIDは性感染症のスクリーニングする機会として重要なタイミングです．患者さんだけでなく，パートナーの検査・治療を提案し，避妊や家族計画などのアフターフォローも忘れずに行いましょう.

まとめ

内診や経腟超音波なしでも「女性の腹痛」に立ち向かうことはできます．産婦人科関連疾患で重要な4つの腹痛の特徴を抑えて，問診・身体診察・経腹超音波で鑑別を行っていきましょう.

JCOPY 498-06696

【参考文献】

1) Stengel CL, et al. Pregnancy in the emergency department: risk factors and prevalence among all women. Ann Emerg Med. 1994; 24: 697-700.

2) American College of Emergency Physicians. Emergency Ultrasound Guidelines Policy Statement. Annals of Emergency Medicine. 2009; Volume 53, No4: April.

3) Arhami D, et al. Comparison of the accuracy and reproducibility of focused abdominal sonography for trauma performed by emergency medicine and radiology residents. Ultrasound Med Biol. 2014; 40: 1476-82.

4) Blackbourne LH, et al. Secondary ultrasound examination increases the sensitivity of the FAST exam in blunt trauma. J Trauma. 2004; 57: 934-8.

5) Murata A, et al. Age-related differences in outcomes and etiologies of acute abdominal pain based on a national administrative database. Tohoku J Exp Med. 2014; 233: 9-15.

6) 急性腹症診療ガイドライン出版委員会編. 急性腹症診療ガイドライン 2015. 東京: 医学書院, 2015.

7) American College of Emergency Physicians Clinical Policies Committee. Clinical policy: critical issues for the initial evaluation and management of patients presenting with a chief complaint of nontraumatic acute abdominal pain. Ann Emerg Med. 2000; 36: 406-15.

8) Kiran M, et al. Risk of ectopic pregnancy associated with assisted reproductive technology in the United States, 2001-2011. Obstet Gynecol. 2015; 125: 70-8.

9) 種部恭子. 若年妊娠とその背景, 現代性教育研究ジャーナル. 日本性教育協会. 2016; No60.
http://www.jase.faje.or.jp/jigyo/journal/seikyoiku_journal_201603.pdf

10) Lori B, et al. Clinical manifestations and diagnosis of early pregnancy. Up To Date. 2016.(Last Access 2016/07/31)

11) Togas T, et al. Ectopic pregnancy: Clinical manifestations and diagnosis, Up To Date. 2016.(Last access 2016/07/31)

12) Diana M, et al. Efficacy of contraceptive methods: A review of the literature. Eur J Contracept Reprod Health Care. 2010; 15: 4-16.

13) Furtado LV, et al. Should the qualitative serum pregnancy test be considered obsolete? Am J Clin Pathol. 2012; 137: 194-202.

14) Jean B, et al. Factors for ectopic pregnancy: A comprehensive analysis based on a large case-control, Population-based Study in France. Am J Epidemiol. 2003; 157: 185-94.

15) Houry D, et al. Ovarian torsion: a fifteen-year review. Ann Emerg Med. 2001; 38: 156-9.

16) Taskin O, et al. The effects of twisted ischaemic adnexa managed by detorsion on ovarian viability and histology: an ischaemia-reperfusion rodent model. Hum Reprod. 1998; 13: 2823.

17) Huchon C, et al. Adnexal torsion: a predictive score for pre-operative diagnosis. Hum Reprod. 2010; 25: 2276-80.

18) Jee Hyun Kim, et al. Successful conservative management of ruptured ovarian cysts with hemoperitoneum in healthy women. PLOS one. 2014.

19) 日本産科婦人科学会, 日本産婦人科医会. 産婦人科診療ガイドライン 婦人科外来編. 2014. 東京: 杏林舎; 2014.

20) Brunham RC, et al. Pelvic inflammatory disease revew article, NEJM. 2015; 372: 2039-48.

21) Jonathan R, et al. Pelvic inflammatory disease: Pathogenesis, microbiology, and risk factors, Up To Date. 2015.(Last Access 2016/08/7)

22) Webster D, et al. Differentiating acute appendicitis from pelvic inflammatory disease in women of childbearing age, Am J Emerg Med. 1993; 11: 569-72.

23) Morishita K, et al. Clinical prediction rule to distinguish pelvic inflammatory disease from acute appendicitis in women of childbearing age. Am J Emerg Med. 2007; 25: 152-7.

24) Centers for disease control and prevention sexually transmitted diseases treatment guidelines. Pelvic Inflammatory Disease(PID). 2015.

25) 鈴木彩, ほか. 一般内科外来における Fitz-Hugh-Curtis 症候群の検討. 家庭医療. 2005; 11: 4-9.

〈柴田綾子〉

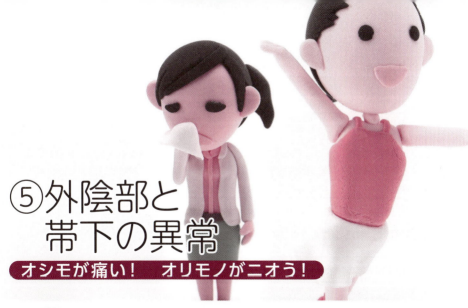

⑤外陰部と帯下の異常

オシモが痛い！　オリモノがニオう！

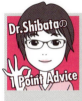

Dr.Shibataの 1 Point Advice

オシモ（外陰部）の悩みは，なかなか人に相談できず我慢しつづけて悪化し，夜中に救急室を受診することがあります．特に性器ヘルペスやバルトリン腺膿瘍は，排尿困難・歩行困難になるほど痛みます．外陰部関連の主訴に対し，問診と視診によるアプローチを学びましょう．

Point

▶ 外陰部と帯下の視診と検査で性感染症の鑑別ができる
▶ 性感染症ではパートナーにも検査を行い，治療終了までは性行為を控えてもらう
▶ 片側の外陰部の痛みでは性器ヘルペスとバルトリン腺膿瘍を考える
▶ 帯下増加や性交時出血ではクラミジア頸管炎・淋菌感染症を考える

 オシモの Red flag

以下の場合は産婦人科に相談しましょう！　表5-1

問診項目	説明
排尿困難	重症の性器ヘルペスではフォーリー留置が必要になることもある
外陰部腫瘤（辺縁不整）	外陰部癌・尖圭コンジローマ・扁平コンジローマ（梅毒）の除外が必要
下腹部痛・発熱	PID（骨盤内炎症性疾患）の除外のため内診や経腟超音波検査が必要
持続する性器出血	異所性妊娠・子宮頸癌・子宮体癌・萎縮性腟炎などの除外が必要
治療抵抗性	推奨治療で効果に乏しい場合は産婦人科へ紹介を

図 5-1 陰部のトラブルフローチャート

```
┌─────────────────────────────┐
│ 帯下異常・会陰の痛み / 痒み       │
└─────────────────────────────┘
           │
           │ 問診と病変部位や帯下の視診・検査
           ▼
┌─────────────────────────────────────────────────┐
│ ・外陰部の水疱・潰瘍性病変          →性器ヘルペス           │
│ ・片則の小陰唇の腫脹と硬結          →バルトリン腺膿瘍        │
│ ・カッテージチーズ様帯下, pH＜4.5   →カンジダ外陰腟炎       │
│ ・検鏡で Clue cell, pH＞4.5       →細菌性腟症            │
│ ・コンドーム無しの性活動, 性交時出血  →クラジミア・淋菌感染症   │
│ ・検鏡でトリコモナス, pH＞4.5      →トリコモナス腟炎       │
│ ・閉経後, 腟の灼熱感, pH＞4.5      →萎縮性腟炎            │
└─────────────────────────────────────────────────┘
           │
           │ STI リスク評価
           ▼
┌─────────────────────────────────────┐
│ STI　リスクあり                         │
│ ・患者教育・パートナーの検査の提案         │
│ ・避妊指導・STI スクリーニング考慮         │
└─────────────────────────────────────┘
```

（Guidelines for the Management of Sexually Transmitted Infections. February 2004, World Health Organization [1] を参考に著者作成）

外陰部の視診の方法

　患者さんに同意をとった後，ベッドに横になってもらい，下半身に大きめのタオルケットまたは布団をかけましょう．タオルケットをかけた状態で両膝を立ててもらい，会陰を視診します．仰臥位ではなく，側臥位でも視診は可能です（☞診察イラスト2章 p.19）．医師1人で診察せずに，必ず女性看護師に付き添って

もらうようにしましょう（患者さんの不安を取り除き，わいせつ行為などの疑惑がかからないために重要です）．帯下異常の場合は，ナプキンに付着した帯下をみせてもらうことも重要です．

症状と帯下のパターンから鑑別する

　内診が難しい場合，ナプキンについている帯下の色・匂い・性状を調べます．尿検査試験紙を使うことで，pH を調べられます．正常な帯下は乳酸菌による酸性になっていますが，常在菌の低下によりアルカリ性になっていると尿検査試験紙が青色（アルカリ性）に変化します．

表5-2　帯下の症状と性状による鑑別

症状	カンジダ	トリコモナス	細菌性腟症	萎縮性腟炎
帯下増加	＋＋	＋＋＋	＋＋	－
瘙痒感	＋＋	＋＋	－	＋
帯下所見	チーズ様 白色	泡状 黄色～黄緑	灰色 漿液性	黄色 少量
pH	酸性	アルカリ性	アルカリ性	アルカリ性
匂い	－	魚様の匂い	魚様の匂い	＋

外陰部の痛みは性器ヘルペスを疑う

　性行為後2～10日後に外陰部の痛みが出現した場合，性器ヘルペスを疑います．外陰部を視診し小陰唇から大陰唇にかけて水疱や潰瘍性病変がないかを確認します．再発症例では病変が数個と少なくみつけにくい事があり，小陰唇を用手的に開いて観察したり，感染の既往を確認することも重要です．ヘルペスの痛みは強く，重症例では発熱などの全身症状を伴います．診断方法は，病歴や所見からの臨床診断か病原検査です．病変部位を綿棒で擦過し抗原検査に提出するか Tzanck 試験（細胞診）を行います．スライドガラスに水疱病変部位を載せてギムザ染色を行い，多核巨細胞形成や封入体形成を調べます．血清 IgM 抗体は感染から7～10日しないと陽性にならないため注意が必要です．

　軽症では救急室で抗ウイルス薬を処方し帰宅としますが，排尿困難でフォーリーカテーテル留置が必要であったり，重症例（発熱，肝炎，脳炎）や治療抵抗性の場合は産婦人科へのコンサルトが必要です．疼痛緩和としてキシロカインゼリ

ー®を処方し，病変部に自己塗布することもあります．治療が完了するまではパートナーに感染させる可能性があるため性行為を控えるよう指導します．

表5-3 性器ヘルペスの推奨治療

	処方	使用法
初発	アシクロビル（ゾビラックス錠®）200mg	5錠/5 × 7〜10日間
初発	バラシクロビル塩酸塩（バルトレックス錠®）500mg	4錠/2 × 7〜10日間
重症	アシクロビル点滴	5〜10mg/kgを8時間毎 × 2〜7日間
再発	バラシクロビル塩酸塩（バルトレックス錠®）500mg	2錠/2 × 3日間

＊再発時は症状発症から1日以内に内服を開始することが重要

(CDC STD ガイドライン 2015[2])

Tzanck 試験（細胞診）

1）水疱の被膜を破り綿棒で水疱底を擦過する
2）スライドガラスに綿棒で塗抹し乾燥させる
3）アセトンまたはメタノールをかけて固定する（2〜3分）
4）ギムザ染色する（5〜10分）
5）水洗後に検鏡する
6）多核巨細胞（Balloning cell）[3, 4] 形成や封入体形成の有無を調べる

外陰部の痛みと腫れはバルトリン腺膿瘍を鑑別に

「お股にデキモノができた」「お股の腫れが痛む」という主訴で来院し，会陰をみてみると片側の小陰唇に腫瘤や硬結を認めます．バルトリン腺の開口部が閉塞し，腫瘤ができた状態がバルトリン腺嚢胞で，軽度の圧痛のみであれば痛み止めを処方し経過観察をすることで自然に改善します．発赤や疼痛が強く感染が疑われる場合は，経口抗菌薬を処方することもあります．

嚢胞はゴルフボール大に腫れることもあり，痛みが強い場合や，感染により膿瘍を形成した場合は救急外来でドレナージを行います 図5-1 ．表皮にキシロカインによる局所麻酔を行った後で膿瘍を注射針で穿刺するか，メスで切開し黄白色の膿汁を排出させます（皮膚からドレナージするために，腟壁側からは穿刺や切開しないようにします）．さらに症状が持続する場合や，再発を繰り返す場合

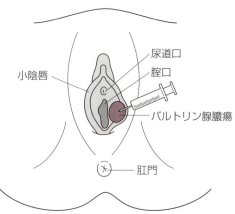

小陰唇
尿道口
腟口
バルトリン腺膿瘍
肛門

図 5-1 バルトリン腺膿瘍の穿刺

は，産婦人科医によるバルトリン腺造袋術（開窓術）の処置が必要です．バルトリン腺膿瘍は，表面が平滑で波動を触れる辺縁整の腫瘤ですが，表面や辺縁が不整の場合や，充実性腫瘤の場合，穿刺後も症状が持続する場合は外陰部癌やバルトリン腺癌の可能性があるため産婦人科へコンサルトしてください．

 ## 陰部のかゆみはカンジダ外陰腟炎を疑う

白色のクリームチーズ様の帯下増加や陰部の痒みはカンジダ外陰腟炎の可能性があります．抗菌薬の内服による腟内の常在菌の減少，妊娠・糖尿病による免疫の低下，風邪，睡眠不足，過労や長期間のナプキン使用がリスクになります．カンジダは腟内の常在菌であり，自覚症状がなければ治療は不要です．検査は，腟培養や帯下の 10% KOH 検鏡による仮性菌糸体や分芽胞子の確認を行います．治療は軟膏（患者自身が外陰部に塗布）または腟剤（産婦人科医または患者による自己挿入）で行い，自覚症状と帯下の改善を認めれば治癒と判断します．性行為による感染率は低く，パートナーの治療は必要ないと考えられています．2015年に経口の単回治療薬としてジフルカン®カプセル（フルコナゾール）がカンジダ腟炎および外陰腟炎に適応（150mg を 1 回内服）となりました．腟剤の使用が難しい状況では経口薬での治療も検討できます．

 ## 灰色帯下は細菌性腟症を疑う

腟内の常在菌である乳酸桿菌（*Lactobacillus* spp）が減少し，病原菌が増加し

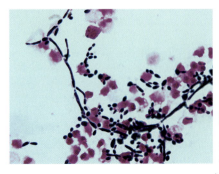

図 5-5 カンジダのグラム染色
(ID CONFERENCE. 奈良県立医科大学附属病院 総合診療科 小林正尚先生の記事より転載)

表 5-4 カンジダ外陰腟炎の推奨治療

	処方	使用法	
軟膏	クロトリマゾール（エンペシドクリーム® 1%）	腟内塗布	5〜7 日間
軟膏	ミコナゾール硝酸塩（フロリード D クリーム® 1%）	腟内塗布	5〜7 日間
腟剤	イソコナゾール硝酸塩（アデスタン®） 300mg	2 錠 / 週	1 回投与
腟剤	オキシコナゾール硝酸塩（オキナゾール®） 600mg	1 錠 / 週	1 回投与
腟剤	ミコナゾール硝酸塩（フロリード®） 100mg	1 錠 / 日	× 7 日間

（日本産婦人科学会，日本産科婦人科医会. 日本産婦人科診療ガイドライン 婦人科外来編 2014[5])）

た状態です．帯下異常の中で一番頻度の多い疾患で，若年者から高齢者まで発症します．灰色の漿液性帯下が増加し悪臭を伴いますが，無症状の場合も半分近くあります．細菌性腟症（bacterial vaginosis）では炎症所見はありません．そのため「腟炎」でなく「腟症」と呼ばれています．診断は Amsel の臨床的診断基準や，帯下のグラム染色による Nugent score で行います．治療はメトロニダゾールの内服を行います．治療が終了するまでは性行為を控えるかコンドームを確実に使用する必要があります．

表 5-5 Amsel の臨床的診断基準

1. 腟分泌物の性状は薄く均一
2. 腟分泌物の生食検鏡で Clue cell が存在する **図 5-6**
3. 腟分泌物に 10% KOH を 1 滴加えた際にアミン臭（魚の匂い）がある
4. 腟分泌物の pH が 4.5 以上

＊Clue cell：上皮細胞の周囲に細菌が付着しているもの
＊尿検査試験紙で pH を調べることができる
＊3 項目以上満たせば細菌性腟症と診断する

JCOPY 498-06696

図5-6
左は正常な腟の上皮細胞
右は上皮細胞に「細菌」が周囲に付着した Clue cell

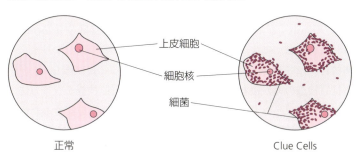

正常　　　　　　　　　　　　　　Clue Cells

表5-6 グラム染色による Nugent score
腟分泌物をスライドグラスに塗抹し，グラム染色し1,000倍で観察する

菌数 / 視野	0個	1個以下	1～4個	5～30個	30個以上
Lactobacillus 型	4点	3	2	1	0
Gardnerella 型	0	1	2	3	4
Mobiluncus 型	0	1	1	2	2

＊*Lactobacillus* 型：　大型のグラム陽性桿菌
　Gardnerella 型：　小型のグラム陰性桿菌
　Mobiluncus 型：　三日月のグラム不定性桿菌
＊合計7点以上で細菌性腟症と診断する

〈参考〉
　グラム染色アトラスアプリは一般財団法人太田綜合病院の先生方が作成し，疾患別に
典型的な菌のグラム染色写真と解説が掲載されており，大変便利です．腟炎関連とし
てカンジダ，淋菌の他に Nugent score の菌も掲載されています．
（太田綜合病院HP　https://www.ohta-hp.or.jp/n_nishi/02o_n.htm）

表5-7 細菌性腟症の推奨治療

	処方	使用法	
内服	メトロニダゾール（フラジール®）　250mg	4錠/2	7日間

＊メトロニダゾールはアルデヒド脱水素酵素を阻害し，血中アセトアルデヒド濃度を上昇さ
せるためアルコールを控えるように指導する（ジスルフィラム様作用）
（CDC STD ガイドライン2015[2]）

帯下増加と性交時出血はクラミジアや淋菌を考える

　性交時出血や性活動のある女性の帯下異常ではクラミジアや淋菌を考えます.
　クラミジアは 90％近くが無症状ですが, 放置すると下腹部痛や発熱が出現し PID（骨盤内炎症性疾患）になったり, 卵管炎になり不妊の原因となります. 採血による抗体検査（IgG, IgA）は現在の感染の診断をすることが難しく, 尿や腟分泌物による抗原検査の方が優れています（内診せずに抗原検査を行う方法はコラム p.70 参照）. クラミジア感染の約 10％に淋菌の同時感染を認めるため, 両方を同時に検査できる核酸増幅法（PCR 法/SDA 法/TMA 法等）が推奨されます.
　淋菌は多剤耐性菌が問題になっており, CDC の STD ガイドラインではセフトリアキソン 250mg の筋肉注射 1 回（本邦では保険適用外）に加えてアジスロマイシン 1g の経口内服 1 回を併用することが推奨されています. クラミジア・淋菌ともに, 治療が終了するまでは性行為を控えるかコンドームの確実な使用が必要であること, パートナーの検査を行うこと, 治療後の効果判定の検査を 3 カ月後に行う必要があることを患者に伝えます.
　▶ PID に関して詳しくは女性の腹痛項目（☞ 4 章 p.51）へ

表 5-8　クラミジアに対する推奨治療

	処方	使用法
経口	アジスロマイシン（ジスロマック®）　250mg	4 錠（合計 1g）1 回投与
経口	ドキシサイクリン（ビブラマイシン®）　100mg	2 錠/2　7 日間
経口	レボフロキサシン（クラビット®）　500mg	1 錠/日　7 日間

(CDC STD ガイドライン 2015[2])

表 5-9　淋菌に対する推奨治療

	処方	使用法
注射	セフトリアキソン（ロセフィン®　1g）	1g 静注　1 回投与
注射	スペクチノマイシン（トロビシン®　2g）	2g 筋肉注射　1 回投与

（日本産科婦人科学会. 日本産婦人科医会. 日本産婦人科診療ガイドライン　婦人科外来編 2014[5]）

 ## 泡状の黄緑色の帯下はトリコモナス腟炎を疑う

　トリコモナス腟炎では, 泡状で黄色～黄緑色の帯下と異臭, 腟のかゆみと発赤

JCOPY　498-06696

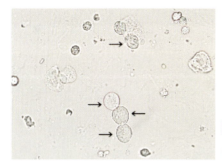

図 5-7 トリコモナス原虫　無染色 400 倍
（千葉県臨床検査技師会ホームページより許可を得て転載）

表 5-10　トリコモナス腟症に対する推奨治療

処方	使用法
経口　メトロニダゾール（フラジール®）　250mg	8 錠（合計 2g）1 回投与
経口　メトロニダゾール（フラジール®）　500mg	2 錠 /2　7 日間
経口　チニダゾール　（ハイシジン®）　500mg	4 錠（合計 2g）1 回投与

＊フラジール内服中はアルコールを禁止する
＊メトロニダゾールの単回投与は保険適用で認められていない.
（CDC STD ガイドライン 2015[2]）

を認めますが, 無症状の人もいます. 便座やタオルの共有でも感染すると考えられており性行為経験のない子供や高齢者にも発生します. 腟分泌液をスライドガラスに乗せて生食 1〜2 滴を垂らして検鏡し, 動き回る原虫をみつける方法（感度 51〜65％）[3] か, 腟分泌液の培養を行います. 性行為でパートナーにうつるため, 相手の検査と治療も必要です.

 閉経後の腟のかゆみ・違和感・性交痛は萎縮性腟炎を疑う

　日本人の閉経の平均は 50 歳で, 60 歳以上の約半数に腟萎縮の症状があるといわれています. 閉経によるエストロゲン低下によって腟の粘膜の萎縮, pH の上

表 5-11　萎縮性腟炎対する推奨治療

	処方	使用法
軟膏	エストリオールクリーム　（市販されているもの）	1 日 1 回自己塗布
腟錠	エストリオール　（エストリール®）　0.5mg	1 日 1 回自己挿入

（日本産科婦人科学会. 日本産婦人科医会. 日本産婦人科診療ガイドライン 婦人科外来編 2014[5]）

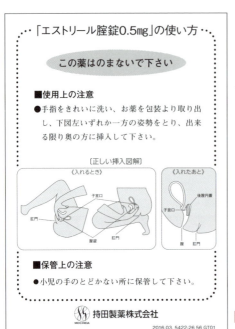

図 5-8　患者様向け服用の手引き
（持田製薬株式会社）

昇，常在菌の減少が起こり，腟の乾き，かゆみ，性交痛や性交時出血を認めます．
治療はエストロゲンのクリームまたは腟剤を患者さん自身で腟内に投与してもらいます．閉経後の不正性器出血が持続する場合は，子宮頸癌，子宮体癌の除外が必要になるため，後日産婦人科を受診するよう指示しましょう．

感染していないのにお股がかゆい時

外陰部瘙痒症には，カンジダなどの感染性と非感染性があり，非感染性の中では接触性皮膚炎の頻度が一番多いです．ナプキンや下着による物理的刺激や，洗剤やボディクリームによる化学的刺激が原因となります．軽症であれば，皮膚保湿剤・非ステロイド抗炎症外用薬を使用し，中等症以降ではステロイド外用薬を使用します[4]．

陰部の洗いすぎによる皮脂欠乏や，市販の女性衛生用品の添加物や防腐剤が原因になっていることもあり，行動習慣や使用品に関する問診も重要です．

硬化性萎縮性苔癬，乾癬，Paget 病，悪性腫瘍などの初期症状の可能性もあるため，症状が改善しない場合は皮膚科や産婦人科への紹介が必要です．

JCOPY 498-06696

まとめ

　外陰部関連の主訴であっても，外陰部の視診と問診で初期対応できるものは沢山あります．夜間に救急室を受診する患者さんは重症なことも多く，産婦人科医が不在でも初期対応が出来れば患者さんの苦痛を和らげることができます．性感染症は，重複感染のことも多いため，1 つみつかった場合はその他の性感染症がないかスクリーニング検査が推奨されます．初期治療に反応しないものや症状が持続する場合は，後日産婦人科を受診するように説明しましょう．

産婦人科医からのアドバイス

- 症状と帯下の性状から疾患を想定し，症状を緩和するために確定診断の前でも早期に治療を開始します．性感染症の場合には，パートナーの検査や治療後の効果判定の検査も行います．

プライマリ・ケア医からのアドバイス

- 帯下異常や性感染症をきっかけに，他の性感染症のスクリーニングやワークアップを行います．月経についての相談や，避妊を含めた家族計画，パートナーとの関係性について問診を広げます．

【参考文献】

1) World Health Organization. Guidelines for the Management of Sexually Transmitted Infections. February 2004.(Last Access 2016/12/13)

2) Centers for Disease Control and Prevention. Sexually transmitted diseases treatment guidelines 2015. Morbidity and Mortality Weekly Report. 2015.

3) Folkers E, et al. Tzanck smear in diagnosing general herpes. Genitourin Med. 1988; 64: 249-54.

4) Yaeen A, et al. Diagnositic value of Tzanck Smearin various erosive, vesicular and bullous skin lesions. Indian Dermatol Online J. 2015; 6: 381-6.

5) 日本産科婦人科学会，日本産婦人科医会．産婦人科診療ガイドライン 婦人科外来編 2014．http://www.jsog.or.jp/activity/guideline.html

Column 内診しなくても性感染症検査はできる

内診ができない場合でもクラミジアや淋菌の検査はできます．

1. 自己採取

CDC（米国疾病管理予防センター）ではクラミジアや淋菌検査に関して，腟の分泌物は子宮頸管からの検体と感度や特異度は同等としています．検体採取の方法も，患者の自己採取（自分で検査スワブを腟内に挿入して採取する）は，医師による内診での採取と感度・特異度に違いはないとしています[1]．

2. 尿検査

尿によるクラミジア・淋菌の検査は男性だけでなく女性でも選択肢の1つです．CDCは10%ほど検査感度が落ちる可能性があるが，初尿（first-catch urine）によるクラミジア・淋菌検査を選択肢の1つとして提示しています[1]．日本では，平成24年の性感染症に関する特定感染症予防指針の改定で「性器クラミジア感染症及び淋菌感染症の病原体検査において，尿を検体とするものを含むことを明記する」と記載されています[2]．

システマティックレビューでは，女性のクラミジア検査では尿の感度は83.3%，特異度99.5%，子宮頸管粘液の感度は85.5%，特異度99.6%でした．女性の淋菌検査に関しては尿の感度55.6%，特異度98.7%に比べて，子宮頸管が感度94.2%，特異度99.2%と高くなっており，淋菌に関しては女性尿の感度は低いと結論付けられています[3]．

＊日本では，クラミジアや淋菌の尿検査は「男性尿」でしか検査実施料が保険点数でつかないことに注意が必要です．

【コラム参考文献】

[1] Centers for Disease Control and Prevention. Recommendations for the Laboratory-Based Detection of *Chlamydia trachomatis* and *Neisseria gonorrhoeae*. Morbidity and Mortality Weekly Report (MMWR). 2014. (http://www.cdc.gov/mmwr/preview/mmwrhtml/rr6302a1.htm#Box2) (Last access 2016/12/28)

[2] 厚生労働省健康局. 性感染症に関する特定感染症予防指針の一部改正について. 2012 (http://www.mhlw.go.jp/seisakunitsuite/bunya/kenkou_iryou/kenkou/kekkaku-kansenshou/seikansenshou/dl/shishin-gaiyou.pdf)

[3] Cook RL, et al. Systematic review: noninvasive testing for *Chlamydia trachomatis* and *Neisseria gonorrhoeae*. Annals of Internal Medicine. 2005; 142: 914-925. (https://www.ncbi.nlm.nih.gov/pubmedhealth/PMH0022336/)

JCOPY 498-06696

視診でオリモノをどれだけ見分けられるか？

　帯下の視診は，どれだけ正確に疾患を見分けられるのでしょうか？　203人の帯下異常の女性を対象にした研究では，視診によって診断された38%の細菌性腟症と9%のカンジダ外陰腟症において微生物学的な検出ができなかったとし，6%のトリコモナス患者が診断できていなかったと報告されています[1]．200人の患者を対象にした研究では，細菌性腟症において視診では感度90.6%，特異度87.2%，カンジダ外陰腟炎では感度78.4%，特異度96.6%としています[2]．視診のみの診断では抗菌薬や抗真菌薬が不必要に処方される可能性が高く，可能な限り帯下の検鏡やpH試験紙，腟培養などの検査を併用することが推奨されます．細菌性腟症に関しては，産婦人科医の内診による腟培養検体採取と患者自身での検体採取が比較され，遜色ないという研究があります[3]．

【コラム参考文献】

[1] Rekha S, et al. Comparison of visual, clinical and microbiological diagnosis of symptomatic vaginal discharge in the reproductive age group. Int J Pharm Biomed Res. 2010; 1. 144-8.

[2] Vijayalakshmi D, et al. Clinical and microscopic correlation of vaginal discharg. international journal of contemporary medical research. 2016; issue5. volume3.

[3] Kashyap B, et al. Reliability of self-collected versus provider-collected vaginal swabs for the diagnosis of bacterial vaginosis. Int J STD AIDS. 2008; 19: 510-3.

〈柴田綾子〉

　私が家庭医として，ウィメンズ・ヘルス，特に産科領域に関わっていきたいと思ったきっかけは，米国家庭医療研修中に13歳の初産婦（Aさん）の妊娠・出産に関わったことでした．私が研修を行った家庭医療レジデンシープログラムでは，レジデント1年目の産科研修が終了後，家庭医療クリニックで妊婦健診を開始してもよいことになっていました．Aさんは，私が担当した初めての妊婦で，Aさんのパートナーは同じく13歳でした．

　妊娠・出産は特に問題ありませんでしたが，私の中で強く印象に残っているのは，妊娠経過におけるAさんの「母親」への変化でした．初めての妊婦健診では，2人とも恥ずかしそうでもあり，嬉しそうでもあり，話し方や身振り素振りには13歳のあどけなさが残っていましたが，妊娠週数が進むにつれて，Aさんの話し方や顔つきがどんどん母親らしくなっていく様子がみられ，母親としての強さ，美しさ，優しさを感じずにはいられませんでした．分娩には私も駆けつけることができ，赤ちゃんの誕生の瞬間をAさんと共有できた喜びと，赤ちゃんをぎこちなくもしっかりと抱いている姿や，母親としての温かい表情で赤ちゃんをじっとみつめている姿に深く感動したことを今でも鮮明に覚えています．

　妊娠～出産～産後という比較的短期間において母親の身体的・心理的変化やその家族内の関係性の変化をダイナミックに感じながら診療することは非常に楽しく（困難な症例もありますが…），私にとってエネルギーの源になっています．また，妊娠・分娩経過を知る赤ちゃんの成長を，家庭医として継続してみることができるのも非常に感慨深いです．私が現在も妊婦健診，分娩，産後ケアを含めた総合診療を貫き通したい気持ちは，私にとっての大きな心の支えを失いたくないからなのかもしれません．

〈浜松医科大学産婦人科家庭医療学講座特任助教／
静岡家庭医養成プログラム指導医　鳴本敬一郎〉

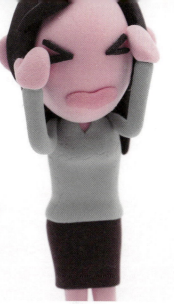

⑥緊急避妊
Emergency Contraception

Dr.Mizutaniの 1 Point Advice

緊急避妊をご存知でしょうか？　避妊ができなかった，コンドームによる避妊に失敗した，などの場合に性交の直後に用いる避妊法で，内服薬による対処が主に用いられています．いわゆるモーニングアフターピルのことです．内服による緊急避妊は性交から 72 時間以内が Golden time とされ，時間が経過するほど妊娠阻止率が低下します．産婦人科での処方が一般的ですが，特に診察を要さないため誰でも処方可能（自費）です．夜間や連休中なども，処方に関する問い合わせはしばしばあり，それなりにニーズが高いのです．望まない妊娠をした場合の人工妊娠中絶手術は，心身ともに負担が大きいため，産婦人科医が不在でも緊急避妊に対処できるよう，是非おさえておきましょう．

Point
- ▶緊急避妊薬の処方には婦人科診察は不要，禁忌は「妊娠」
- ▶性交 72 時間以内にノルレボ® 1.5mg 単回内服
- ▶今後の避妊，性感染症（STI）予防の機会に活かす

緊急避妊（EC）とは？

BRUSH UP YOUR WOMEN'S EMERGENCY CARE SKILL!

避妊法には本邦で使用頻度の高いコンドーム法をはじめ，経口避妊薬によるも

のや，子宮内避妊具（IUD: intrauterine device）によるものなどがあります．
平時の避妊目的の経口避妊薬は一般的に OC（Oral contraceptives）と表現されますが，適切な避妊ができなかった性行為（UPSI: unprotected sexual intercourse）の応急処置としての避妊法が，緊急避妊（EC: emergency contraception）と呼ばれます．本邦では LNG 法として Levonorgestrel（ノルレボ®）1.5mg 単回内服法が一般的です．今後の避妊とあわせて IUD による緊急避妊もあります．産婦人科以外でも対応できる内服による緊急避妊のフローを掲載します 図6-1．

図6-1 緊急避妊（EC）処方のフローチャート

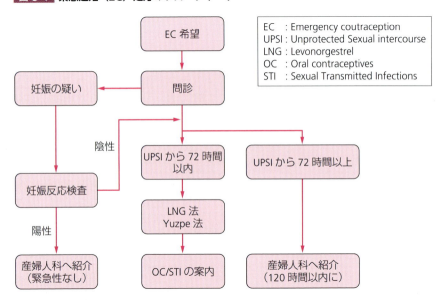

図6-2 緊急避妊を必要とした理由（N = 656）

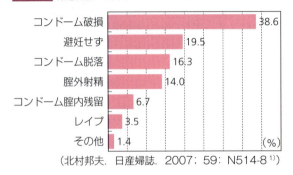

（北村邦夫. 日産婦誌. 2007; 59: N514-8 [1]）

JCOPY 498-06696

産婦人科医でなくても処方できる！

　現状として，緊急避妊の窓口となっているのは産婦人科であるのは事実ですが，LNG 法の禁忌は添付文書上では「妊婦」「重篤な肝障害」「薬剤への過敏症」のみであり，これらに該当しないことが問診で確認できれば誰でも処方可能です．産婦人科診療ガイドラインでも LNG 法施行の際に，確認事項 表6-1 を聴取することを推奨していますが，その中に婦人科診察は含まれていません[2]．処方に際して診察が不要であることは米国産婦人科学会（American college of obstetrics and gynecology：ACOG）も提唱しています．また，ACOG の推奨では「妊娠」以外に絶対禁忌はなく，OC の禁忌（高血圧，喫煙，乳癌，血栓症既往など）に該当する場合でも EC は使用可能であることが言及されています[3]．一般的に，重篤な肝障害と妊娠については，問診などで疑わしくなければ検査は必ずしも施行する必要はありません．

表6-1　EC 処方の際の確認事項

①最終月経の時期と持続日数
「月経が遅れている」「前回の月経は普段より少なかった/短かった」→妊娠の可能性もあるため検査を考慮．
②通常の月経周期日数から予測される排卵日
月経が順調型→次回月経開始日の 2 週間前がおおよその排卵日．
③避妊措置に失敗あるいは避妊措置を講じなかった性交（UPSI）のあった日時と，その際の避妊法
UPSI から 72 時間以内であれば LNG 法の適応．
④それ以前の性交があった日時と，その際の避妊法
性器出血≠月経，妊娠の可能性があれば，妊娠検査を施行．

（日本産科婦人科学会，日本産婦人科医会．産婦人科診療ガイドライン 婦人科外来編 2014.東京：杏林舎：2014[2]）

LNG 法と Yuzpe 法

　代表的な処方は LNG 法ですが，これが使用できない場合はプラノバール®などのエストロゲン / プロゲステロン配合剤を使用した Yuzpe 法（ヤッペ法）で代用することもできます．LNG 法と Yuzpe 法の比較を 表6-2 に記します．Yuzpe 法は LNG 法に比べて妊娠阻止率は差異がないという報告もあるものの，おおむね LNG＞Yuzpe という認識でよいでしょう．Yuzpe 法は安価ではありますが（いずれも緊急避妊では自費），嘔気などの副作用は Yuzpe 法で多く認められます．いずれも UPSI から 72 時間以内の服用が推奨されており，排卵障害と

着床障害として作用しますが，できるだけ早く服用した方がよく，妊娠阻止率は UPSI から内服までの時間が長いほど低下します．72 時間以上経過している場合は，IUD がより推奨されるため，情報提供のうえ産婦人科受診を勧めましょう．僻地・離島などで専門医へのアクセスの問題がある場合は UPSI から 120 時間以内であれば LNG 法を用いることも考慮します．

表6-2 LNG 法と Yuzpe 法の比較

	LNG 法	Yuzpe 法
処方	ノルレボ錠® 1.5mg 1 回内服	プラノバール錠® 2 錠 12 時間あけて 2 回内服（計 4 錠）
妊娠率*	2.1%	2.6%
UPSI からの時間	72 時間以内が望ましい	
金額（自費のため医療機関ごとに価格設定）	¥15,000～20,000	¥3,000～5,000
嘔気/嘔吐	少ない	多い
	メトクロプラミドなどの併用（自費）を検討	

*妊娠阻止率は 50～90%と報告により幅あり．自然妊娠率は排卵前日～2 日前で 35%前後，排卵 3～5 日前で 8～17%との報告がある[6]．
（北村邦夫. 日産婦誌. 2007; 59: N514-8[4]）
Michele C, et al. Texas Am Fam Physician. 2014; 89: 545-550[5]
武谷雄二. 緊急避妊の作用機序解明に関する研究[6]）

EC 処方後の経過[7]

　EC 内服後の経過を知っておくことがとても重要です．LNG 法施行の後，80% 以上の女性に，次回の月経予定日の前または 2 日後以内に月経が来ます．95%の 女性が，次回月経予定日の 7 日後以内に月経があるとされています．月経が 7 日 以上遅れる場合や，いつもの月経より少ない場合は妊娠の可能性について確認す るために妊娠検査および産婦人科受診を指示しましょう．副作用ですが，EC に よって死亡を含む重大な副作用はないとされていますが，嘔吐が問題となりやす く，Yuzpe 法でその頻度が高いとされています．一般的にいずれの薬剤も内服 2 時間以内に嘔吐した場合は再度内服が必要とされています．副作用の点からも LNG 法が無難であり，嘔吐の予防に制吐薬を一緒に服用させる場合もあります．また，月経周期の早い時期に使用した場合，不正出血の出現頻度が高いとされて いますが，特に治療は要さず経過観察を行います．適切なタイミングで EC 内服 を行うことが最重要事項ですので，処方後のトラブルシューティングは産婦人科 へ引き継ぐ形でも十分です．

JCOPY 498-06696

効果的な避妊法と STI 予防教育の機会

　緊急避妊で受診した場合，処方のみの対応では不十分といえます．今後に向けて，適切な避妊法の紹介と STI 予防教育の機会ととらえる必要があります．日本ではコンドームによる避妊が一般的ですが，その効果はそれほど高いとは言えず，男性に使用の意思がなければ実施が困難な避妊法です．女性主体で効果が高いものとなると経口避妊薬（OC）がその代表です．LNG 法と違い，喫煙や既往症などの禁忌事項がありますが，問診で禁忌がなければ婦人科診察なしで処方することが可能であることが ACOG より提唱されており [3]，米国の Choosing wisely（適切な医療を選択するための医師・患者へのキャンペーン）でも紹介されています．本邦の産婦人科ガイドラインでも，特に OC 処方前の婦人科診察は推奨して

表 6-3 避妊法とその特徴

	妊娠率（避妊の失敗率）		費用	特徴
	理想的な使用	一般的な使用		
経口避妊薬（低用量ピル）	0.3%	8%	1 カ月分約 2,500〜3,000 円	毎日決められた通りに 1 粒ずつ服用するだけなので，「理想的な使用」がしやすい．婦人科で処方．避妊以外の利点もある．副作用は極めて少ない
銅付加 IUD	0.6%	0.8%	約 3〜4 万円	5 年間有効．婦人科で挿入する．月経量が増える場合がある
薬剤負荷 IUD	0.1%	0.1%	約 6〜8 万円	5 年間有効．婦人科で挿入する．月経量が少なくなる
コンドーム	2%	15%	1 枚約 50 円	性感染症予防ができる．手に入れやすい．確実な使用には技術が必要
リズム法（オギノ式）	1〜9%	25%	0 円	月経周期から「妊娠しやすい日」を見分ける方法．失敗する確率が高い．月経不順があるとさらに不確実
性交中絶法（腟外射精）	4%	19%	0 円	技術的に困難．失敗する確率が高い
女性避妊手術	0.5%	0.5%	−	不可逆的．婦人科で手術
男性避妊手術	0.10%	0.15%	−	不可逆的．泌尿器科で手術
避妊しない	85%	85%	−	

（日本産科婦人科学会．女と男のディクショナリー [8]）

いません [9]. 近年では産婦人科以外のクリニックでも家庭医や総合医が実際に OC・EC 処方を行っている施設があります．しかし，これらの避妊法には STI 予防効果はないことを強調しておく必要があります．処方の際にヘルスメンテナンスとして，クラミジアや HIV などの感染予防のコンドーム使用と，スクリーニングを提案できるようにしておきましょう．（参考: 3 章 p.27）

EC 処方の実際

BRUSH UP YOUR WOMEN'S EMERGENCY CARE SKILL

症例

24 歳女性．EC 希望で来院．特記既往なし．UPSI は 9 時間前であった．月経は 28〜30 日周期で順調．月経痛は軽度．最終月経は 2 週間前から 6 日間，いつも通りの月経だった．それ以前の性交は 3 カ月前．この際も UPSI であったが EC は使用しなかった．これまで EC・OC 使用歴はなし，喫煙なし．特記既往なく，肝疾患の指摘・家族歴もなし．現時点で妊娠の可能性および EC の禁忌はないと判断した．

医師:「ノルレボ錠® 1.5mg を処方します．薬を受け取り次第すぐに内服してください．保険は使えず，当院では ¥15,000 かかります．内服して 2 時間以内に嘔吐してしまった場合は再度内服が必要なので連絡をください．また，確実な避妊を保証するものではなく，正しく服用しても約 2％の方が妊娠してしまいます．月経が予定より 1 週間遅れても来ないようなら妊娠検査を行ってください．出血量がいつもより少ない場合も検査で確認をしてください．今後，ご自身で主体的にできる避妊法として，定期的に内服する低用量ピル（経口避妊薬）をおすすめします．ご希望があれば婦人科などのピルを扱っているクリニックで相談をしてください．ただし，ピルでは性感染症の予防はできないため，コンドームの併用をしてください．婦人科受診時にはクラミジアなどの性感染症の検査も同時に行っておくことをおすすめします」

JCOPY 498-06696

産婦人科医からのアドバイス

- 緊急避妊は応急処置であるため，繰り返さないことが大切です．今後の適切な避妊方法としてECに続いてOCなどの内服開始を提案しましょう．STIについても説明し，必要に応じてスクリーニングを行いましょう．DVの可能性についても配慮して下さい．

プライマリ・ケア医からのアドバイス

- OCによる避妊やSTI予防の啓発をはかり，パートナーとの関係性にも配慮を行いましょう．未婚であっても妊娠前のケア（Preconception care）の機会ととらえ，妊娠についての価値観や予定の確認を行いましょう．その中で葉酸・風疹ワクチン・子宮頸癌検査・血圧・体重・喫煙・アルコールなどについての啓発も行いましょう．

まとめ

　受診時に妊娠が否定できないと考えられる場合は妊娠反応検査（尿中hCG定性）を施行する必要がありますが，これも自費検査となります．しかし妊娠3週などの超初期は検出できません．幸い，内服によるEC後に妊娠が判明しても，母体および児の発達リスクへの影響は増加しないとする報告があります[3)]．パートナーや家族同伴では正確な病歴が得られにくいことがあるため，同伴者には席を外してもらうなど，プライバシーが守られた環境で聴取することが重要です．オープンな救急外来などでは周りの患者や医療従事者にも配慮し，別室で問診を行うなどの工夫が必要です．不正性器出血や妊娠に関連した出血（切迫流産など）を月経と思い込んでいる場合があるため，「いつも通りの月経であったか？」が大切です．量が少なかった，月経痛がいつもはひどいが軽かった，いつもある生理前のイライラが今回はなかった，などは直近の性器出血が月経ではなかった可能性を疑います．EC希望で来院された場合にも，今後の避妊指導とヘルスメンテナンス「3章 患者さんへの『お土産』を忘れずに」としてのSTIスクリーニングの情報提供は行えるようになりましょう．

【参考文献】

1) 北村邦夫. 緊急避妊法クリニカルカンファレンス（一般診療・その他）；2. OC と緊急避妊. 日産婦誌. 2007；59: N514-8. http://www.jsog.or.jp/PDF/59/5909-514.pdf （2016/11 access）

2) 日本産科婦人科学会, 日本産婦人科医会. CQ401 緊急避妊法の実施法とその留意点は？ 産婦人科診療ガイドライン 婦人科外来編 2014. 東京: 杏林舎；2014.

3) Emergency contraception. Practice Bulletin No. 152. American College of Obstetricians and Gynecologists. Obstet Gynecol. 2015; 126: e1-11.

4) 北村邦夫. 緊急避妊法クリニカルカンファレンス（一般診療・その他）；2. OC と緊急避妊. 日産婦誌. 2007；59: N514-8.

5) Michele C, et al. University of Texas Health Science Center at Tyler, Texas Am Fam Physician. 2014; 89: 545-50.

6) 武谷雄二. 緊急避妊の作用機序解明に関する研究. 厚生労働科学研究費補助金（子ども家庭総合研究事業）（総括・分担）研究報告書. http://www.aiiku.or.jp/~doc/houkoku/h20/22001A070.pdf（2016/11 access）

7) 日本産科婦人科学会. 緊急避妊法の適正使用に関する指針 平成 23 年 2 月. http://www.jsog.or.jp/news/pdf/guiding-principle.pdf（2016/11 access）

8) 日本産科婦人科学会. 女と男のディクショナリー. http://www.jsog.or.jp/public/human_plus_dictionary/index.html#page=31（2016/11 access）

9) 日本産科婦人科学会. CQ004 処方前の検査は？ OC・LEP ガイドライン 2015 年度版. 2015.

〈水谷佳敬〉

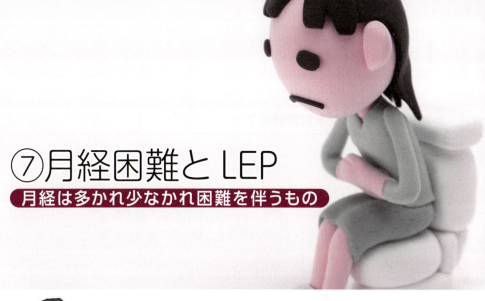

⑦月経困難と LEP

月経は多かれ少なかれ困難を伴うもの

Dr.Mizutaniの
1 Point Advice

月経困難症に伴う腹痛での救急外来受診にはしばしば遭遇します．月経には下腹痛や腰痛などの月経痛の他にも，頭痛やイライラ，むくみやニキビ，肩こりや抑うつなど多彩な症状を伴うことがあります．月経痛以外の症状が問題となる月経前症候群（Premenstrual syndrome: PMS）や，特に精神的な変調が中心となる月経前不快気分障害（Premenstrual Dysphoric Disorder: PMDD）といった疾患もあります．月経には軽度であれ，何らかの症状が随伴することが多いのです．この項では特に救急受診の原因になりやすい月経痛についての対応と，低用量エストロゲン・プロゲスチン配合剤（Low dose estrogen pro-gestin: LEP）製剤の処方について，研修医と指導医とのやりとりを中心に学んでいきましょう．

Point

▶ 月経痛は除外診断である．他の隠された疾患を見逃さない
▶ 月経痛治療薬の第一選択薬は非ステロイド性抗炎症薬（Nonste-roidal anti-inflammatory drugs: NSAIDs）
▶ NSAIDs で対処困難な場合は LEP 導入を検討する

それってホントに月経痛？

症例
21歳女性．以前から月経痛が強く，市販の鎮痛薬を使用していた．本日より下腹痛が出現し月経が始まった．市販のイブプロフェンを使用しても十分な効果が得られず，痛みのために顔色不良であった．トイレに立ち上がったところ倒れてしまったため，家人につれられ来院．

女性　　：「生理痛が強くて……いつもひどいんです」

研修医（男性）：「生理なんですね？（バイタル落ち着いているし，腹部所見もとくになし．やっぱり生理痛かな．NSAIDs飲んでもらって経過をみよう）」

〜〜〜〜〜〜〜〜〜〜〜〜〜〜〜

上級医：「月経痛ぽいの？」

研修医：「はい，本日から月経発来で，普段から月経痛が強いようです．全身状態は安定しているのでNSAIDs処方で帰宅してもらおうと思います」

上級医：「それ，月経なの？」

研修医：「え，たぶん，本人がそう言っています」

上級医：「最終月経は？　妊娠の可能性は？」

研修医：「あ……聞いてきます（汗）」

　　普段の月経は28日型で順調だが，今回は2日ほど遅れていた．パートナーがいること，コンドームを使用した避妊をしていることを聴取した．異所性妊娠や流産など妊娠関連の腹痛が鑑別にあがることを本人へ説明．同意を得て妊娠反応検査を施行し，陰性を確認した．

上級医：「異所性妊娠や流産は妊娠反応陽性が確認できる週数以降に問題となるから，妊娠関連の腹痛らしくはないね」

研修医：「うっかりしていました」

上級医：「本人が生理痛だと思い込んでいるだけで，違うこともあるから，最終月経や妊娠の可能性については必ず確認すべきだね」

研修医：「はい，女性をみたら妊娠と思え！　ですね，妊娠反応検査を忘れていました」

JCOPY 498-06696

上級医：「必ずしも必須ではないけれど，例えば夜間に救急車で来院した女性の腹痛，とかだったら緊急性の高い疾患の除外から行うスタンスでいいと思うよ．鑑別は他にもいっぱいあるし，腹痛の鑑別についてはいい本がたくさん出ているから復習しておいてね」

 月経困難症は除外診断

　特に，救急外来や夜間受診に訪れるという状況では，ほとんどの場合，その腹痛が重度であり，緊急性をはらむ疾患であることが前提となります．当然，高度の腹痛をきたす疾患を鑑別にあげる必要があります．腹痛の詳細な鑑別にはここでは触れませんが，月経痛が問題になる世代における腹痛の鑑別には 表7-1 のようなものがあがります．

表7-1 月経困難症と鑑別の必要性が高いもの

疾患			特徴
月経困難症	原発性（機能性）月経困難症		10代〜若年の月経痛のほとんど
	器質性月経困難症	子宮内膜症	中等症〜重度の場合に性交痛が出現
		子宮腺筋症	過多月経
		子宮筋腫（粘膜下筋腫）	過多月経　下腹部に腫瘤を触れることもある
Emergency	異所性妊娠		腹痛±性器出血・妊娠反応陽性
	卵巣腫瘍捻転・破裂		腹部エコーで腫瘤像
Common	骨盤炎症性疾患（PID）		発熱・帯下異常
	流産		腹痛±性器出血・妊娠反応陽性
	出血性黄体嚢胞（卵巣出血）		突然発症・運動や性交，腹膜刺激症状
	尿路由来・結石		水腎症，尿所見，鋭い腰背部痛
	虫垂炎		食欲低下・嘔気，心窩部痛からの右下腹痛
	消化管由来・便秘		腹部所見，排便で軽快
診断がつかない	慢性骨盤痛		慢性経過，診断されていない
	転換性障害・器質的異常なし		病歴が非特異的

(Amimi S, et al. Diagnosis and Initial Management of Dysmenorrhea. Am Fam Physician. 2014; 89: 341-6[1) を参考に著者作成)

研修医：「表をみると，少し頭の中が整理できますね」

上級医：「内科当直や救急外来では婦人科診察なしである程度考えることが前提になってしまうから，正確な診断ができないこともよくあるけどね」

研修医：「緊急性とその場の対応ができれば正確な診断まではできなくてもいいで

しょうか?」

上級医：「緊急疾患は当日コンサルト，それ以外は後日に産婦人科受診へつなげられれば十分だよ」

研修医：「異所性妊娠は妊娠反応が陽性になりますよね……これ，経腟超音波検査ができない場合に，流産とどう鑑別するんですか?」

上級医：「大事なところだね．子宮内の妊娠を確認されていない場合は常に異所性妊娠の除外が必要なんだ．妊娠8週前後なら腹部超音波検査で子宮内妊娠を確認できなくもないけど，肥満とか子宮の位置によっては難しいね」

研修医：「子宮内妊娠の確認ができていない妊娠反応陽性の腹痛は要注意ですね」

上級医：「異所性妊娠については「4章 女性の腹痛へのアプローチ」で触れているから復習しておいてね」

 ## 月経困難症の初期対応

　月経痛で受診した場合は鎮痛が必要となります．一般的には他の鑑別の必要に乏しければ採血検査やライン確保も不要です．内服できればロキソプロフェンなどの NSAIDs を内服しベッドでしばらく経過観察を行えば鎮痛が得られます．嘔吐などを伴い内服が困難な場合は坐薬を使用します．NSAIDs で軽快が得られない場合は非典型的であるため，腹部超音波検査を施行したり，骨盤内炎症性疾患（pelvic inflammatory disease：PID）を疑った場合は採血による炎症反応の確認を行います．これらでも診断が得られない場合には急性腹症の鑑別として腹部CT やコンサルテーションも考慮する必要があります．

 ## NSAIDs 以外の治療薬は?

研修医：「ロキソプロフェンを内服してもらってベッドで経過観察としました」

上級医：「内診をして子宮頸部の可動痛（cervical mortion tenderness：CMT）や帯下異常がないかも確認できるのが理想だけれど，NSAIDs の反応をみて精査を考慮しよう」

研修医：「PID の確認ですね．発熱もなく，腹痛は下腹部に限局しているので，少なくとも肝周囲炎（Fitz-Hugh-Curtis syndrome）のような感じではなさそうです」

上級医：「いいね．今回は NSAIDs で乗り切れたとして，毎回こうも月経痛が強いと大変だよね？　他の治療法は何か知ってる?」

JCOPY 498-06696

研修医：「ピルとか，ホルモン剤を使うんでしたっけ？」

上級医：「そう．ピルというと経口避妊薬をさすことが一般的で，これは OC（オーシー）：oral contraceptives と呼ばれているね．一方で月経困難症の治療として使用するホルモン剤は日本では LEP（レップ）と呼ばれるようになって，区別されているよ」

研修医：「避妊目的が OC（自費），治療目的が LEP（保険）みたいな感じですか？」

上級医：「理解が早いね．エストロゲンはどちらもエチニルエストラジオールという合成エストロゲンを使用しているよ．プロゲスチン（合成プロゲステロン）は薬によって種類が違うけれどね．OC と LEP の中身はほとんど同じだけれど，使用目的によって呼び方が変わるんだよ」

研修医：「なるほど，でも OC とか LEP って産婦人科じゃないと処方できなくないですか？」

OC/LEP の基礎知識

BRUSH UP YOUR WOMEN'S EMERGENCY CARE SKILL!

 ### OC/LEP は産婦人科でなくても処方できる！

　OC については「6章 緊急避妊」でも扱いましたが，禁忌がなければ誰でも処方を行うことができます．米国では薬局で購入することができます．また，本邦においても個人輸入サイトを通じて OC を購入し，使用しているユーザーもいます．日本産科婦人科学会刊行の「OC・LEP ガイドライン」では，月経困難症があれば OC/LEP 処方に際して，禁忌の確認・血圧測定・BMI 計測に加えて，器質的な疾患の評価を行うことを考慮するとしています[2]．一方で米国産婦人科学会は，OC 処方に際して行われる一般的な婦人科診察や子宮頸部スメアを不必要な医療行為としています[3]．器質的な月経困難症の評価のために診察が考慮されるのであって，婦人科診察なしに OC/LEP の処方をしてはならない，という意味ではないのです．

 ### OC/LEP の慎重投与，禁忌

　米国疾病予防管理センター（CDC）は OC/LEP 使用の安全性について，4つのカテゴリを提唱し，分類しています．臨床的に頻度の高い禁忌項目が喫煙や高血圧です．例えば本邦では 35 歳以上の喫煙者は 1 日 15 本未満であれば慎重投

表 7-2 **OC/LEP の禁忌（抜粋）**

	慎重投与	禁忌
年齢	40 歳以上	初経発来前，50 歳以上または閉経後
肥満	BMI 30 以上	
喫煙	喫煙者（禁忌の対象者以外）	35 歳以上で 1 日 15 本以上
高血圧	軽症の高血圧症（妊娠中の高血圧の既往も含む）	重症の高血圧症
糖尿病	耐糖能の低下	血管病変を伴う糖尿病
妊娠		妊娠または妊娠している可能性
産後（非授乳）		産後 4 週以内（WHOMEC では産後 21 日未満）
産後（授乳中）		授乳中（WHOMEC では産後 6 カ月未満）
手術等		手術前 4 週以内 術後 2 週以内，および長期間安静状態
心疾患	心臓弁膜症，心疾患	肺高血圧症または心房細動を合併する心臓弁膜症．亜急性細菌性心内膜炎の既往のある心臓弁膜症
肝臓・胆嚢疾患	肝障害，肝腫瘤，胆石症	重篤な肝障害，肝腫瘍
片頭痛	前兆を伴わない片頭痛	前兆（閃輝暗点，星型閃光等）を伴う片頭痛
乳腺疾患	乳癌の既往，乳癌の既往歴または乳房に結節	乳癌
血栓症	血栓症の家族歴，表在性血栓性静脈炎	血栓性素因 深部静脈血栓症，血栓性静脈炎，肺塞栓症，脳血管障害，冠動脈疾患またはその既往歴
自己免疫性疾患		抗リン脂質抗体症候群
生殖器疾患	子宮頸部上皮内腫瘍（CIN），子宮頸癌，有症状で治療を必要とする子宮筋腫	診断の確定していない異常性器出血
その他	ポルフィリン症 テタニー てんかん 腎疾患またはその既往歴 脂質代謝異常 炎症性腸疾患（クローン病，潰瘍性大腸炎）	過敏性素因 耳硬化症 妊娠中に黄疸，持続性瘙痒症または妊娠ヘルペスの既往歴

（日本産科婦人科学会．OC・LEP ガイドライン．2015[4] より）

JCOPY 498-06696

表7-3 OC/LEP の CDC カテゴリーと例

臨床情報		カテゴリー
年齢	40 歳未満	1
	40 歳以上	2
喫煙	35 歳未満の喫煙者	2
	35 歳以上，1 日 15 本未満の喫煙者	3
	35 歳以上，1 日 15 本以上の喫煙者	4
高血圧	コントロールされている高血圧	3
	高血圧：140〜159/90〜99mmHg	3
	高血圧：160/100mmHg 以上	4

1. 制限なし
2. 一般的に，メリットがデメリットを上回る
3. デメリットがメリットを上回る
4. 健康に及ぼすリスクが許容できない（使用すべきでない）

(US Medical Eligibility Criteria for Contraceptive Use, 2016[5])

与の扱いであるのに対し，CDC は 35 歳以上の喫煙者は 15 本未満であってもカテゴリ 3 に分類され，デメリットが上回ると位置付けています．血栓症や脳心血管イベントが問題になるためですが，原則として喫煙者には禁煙を勧めることが必要です．

研修医：「OC・LEP ガイドラインなんてあるんですね．禁忌がなければ処方は誰でもできるんですね」

上級医：「もちろん出しっぱなしじゃなくて自分の外来か婦人科へつなぐ必要はあるけどね．プライマリ・ケア医の中でも日常的に処方している医師もいるよ」

研修医：「禁忌は日本産科婦人科学会のガイドラインと CDC とで微妙に違いますね？」

上級医：「基本的には OC・LEP ガイドラインに沿った対応でいいと思うけど，CDC のカテゴリーを知ることで，高血圧があっても治療を受けていれば大丈夫とか，タバコが 15 本未満なら全く心配がないとかいうニュアンスでないことはわかるよね」

研修医：「結構,禁忌ありますよね．これ全部問診するの大変ですね……処方するのが面倒くさく感じてしまいます」

上級医：「外来では禁忌に関する問診票を配布して,記入してもらってから処方を行っているよ．ネットで検索してもさまざまな産婦人科が使用している問診票をみることができるよ」

表7-4 OC・LEP 初回処方時問診チェックシート

記入日：西暦20＿＿＿年＿＿＿月＿＿＿日
氏　名＿＿＿＿＿＿＿＿＿＿＿＿　年齢＿＿＿歳　身長＿＿＿＿cm　体重＿＿＿＿kg
血圧＿＿＿＿／＿＿＿＿mmHg（測定してお持ちください）　BMI（＿＿＿＿こちらで計算します）

- 最後に月経があったのはいつですか？　　　　　　　　西暦20＿＿＿年＿＿＿月＿＿＿日から＿＿＿日間
- 不正性器出血がありますか？　　　　　　　　　　　　　　　　　　　□はい　　　□いいえ
- 妊娠中または妊娠している可能性がありますか？　　　　　　　　　□はい　　　□いいえ
- 現在授乳中ですか？　　　　　　　　　　　　　　　　　　　　　　□はい　　　□いいえ
- 喫煙しますか？　　　　　　　　　　　　　　　　　　　　　　　　□はい　　　□いいえ
 「はい」の場合　　　　　　　　　　　　　　　　　　　　　　　1日＿＿＿本
- 激しい頭痛や片頭痛，目がかすむことがありますか？　　　　　　　□はい　　　□いいえ
 「はい」の場合　　　　　□前兆を伴わない　　□前兆（目がチカチカする等）を伴う
- ふくらはぎの痛み，むくみ，突然の息切れ，胸の痛み，激しい胸痛，失神，目のかすみ，
 舌のもつれなどがありますか？　　　　　　　　　　　　　　　　　□はい　　　□いいえ
- 現在，医師の治療を受けていますか？　　　　　　　　　　　　　　□はい　　　□いいえ
 「はい」の場合　　　病名は何ですか？（＿＿＿＿＿＿＿＿＿＿＿＿＿＿＿＿＿＿）
- 今までに入院や手術などを要する大きな病気にかかったことがありますか？
 　　　　　　　　　　　　　　　　　　　　　　　　　　　　　　　□はい　　　□いいえ
 「はい」場合　　　それは何の病気ですか？（＿＿＿＿＿＿＿＿＿＿＿＿＿＿＿＿＿）
- 以下の病気と言われたことがありますか？
 □深部静脈血栓症　　□肺塞栓症　　　　　□抗リン脂質抗体症候群
 □脳血管障害　　　　□冠動脈疾患　　　　□心臓弁膜症
 □高血圧　　　　　　□糖尿病　　　　　　□脂質代謝異常（高脂血症）　□胆嚢疾患
 □子宮頸癌　　　　　□子宮体癌　　　　　□乳癌
 □耳硬化症　　　　　□ポルフィリン症　　□てんかん　　　□テタニー
 □クローン病　　　　□潰瘍性大腸炎

- 流産・死産を繰り返したことがありますか　　　　　　　　　　　　□はい　　　□いいえ
- 妊娠中に妊娠高血圧症候群，あるいは妊娠中毒症といわれたことがありますか？
 　　　　　　　　　　　　　　　　　　　　　　　　　　　　　　　□はい　　　□いいえ
- 現在，お薬やサプリメントなどを服用していますか？　　　　　　　□はい　　　□いいえ
 「はい」の場合　　　それは何というお薬ですか？（＿＿＿＿＿＿＿＿＿＿＿＿＿＿）
- 今までに OC または LEP を服用した経験がありますか？　　　　　□はい　　　□いいえ
 「はい」の場合　　　それは何というお薬ですか？（＿＿＿＿＿＿＿＿＿＿＿＿＿＿）
- 今までお薬を使用してアレルギー症状（じんましん等）が現れたことがありますか？
 　　　　　　　　　　　　　　　　　　　　　　　　　　　　　　　□はい　　　□いいえ
 「はい」の場合　　　それは何というお薬ですか？（＿＿＿＿＿＿＿＿＿＿＿＿＿）
- 過去2週間以内に大きな手術を受けましたか？　今後4週間以内に手術の予定がありま
 すか？　　　　　　　　　　　　　　　　　　　　　　　　　　　　□はい　　　□いいえ
- ご家族に血栓症にかかったことのある方はいますか？　　　　　　　□はい　　　□いいえ
- ご家族に乳がんにかかったことのある方はいますか？　　　　　　　□はい　　　□いいえ

- その他，自分の身体のこと，あるいは OC または LEP について心配なことや何か知りた
 いことなどがありましたらご記入ください．
 （＿＿＿＿＿＿＿＿＿＿＿＿＿＿＿＿＿＿＿＿＿＿＿＿＿＿＿＿＿＿＿＿＿＿＿＿＿）

（日本産科婦人科学会．OC・LEP ガイドライン．2015[6]）

JCOPY　498-06696

OC/LEPの副作用は？

研修医:「副作用って問題にならないんですか？」

上級医:「まぁ,それなりにいろいろあるんだよ．マイナートラブルとしては吐き気,内服中の不正出血やむくみ，胸の張りとかあるけど2～3カ月継続する間によくなっていくとされているよ」

研修医:「血栓症とかもでしたっけ？」

上級医:「そう,まれだけど重大な副作用が深部静脈血栓症や肺塞栓症だね．禁忌一覧でも血栓症や脳梗塞，虚血性心疾患の既往があがっているけど，こういった血管閉塞性疾患が増悪する傾向にあるという認識は重要だね」

研修医:「実際，どれくらいのリスクなんですか？」

上級医:「血栓症のリスクがあることを説明すると，怖がられることが多いんだけど，妊娠のそれと比較するとそれほどでもないことがみてわかるんだ」

研修医:「OC/LEPは妊娠よりも血栓症のリスクは低いんですね，血栓症が怖かったら妊娠できませんね」

上級医:「でも未使用時の倍という事実もあるよね．実際には肥満や喫煙,年齢などのリスクも絡むから単純ではないけれどね．血栓症全体の死亡率は，全静脈血栓症患者100人あたり1人とされているけれど，OC/LEP使用に限定すると死亡率は10万人に1人以下とされているよ」

研修医:「こうやって妊娠と比較できると,納得してもらいやすそうですね．ていうか，産後の血栓リスクやばいですね」

図7-1 1万人当たりの血栓症発症者数

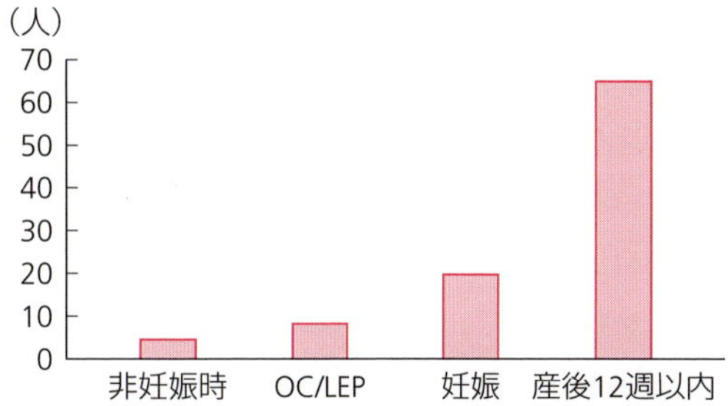

(FDA Drug Safety Communication: Updated information about the risk of blood clots in women taking birth control pills containing drospirenone[7]より)

上級医：「死亡率についてだけど，OC/LEP を基準とすると，交通事故はその 8 倍，喫煙は 167 倍という報告もあるんだ. 服用が日常生活にそれほどまでにインパクトのあるリスクでないことが伝わるといいね」

 ## OC/LEP 内服中の Red flag "ACHES"

上級医：「血栓症のリスクは飲み初めに多いとされているんだけど，患者さんにはなんて説明しておいたらいいかな？」

研修医：「足が腫れたり胸痛や呼吸苦に気を付けてください，でしょうか？」

上級医：「そうだね，便利な語呂合わせに "ACHES" というのがあるよ. こういった症状を指導しておいて，万が一の時はすぐに受診するように伝えておくことも大事だね」

表 7-5　静脈血栓塞栓症の症状 "ACHES"

A	abdominal pain（激しい腹痛）
C	chest pain（激しい胸痛，呼吸苦，胸部圧迫感）
H	headache（激しい頭痛）
E	eye / speech problems（みえにくい，視野狭窄，しゃべりにくい）
S	severe leg pain（ふくらはぎの発赤・腫脹，圧痛）

 ## いつから内服を開始する？

研修医：「OC/LEP 試したくなってきました」

上級医：「患者さんの希望があれば処方してみようか. いつから内服を始める？」

研修医：「えーっと，今日からでもいいですか？」

上級医：「LEP として使用するなら，月経初日から使用する方法（Day1 start）と，月経後の最初の日曜日に使用する方法（Sunday start）とがあるよ. 月経周期の途中で始めると，飲み終わる前に出血したりもするから，月経開始後 1 週間以内に内服開始をすすめるのが一般的かな. 週末に月経をあてたくない，という場合は Sunday start がいいよ. ただし OC としての効果も期待する場合は，Day1 start を指示して，初めて飲み始める場合は最初の 1 週間はコンドームによる避妊を併用させるようにね」

研修医：「OC/LEP ってずっと飲み続けるんですか？」

上級医：「日本で LEP として保険適応が使える薬は 21 日間飲んで，7 日間休薬す

るものと，24 日間内服して 4 日間休薬するものが主流だよ．最近では 120
日間連続内服するタイプのものも出てきたよ．飲み忘れないように休薬中
の期間もあえて偽薬が入っているものもあるんだ」

研修医：「ずっとじゃないんですね．生理はどのタイミングでくるんですか？」

上級医：「OC/LEP による性器出血は消退出血というんだ．実薬を飲み終わって数
日以内が多いね．7 日間または 4 日間の休薬中に始まるよ．たまに消退出
血がないこともあるけど，妊娠でなければそのまま次のサイクルの内服を
開始させるんだ．出血が完全に終わってなくても同様だよ」

OC/LEP の種類は？

　LEP は 2017 年 1 月現在，ジェネリックを含め 4 剤のみです．OC には多くの
種類があります．本邦の LEP はすべての錠剤に同量のエストロゲン，プロゲスチ
ンが配合されています．ホルモン量はどの錠剤も同一のため「一層性」と呼ばれ
ています．OC には総ホルモン量を減らしたりする目的で，ホルモン量が変化す
るものがあります．これらは二層性・三層性と呼ばれます．エチニルエストラジ
オールの量により中用量，低用量などと呼ばれていますが，OC/LEP で使用する
ものは基本的に低用量のものです．プロゲステロンは体内で生成される天然型を
プロゲステロン，人工的に合成したものをプロゲスチンと呼んで区別をしていま
す．プロゲスチンは倦怠感や抑うつ，乳房の張りや PMS 様症状などの他，アン
ドロゲン作用によるニキビや，多毛・肥満などの男性化作用が問題となります．少
量で効果を発揮し，かつ副作用を軽減するための開発が進み，現在は第 4 世代の
ドロスピレノンまで使用できます．

研修医：「相性？　低用量？　世代？　なんだか，難しくなくなってきました……」

上級医：「慣れないと，この辺の話は難しく感じるよね．でも全部使い分けられる必
要はないし，LEP は選択肢が限られているから思っているよりは簡単だ
よ」

研修医：「何を使えばいいですか？」

上級医：「LEP は一層性のものしかないし，プロゲスチンの世代はあまり意識しな
くて大丈夫だよ．LEP ならルナベル®LD，ルナベル®ULD，ヤーズ®しか
ないからね．ルナベルのジェネリックのフリウェル®LD もでているよ」

研修医：「LD とか ULD ってなんですか？」

上級医：「LD: Low dose，ULD: Ultra low dose のことだよ．エストロゲン量

表7-6 代表的な OC/LEP の一覧

分類	製剤名	錠数 (+偽薬)	1 錠あたりの成分		薬価など	保険 適応
LEP	ルナベル®LD	21	EE35mcg+NET		¥5,672.1/21 錠	あり (左記の 3 割負 担)
	後: フリウェル®LD				¥3,578.4/21 錠	
	ルナベル®ULD		EE20mcg+NET		¥7,064.4/21 錠	
	ヤーズ®	24+4	EE20mcg+DRSP		¥7,098/28 錠	
OC (一層 性)	マーベロン®	21 または 21+7	EE 30mcg+DSG 0.15mg		受診 ¥2,000/ 月 ～(通販 ¥1,000/ 月～)	なし
	後: ファボワール®					
OC (三層 性)	アンジュ® トリキュラー® 後: ラベルフィーユ®		1～6 錠	EE 30mcg+ LNG 50mcg		
			7～11 錠	EE 40mcg+ LNG 75mcg		
			12～21 錠	EE 30mcg+ LNG 125mcg		

＊EE: Ethinyl estradiol
＊NET: Norethisterone
＊DRSP: Drospirenone
＊DSG: Desogestrel
＊LNG: Levonorgestrel

が 1 錠あたり 35mcg のものが LD で 20mcg が ULD なんだ. エストロゲン含有量が 50mcg 未満のものを低用量と言っているけど, 20mcg 製剤は超低用量と言われているね. エストロゲンは少ないほうが血栓症なんかの副作用は少ないけど, 不正出血が起きやすいかな」

研修医:「じゃあルナベル®とヤーズ®の使い分けとかあるんですか？」

上級医:「基本的にはルナベル®ULD を主体として, プロゲスチンによる副作用が問題になればヤーズ®にかえてみたり, PMS や PMDD が主体の場合はヤーズ®を選択したりもするよ [8]. 内服中に不正出血がしばしば問題になるような人はルナベル®LD やフリウェル®LD にかえてみたりするね」

研修医:「OC を出す場合は何を使ったらいいですか？」

上級医:「OC ならエストロゲン量が均一（一層性）のマーベロン®が使いやすいよ. 中断してもまた残りが使用できるし, OC/LEP は月経移動（コラム参照 p.93）にも使うことができるんだ」

研修医:「ヘー. 月経痛にも効果があって避妊効果もあって, 月経移動もできるんですね」

上級医：「あくまで避妊なら自費の OC，月経困難症なら保険適応の LEP として処方するようにね．患者さんの支払いはそれほどかわらないけど，ルナベル®やヤーズ®の7割分は医療費が発生することになるからね」

Column
予定と月経をぶつけない「月経移動」

　月経移動というのを聞いたことがあるでしょうか？　文字通り，月経がくる時期をずらすことをいいます．これを行うのに OC・LEP を使用します．1錠あたりのホルモン量にもよりますが，一定期間内服の後に，内服を終了することによって月経（消退出血）が起こるという現象を利用したものです．旅行や受験，スポーツ大会などのイベントと月経がぶつからないように，産婦人科などでしばしば相談にあがります．方法は2通りあり，①月経を予定より早める方法，②目的の期間に月経が起きないように遅らせる方法があります．内服終了後は消退出血により月経周期はリセットされ，通常の月経サイクルが始まります．本来の月経の時期にさしかかると内服中であっても性器出血が起こりやすいため，月経は前倒しが理想的です．前倒しには内服〜消退出血となる2〜3週間の期間が必要のため，予定の直前に相談されると後ろ倒しの方法しかとれなくなります．プラノバール®（EE50mcg）などの中用量ピルであれば約10日間，ルナベル®LD（EE35mcg）やマーベロン®（EE30mcg）などの低用量ピルであれば約14日間の内服を要します．もともと内服していたのであれば休薬期間を7日から5日ほどに短縮したりして微調整を追加することも可能です．

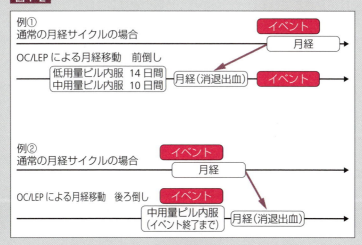

図7-2

OC/LEP の飲み忘れ

研修医：「3週内服，1週休みか…自分だったら当直とか飲み会とかで忘れそう…」

上級医：「毎日決まった時間に内服を続けないといけない，というのが OC/LEP の
ネックなんだよね．コンプライアンスが悪い人にはむかない方法かな．そ
ういう場合はミレーナ®のような子宮内薬物放出システム（IUS）もあるけ
ど，一般的には産婦人科受診が必要だね」

研修医：「飲み忘れた場合どうなるんですか？」

上級医：「飲み忘れが問題になるのはどちらかというと OC としての効果だね．忘
れたのが2回までだったら気付き次第すぐ飲んで，当日分も予定通り飲
む．内服時間になって気付いたなら2錠まとめて飲んでも大丈夫だよ．た
だし3錠まとめて飲まないように．7日間連続内服して初めて避妊効果が
発揮されるという考えに基づいて，飲み始めて7日未満はコンドーム使用
が必要．それができなかった場合は緊急避妊をオプションとして考慮する
こともあるよ」

研修医：「1日1回ですが，どの時間帯に飲んでもらったらいいんでしょうか？」

上級医：「忘れにくい時間ならいつでもいいよ．飲み始めに嘔気が問題になることも
あるから夕食後とか眠前に飲むように指示することが多いけどね」

研修医：「ちなみに，3錠以上のみ忘れた場合は？」

上級医：「何錠目かにもよるけど，消退出血として生理が来てしまうことが多いね．
OC なら7日飲むまで避妊効果は期待できないね．ウェブサイトでも対応
は紹介されているけど，かかりつけ医に連絡して個別対応するのが無難か
な」

研修医：「対応を全部覚えるのは難しそうですね」

上級医：「このあたりは参考資料によっても対応がかわるね．ホルモン量まで考慮し
た対応もあるけど，OC・LEP ガイドラインでは比較的簡便な英国の
Missed pill recommendations[9] というガイドラインを参考にしている
よ．これは Web で確認できるよ」

 ## OC/LEP の併用禁忌

エストロゲン，プロゲスチンなどの性ステロイドは肝臓の CYP3A4 酵素によ
って代謝されます．そのため CYP3A4 誘導作用のある薬剤との併用で OC/LEP
の効果が減弱する恐れがあります．特にエチニルエストラジオールが 30mcg 未

JCOPY 498-06696

表 7-7　併用注意薬の例（OC/LEP の効果減弱）

種類	一般名
抗てんかん薬	フェニトイン カルバマゼピン フェノバルビタール プリミドン トピラマート
抗結核薬	リファンピシン
HIV 治療薬	エファビレンツ ネビラピン リトナビルなどのプロテアーゼインヒビター

（日本産科婦人科学会．OC・LEP ガイドライン．2015 [10])）

満のルナベル®ULD やヤーズ®などは，薬効が不十分となる可能性があるため注意が必要です．

日常生活指導，代替療法

　月経痛の非薬物療法としては，カフェインの過剰摂取を避けたり，腹部を温めるように指導をします．運動療法にも一定の効果を示す報告があります．食事療法として低脂質食や，ビタミン B 群，ビタミン E，マグネシウムなどの有効性が報告されています．漢方薬として当帰芍薬散（とうきしゃくやくさん），芍薬甘草湯（しゃくやくかんぞうとう）もよく処方されます．

OC/LEP を処方してみよう！

POLISH UP YOUR WOMEN'S EMERGENCY CARE SKILL!

看護師：「だいぶ痛みがとれたみたいで，帰れそうと言っていますよ」

研修医：「はい！　よかったです，このまま帰せそうですね」

上級医：「LEP の処方はどうする？」

研修医：「出してみたいです！　最初の問診では禁忌もなかったし高血圧もなかったです」

　〜〜〜

女性　：「ホルモン剤ですか……」

研修医：「毎回痛みが強くて大変なんですよね？　痛みもよくなるし，ついでに避妊効果もあるんですよ」

上級医：「確実な避妊と性感染症予防にはコンドームの併用をおすすめしますけどね」

女性　：「興味はあって調べたりしたことはあるんですけど，副作用とか大丈夫なんですか？」

研修医：「飲み始めは，吐き気や不正出血が問題になりやすいですが，飲んでいるうちにおさまることがほとんどです．血栓症という病気が問題ですが，10,000人が内服して5～9人くらいの発生率といわれています．これは平時の倍ではありますが，妊娠中や産後のリスクよりもずっと低いんですよ」

上級医：「ACHES（上述）の症状に注意して，異常があればすぐに相談してください」

女性　：「今日，出してもらえるんですか？　婦人科受診したことないんですけど，診察しないとダメなんですよね？」

研修医：「処方は今日，出せますよ．婦人科診察はしなくても大丈夫ですよ」

上級医：「処方する上での診察は不要ですが，子宮筋腫や内膜症といった病気が生理痛の原因となっていることがあります．将来的な不妊の原因になることもあるので，今後婦人科での診察もご検討ください」

女性　：「じゃあ今日もらっていきます」

研修医：「わかりました．内服できない人がいるので，改めて問診票への記入をお願いします．月経が始まった今日から21日間，毎日決まった時間に内服して7日間休薬，を繰り返します．休薬中にいつもより少ない量の生理が起こります．続きは後日，産婦人科で受け取るようにしてください」

 ## 産婦人科医からのアドバイス

- 月経困難症と紛らわしい妊娠関連疾患や付属器関連疾患の除外を行いましょう．月経困難症には機能的なものと器質的なものがあり，後者は手術療法も含め治療の適応や将来的な妊孕性の温存も考慮します．OC/LEPの処方に際しては合併症や妊娠，禁忌の有無に注意をします．子宮頸癌・乳癌増加のリスクも指摘されており，これらの検診を推奨・施行しましょう．

JCOPY 498-06696

プライマリ・ケア医からのアドバイス

- 月経困難症に伴う日常生活や学業・就労などへの影響を確認しましょう。NSAIDs のみで十分な効果が得られない場合は禁忌に注意して LEP を提案します。血栓症のリスクを見積もり，CDC カテゴリも意識して処方の適応を慎重に考慮しましょう。避妊や家族計画，STI，子宮頸癌検診についての啓発の機会として活かしましょう。宗教上，避妊を行うことが禁止されている集団（イスラム教，カトリックの一部）の存在も認識しましょう。

【参考文献】

1) Amimi S, et al. Diagnosis and initial management of dysmenorrhea. Am Fam Physician. 2014; 89: 341-6.
2) 日本産科婦人科学会．CQ004 処方前の検査は？ OC・LEP ガイドライン．2015．
3) Access to contraception. Committee Opinion No. 615. American College of Obstetricians and Gynecologists. Obstet Gynecol. 2015; 125: 250-5.
4) 日本産科婦人科学会．CQ701 服用禁忌の説明は？ OC・LEP ガイドライン．2015．
5) US Medical Eligibility Criteria for Contraceptive Use, 2016. http://www.cdc.gov/mmwr/volumes/65/rr/pdfs/rr6503.pdf (2016/12 access)
6) 日本産科婦人科学会．OC・LEP 初回処方時問診チェックシート OC・LEP ガイドライン．2015．
7) FDA Drug Safety Communication: Updated information about the risk of blood clots in women taking birth control pills containing drospirenone. http://www.fda.gov/Drugs/DrugSafety/ucm299305#table (2016/12 1ccess)
8) Sabrina H. Premenstrual syndrome and premenstrual dysphoric disorder. Am Fam Physician. 2016; 94: 236-40.
9) Missed pill recommendation. https://www.fsrh.org/standards-and-guidance/documents/cec-ceu-statement-missed-pills-may-2011/ (2016/12 access)
10) 日本産科婦人科学会．CQ112 併用注意薬に関する説明は？ OC・LEP ガイドライン．2015．

〈水谷佳敬〉

　わが国では女性診療，特に女性特有の疾患は産婦人科で診療されることが多い．患者さん自身が産婦人科を受診することも多いが，一方で産婦人科医がいない状況であっても，プライマリ・ケア医を含め産婦人科以外の診療科の医師が産婦人科領域の疾患に対応することはまれである．それは産婦人科疾患が特殊な疾患であるということではなく，女性性器の診察を含め，診察するためのハードルが高いことやその研修・実践経験がないことなどが原因である．しかしながら患者さんの半数は女性であり，そもそも女性特有の疾患とはいえプライマリ・ケアとして扱われるべき疾患も多いはずである．また診断・治療のみならず予防や教育といった観点からプライマリ・ケア医がウィメンズヘルスとして関わるべき領域も多く，諸外国ではプライマリ・ケア医が関わることが多い．逆に考えれば産婦人科医だけでウィメンズヘルスをカバーすることは不可能であり，子宮頸癌検診の受診率が低いことをはじめとして，プライマリ・ケア医が産婦人科診療に関われていないこともわが国のウィメンズヘルスが先進国の中で遅れをとっている要因のひとつである．また検診のみならず，ワクチンの問題，性教育・避妊教育の問題，月経のトラブル，女性アスリートの健康管理や OC/LEP 剤の低い普及率など，多くの点で日本は他の先進国に後れをとっており，「女性が活躍する社会」とは言い難い状況である．それはウィメンズヘルスという概念が一般的に知られていないことも要因のひとつだが，そもそもその事自体，医師をはじめとした医療従事者でさえ正しく理解していない．すなわち，婦人科疾患の予防・治療のみならず，女性の腹痛，急性腹症への対応，妊産褥婦のケア，特に薬剤投与，あるいは産褥のメンタルヘルス，妊娠糖尿病のフォローアップ，遺伝相談や性同一性障害の問題，更年期から閉経期，老年期の女性診療に至るまで，産婦人科医とプライマリ・ケア医の協働や連携，さらに他の医療職や地域のリソースを含めた多職種連携があってこそ良質なウィメンズヘルスが提供されるのである．したがってプライマリ・ケア医がウィメンズヘルスに関わることの重要性は明白である．

〈公益財団法人地域医療振興協会市立恵那病院副管理者・産婦人科部長

伊藤雄二〉

JCOPY 498-06696

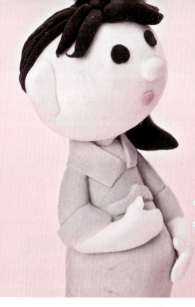

⑧妊娠中の コモンプロブレム
妊婦が救急室にやってきた！

A	妊娠中のコモンプロブレム

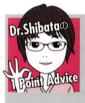

Dr.Shibataの 1 Point Advice

救急での妊婦診療の大原則は「母体優先」です．母体の生命・バイタルが安定しなければ，胎児にも危険が及びます．母体の状態を安定させるために必要であれば「どんな薬剤の使用」もためらわずに行います．またどんな主訴であっても，妊婦には Red flag sign（お腹がいつもより張る，性器出血，破水感，胎動減少）を必ず問診しましょう．

Point

▶ セフェム系とペニシリン系の抗菌薬は通常通り使用できる
▶ 喘息・糖尿病・高血圧のコントロールは胎児のためにも重要
▶ 血圧上昇・頭痛・下肢浮腫では妊娠高血圧症候群を除外する
▶ 口渇や全身倦怠感では尿ケトン体と血糖を調べてケトアシドーシスを除外する

妊婦の Red flag sign は必ず問診

　妊婦も人間であり，10カ月の妊娠期間には風邪をひいたり，転んだり，下痢をしたりします．「妊婦＝産婦人科」ではなく，妊娠週数と Red flag sign を押さえれば産婦人科医でなくでも common problem に対処することができます．

　どんな主訴であっても，妊婦さんが来院したら Red flag sign があるか問診しましょう．以下の項目 表8-1 に当てはまる場合は産婦人科に相談しましょう．

表8-1 妊婦の Red flag sign

問診項目	説明
子宮収縮	下腹部の痛み，生理痛のような絞られる痛み ＊1時間に何回も生理痛様の痛みがある場合は要注意
破水感	水が流れ出る感じ，水様性帯下の増加
性器出血	付着程度の少量であっても一度産科に診察を依頼した方が良い ＊外痔核からの出血を性器出血と勘違いするケースも多い
胎動減少	妊娠20週前後で胎動を感知する妊婦が多い 胎動減少の正式な定義は無いが，30分以上全く胎動を感じ無い場合は異常と考える

 ## 妊婦の発熱の鑑別注意点

1. **Red flag sign の有無を必ず確認する**
　1つでも当てはまるときや，以下2～4が疑われる場合は産婦人科へ相談する
2. **母親・胎児の命に関わる疾患を除外する**
・絨毛膜羊膜炎（子宮内感染症）
・劇症型溶血性レンサ球菌感染症
3. **妊娠中にかかりやすい疾患・重症化しやすいものを除外する**
・腎盂腎炎
・虫垂炎
・インフルエンザ
・リステリア感染症
4. **母子感染する疾患を除外する**
・パルボウイルス（B19）
・風疹

JCOPY 498-06696

図8-1 救急室で鑑別が必要な妊娠関連疾患のイメージ（著者作成）

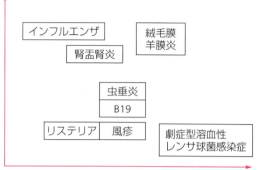

 救急受診する妊婦さんとの接し方

　救急受診する妊婦さんは，赤ちゃんへの影響を心配していることが多いです．発熱や風邪，下痢は胎児へは影響は無いのか？　薬や検査は影響しないのか？　言葉には出さなくても心配しています．現時点での正しい情報を伝えることで安心してもらえます．

　①発熱や下痢そのものは赤ちゃんへ悪影響を及ぼすことは少ない（注）
　②X線などの画像検査や薬の使用は禁忌を除けば使用できるものが沢山ある

　そして，帰宅する際には Red flag sign が出てきた際は病院に連絡するように伝えましょう．
　「家に帰ってお腹の痛みや出血，お水の流れる感じや胎動が少ないと感じたら，病院に連絡してください」この言葉を伝えることが大事です．

注：敗血症になった場合は胎盤感染のリスクが，子宮内感染の場合は胎児への感染のリスクがあります．論文によっては，妊娠初期の高熱が胎児の奇形リスクを1.5～3倍増やすという報告もあります [1]．

　絨毛膜羊膜炎（子宮内感染症）と劇症型溶血性レンサ球菌感染症の2つは，母親・胎児の生命に危険が及ぶ可能性があるため，産婦人科医にコンサルテーションが必要です．

1.　絨毛膜羊膜炎（子宮内感染症）では母児が危険

　腟内の細菌などが子宮内に侵入し絨毛膜や羊膜に感染が及んだ状態です．胎児への感染リスクとともに炎症性のサイトカインにより子宮収縮が起きるため，**早産となる可能性があります**．子宮内感染が強く疑われた場合は，早期に分娩誘発や帝王切開術をすることもあります．

表8-2　臨床的絨毛膜羊膜炎の診断基準

母体発熱38.0度以上がある場合は2〜5の1項目以上，発熱が無い場合は2〜5のすべてを満たすこと
1.　母体発熱　　　38.0度以上
2.　母体頻脈　　　100回/分 以上
3.　子宮の圧痛
4.　腟分泌物・羊水の悪臭
5.　白血球数の増多　15,000/μL以上

（日本産科婦人科学会．日本産婦人科医会．産婦人科診療ガイドライン 産科編 2014[2]）

2.　劇症型溶血性レンサ球菌感染症は急激に進行する

　妊婦・褥婦は，一般人よりA群レンサ球菌（Group A *Streptococcus*, *Streptococcus pyogenes*，以下GAS）の感染リスクが20倍高いと言われています[3]．
　GASは急激に病状が悪化するものが多く，**劇症化から母体死亡まで数時間の例**もあります．敗血症になると，GASは妊娠子宮の筋層に感染し，子宮収縮が急激に強くなり早産を引き起こします．日本国内の死亡例では，感染時の妊娠週数はさまざまで，経産婦に多く，冬から春にかけての発症が多くみられました**表8-3**．
　患者は子宮収縮や腹痛を訴えることが多いため，**インフルエンザ様症状の妊婦・褥婦には必ず「Red flag sign」の有無を確認しましょう**．

JCOPY 498-06696

表8-3 日本国内での劇症型 GAS 感染症による妊産婦死亡例 （2010〜2013 年）

年齢	妊娠歴	妊娠週数	初発症状	母体死亡までの時間	児
30 代	1 経産	34 週	上気道炎症状，下痢，腹痛	31 日	死亡
30 代	1 経産	18 週	発熱，咽頭痛	18 日	死亡
30 代	2 経産	35 週	発熱	7 時間	死亡
40 代	1 経産	10 週	発熱	8 時間	死亡
20 代	初産	産後 1 日目	心窩部痛	3 日	生存
30 代	3 経産	15 週	咳嗽	10 時間	死亡
30 代	1 経産	37 週	発熱	31 時間	生存

（妊産婦死亡症例検討評価委員会，日本産婦人科医会．母体安全への提言 2013[4]）より改変）

インフルエンザ様症状では GAS を除外する

　38.5 度以上の高熱を伴う上気道炎症状や，発熱に「下腹部痛や子宮収縮を伴う」場合は GAS を鑑別にあげ，咽頭培養や GAS 迅速試験を検討しましょう．ただし検査で検出されない例も多いため，本症例を疑った場合はただちにペニシリン系抗菌薬の大量投与と敗血症性ショックに対する集中治療を開始することが推奨されます[4]．海外では免疫グロブリン（IVIG）の大量投与の研究も行われています．GAS は感染症法に基づき，所轄保健所への提出が必要な疾患です．

▶推奨抗菌薬

　ビクシリン（ABPC）2g×6 回 / 日＋クリンダマイシン（CLDM）　600〜900mg×3 回 / 日

　＊クリンダマイシンは GAS の病原性の一部を担う Streptococcal pyrogenic exotoxins（A および B）の産生を抑制すると言われている[5]．

妊婦のインフルエンザは非妊時と同様に治療する

　妊婦はインフルエンザ罹患の合併症を起こしやすく，入院するリスクは妊娠 14〜20 週で 1.4 倍，妊娠 27〜31 週で 2.6 倍，妊娠 37〜42 週で 4.7 倍と増加します[2]．インフルエンザワクチンは全妊娠期間および授乳中でも接種可能なため，妊婦にはインフルエンザの予防接種を勧めましょう．インフルエンザ治療薬のオセルタミビル（タミフル®）やザナミビル（リレンザ®），ラニナビル（イナビル®）は妊娠中でも授乳中でも通常通り使用可能で，胎児や乳幼児への悪影響はないと

言われています. 患者と濃厚接触した人への予防投与も, 通常通りの投与量と期間で行ってください.

妊婦の「インフルエンザ様症状」ではリステリア感染症に注意

日本では一般人口でのリステリア感染の発症率は 1.57 人 /100 万人で, 年間 200 名の患者が発生していていると予測されます[6]. 妊娠中は細胞性免疫が低下し, リステリア感染のリスクが増加しているため, 発熱と下痢を「ただの胃腸炎」と診断するには注意が必要です. 感染妊婦の 29％は無症状で, 頻度の多い症状は発熱 (65％), インフルエンザ様症状 (32％), 背部痛 (21％), 頭痛 (10％) です. 下痢や嘔吐などの胃腸炎症状は 7％だけでした[7]. 妊婦の発熱時は食品摂取歴を問診し, リステリア感染を疑った場合は血液培養をとり, 産婦人科へコンサルトしましょう 図8-2 . リステリアは冷蔵庫内で増殖するため, 乳製品, 食肉加工品などの食品摂取歴を問診します. リステリアは胎盤経由で胎児に感染し, 流産・早産・死産のリスクが増加します. リステリア感染妊婦の 10〜20％で自然流産, 50％で早産, 11％が死産したという報告があります[7]. 治療は高用量アンピシリン (ABPC) 静脈投与 6g/ 日×14 日間で, シナジー効果を期待したゲンタマイシンの追加投与も推奨されています.

図8-2 米国産婦人科学会 Committee Opinions によるリステリア汚染が疑われる食品を摂取した妊婦の管理指針

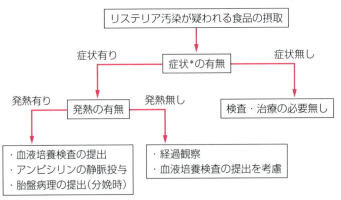

*症状: インフルエンザ様症状, 筋肉痛, 嘔吐, 下痢など

(American College of Obstetricians and Gynecologists. Obstet Gynecol. 2014; 124: 1241-4. から著者日本語訳して作成[8])

JCOPY 498-06696

「発熱・腹痛・腰痛」は腎盂腎炎と虫垂炎に注意する

1. 腎盂腎炎による敗血症は早産のリスクになる

　妊娠子宮による尿管の圧迫で水腎症・水尿管が発生しやすく，妊娠中は尿路感染症の発症リスクが高くなっています．子宮は妊娠すると少し右旋し，左尿管がS状結腸で圧迫緩衝を受けるため，**水腎症・腎盂腎炎は「右側」で起こりやすく**なっています．20万人の妊婦を調査した後ろ向き研究では，腎盂腎炎は初産婦に多く（46.1% vs 24.4%），早産の独立した危険因子でした（オッズ比 2.6; 95% CI 1.7-2.9）[9]．多くの妊婦さんが子宮の重みによる腰痛を訴えますが，救急室に来た際は必ず超音波で水腎症の有無を確認し，発熱時は尿検査を行いましょう．

図 8-3 妊婦の腰痛へのアプローチ

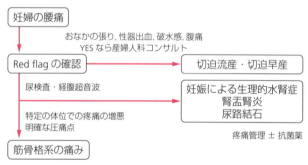

▶妊娠中の無症候性細菌尿の管理について

　妊娠中は 2~7% に無症候性細菌尿が発生し，そのうち 30~40% が尿路感染症を発症します[10]．そのため一般人口では推奨されていない無症候性細菌尿のスクリーニング検査と抗菌薬治療は，妊婦に対しては一定の効果があると認められています[11]．

- 無症候性細菌尿の定義

　中間尿での検査

　　女性：2 回連続して 10^5cfu/mL 以上の細菌尿

　　男性：1 回　　　　　　10^5cfu/mL 以上の細菌尿

＊導尿時は男女問わず 10^2 cfu/mL 以上の細菌尿が 1 回あれば診断とする

＊cfu: colony-forming units

- 妊娠中の無症候性細菌尿に対する治療例 [11]:

アモキシシリン 500mg×3 錠 /3×3〜7 日間経口投与

 ## 2. 虫垂炎の穿孔は胎児死亡リスクが上昇する

妊娠中の虫垂炎頻度は 1/800〜1/1,500 で，一番多い外科的疾患と言われています．症状発症から診断が 24 時間以上遅れた場合，虫垂穿孔リスクが上昇し，穿孔した場合は胎児死亡リスクが上昇（36% vs 1.5%）するため，早期に虫垂切除術が必要です [12]．**疑った時点で産婦人科へコンサルトして下さい．**

非妊娠時と同様，右下腹部の痛みが一番頻度が多い（75%）のですが，腫大した妊娠子宮により右上腹痛を訴えることもあり（20%），診断が難しくなっています．妊娠中は生理的な白血球上昇があり，採血による炎症の評価も困難です．超音波にて虫垂が 6mm 以上に腫大していれば虫垂炎が示唆されますが，妊娠中は子宮の影響もあり，超音波の感度・特異度ともに低下します（非妊娠中は感度 86%，特異度 96%，妊娠中感度 67〜100%，特異度 83〜96%）．診断が困難な場合，放射線被曝の観点から単純 MRI が第一選択です（感度 95% CI 54-99，特異度 98% CI 87-99，陽性的中率 86%，陰性的中率 99%）[12]．

MRI 検査が使用困難な場合，単純 CT 検査を行います．骨盤の単純 CT の平均被曝量は 25mGy であり，奇形リスクが上昇することはほとんどありません（産科婦人科学会では 50mGy 未満では奇形発生と被曝量間に関連は認められないとしています [2]）．

診断が確定した場合は，虫垂切除術（開腹，腹腔鏡）を検討しますが，臨床現場では診断が確定せず，抗菌薬治療で経過を観察する時もあります．

母子感染する疾患を疑った場合の対応

母子感染する疾患では，感染を疑った場合の検査の提出と母体の管理方法，家族への説明の仕方が重要です．確定診断に至っていない場合は，むやみに心配させることのないよう正確な情報を提供することを心がけます．妊婦さんに母子感染する疾患を疑った場合，確定診断・今後の母児の管理・院内感染対策を含めて産婦人科医へ相談してください．

JCOPY 498-06696

▶母子感染の経路と主な病原微生物

- 胎盤感染
    TORCH 症候群（トキソプラズマ，梅毒，風疹，CMV，HSV）
    リステリア，パルボウイルス，結核菌，HBV，HCV，HIV，HTLV-1
- 産道感染
    GBS，淋菌，クラミジア，CMV，HSV，HPV
- 母乳感染
    HTLV-1，HIV，CMV

注： CMV　Cytomegalovirus　サイトメガロウイルス
　　 HSV　Herpes simplex virus　ヘルペスウイルス
　　 GBS　Group B *Streptococcus*　B 群溶血性レンサ球菌
　　 HTLV-1　ヒト T 細胞白血病ウイルス 1 型
　　 HPV　Human papillomavirus　ヒトパピローマウイルス

伝染性紅斑（リンゴ病，ヒトパルボウイルス B19）：皮疹と関節痛に注意

　伝染性紅斑は 2011 年では 150 人の妊婦に疑い症例が発生し 69 名の先天性感染が確定しています[13]．妊娠中に感染すると約 25% に胎児感染し，約 10% に児の貧血，心不全，胎児水腫，胎児死亡が起こる可能性があります．感染者の約50% は風邪様症状のみで，典型的な「皮疹（紅斑），関節痛」を認める例は 25%，残りの 25% は無症状です．感染を疑った場合は PB19-IgM を測定します．感染すると 4〜10 日後の潜伏期のあとに発症し，皮疹は二相性で頬部・大腿部・腕に多く，瘙痒感を伴うことがあります[2]．

　妊婦に感染した場合，8 週間以内は胎児の合併症が発症することがあるため，定期的に超音波や胎児心拍数モニターを行うようにします．催奇形性はなく，自然寛解した場合は，児の予後に大きな影響はないと言われています[2]．

風疹：発熱妊婦は発疹と頸部リンパ節をチェックする

　日本では 14,000 人（2013）の風疹患者が発生し年間 1〜5 人の先天性風疹症候群が報告されています[14]．妊娠 16 週頃までに妊婦が風疹に罹患すると，胎児感染による先天性風疹症候群（先天性心疾患，難聴，眼症状）のリスクが 50% 前後あります．妊婦の発熱では「風疹患者との接触歴，発疹，頸部リンパ節腫脹」をチェックしましょう．風疹を疑った場合は，HI 抗体と風疹 IgM（と風疹 IgG）

抗体価測定を提出します．IgM 抗体は初感染後 4 日目で陽性となり，数カ月後に陰性化します（ただし長期間陽性になる Persistant IgM 症例もあるため，IgM 陽性＝現在の感染とはならないことに注意が必要）[2]．日本では 1962 年 4 月 2 日〜1979 年 4 月 1 日生まれの人は女性のみ風疹ワクチンが定期接種だったため，現在 36〜54 歳の男性のワクチン保有率が 70〜80% 前後と低く注意が必要です．

妊婦の救急内科疾患のポイント
BRUSH UP YOUR WOMEN'S EMERGENCY CARE SKILLS

> **1. 喘息発作**
> ・喘息の管理は赤ちゃんにも大事！ ステロイド・β刺激薬は使用できる．
> **2. 妊娠高血圧症候群**
> ・頭痛，足のむくみ，視野異常の時は血圧と尿蛋白をチェックする．
> **3. 劇症 1 型糖尿病，糖尿病ケトアシドーシス**
> ・口渇や嘔気，全身倦怠感では血糖・尿ケトン体をチェックする．
> ・悪阻症状と間違えやすいので注意！

喘息のコントロールは赤ちゃんにも重要

　妊娠中の喘息は，良くなる人が 1/3，悪化する人が 1/3，変化がない人が 1/3 くらいの割合でいます．喘息発作による母体低酸素は，胎児にとって悪影響になるため，適切な治療を受けるように勧めてください．喘息の薬は妊娠中に安全に使用できるものが多いので，中断せずに継続して使用してもらいましょう．GINA (Global Initiative for Asthma) においても，吸入ステロイド薬（パルミコート®など），吸入β刺激薬，ロイコトリエン拮抗薬（シングレア®，キプレス®），テオフィリン，経口ステロイド薬（プレドニゾロンの方が胎盤通過性が小さい）は安全に使用できるとされています[15]．喘息発作時は，ステロイドの静脈投与も使用できます．また，本人や家族の禁煙指導も重要です．
＊薬の詳細は妊婦と薬の項を参照（☞ 8 章 p.111）

頭痛や足のむくみには血圧測定を：妊娠高血圧症候群

　妊婦が頭痛，足のむくみ，眼のチカチカ（視野異常）を訴えた場合，妊娠高血圧症候群を鑑別にあげましょう．妊娠高血圧症候群の定義は「妊娠 20 週以降から分娩 12 週までの間に発症した高血圧，または高血圧に蛋白尿を伴う場合」で

JCOPY 498-06696

す．常位胎盤早期剥離や HELLP 症候群，子癇を発症するリスクが高まるため，原則入院管理を検討します．

　妊婦が救急に来院した際は血圧に注意し，収縮期血圧 140mmHg or 拡張期血圧 90mmHg 以上の時や，血圧が高めで頭痛・眼症状・浮腫を認める場合は産婦人科へコンサルトをしてください．妊娠中は ACE 阻害薬や ARB（アンジオテンシンⅡ受容体拮抗薬）は使用禁忌になっており，メチルドーパ（アルドメット®），ヒドララジン（アプレゾリン®），ラベタロール（トランデート®），徐放性ニフェジピン（アダラート CR®：妊娠 20 週以降に使用）を使用して血圧の管理を行います[16]．

妊娠中の体調不良時は血糖測定を！：劇症 1 型糖尿病の急性発症

　妊娠関連発症劇症 1 型糖尿病は，糖尿病の既往の無い人が妊娠中や産後に突然ケトアシドーシスを発症する疾患で，胎児の命に関わる緊急疾患です．妊娠後期から分娩後 2 週間に多く，症状は口渇や全身倦怠感の他に，感冒症状（70%）や腹部症状（45%）あります[17]．妊娠中はインスリン抵抗性が高くなるため血糖が上昇しやすく，体調不良，暴飲暴食，感染症，インスリン注射の自己中断によりケトアシドーシスが発生しやすくなっています．母体のアシドーシスは胎児死亡

表8-4 **劇症 1 型糖尿病診断基準（2012）**

下記 1～3 のすべての項目を満たすものを劇症 1 型糖尿病と診断する．
1. 糖尿病症状発現後 1 週間前後以内でケトーシスあるいはケトアシドーシスに陥る （初診時尿ケトン体陽性，血中ケトン体上昇のいずれかを認める．） 2. 初診時の（随時）血糖値が 288mg/dL（16.0mmol/L）以上であり，かつ HbA1c 値（NGSP）<8.7%である． 3. 発症時の尿中 C ペプチド<10μg/day，または，空腹時血清 C ペプチド<0.3ng/mL かつグルカゴン負荷後（または食後 2 時間）血清 C ペプチド<0.5ng/mL である． *：劇症 1 型糖尿病発症前に耐糖能異常が存在した場合は，必ずしもこの数字は該当しない． <参考所見> A）原則として GAD 抗体などの膵島関連自己抗体は陰性である． B）ケトーシスと診断されるまで原則として 1 週間以内であるが，1～2 週間 の症例も存在する． C）約 98%の症例で発症時に何らかの血中膵外分泌酵素（アミラーゼ，リパーゼ，エラスターゼ 1 など）が上昇している． D）約 70%の症例で前駆症状として上気道炎症状（発熱，咽頭痛など），消化器症状（上腹部痛，悪心・嘔吐など）を認める． E）妊娠に関連して発症することがある． F）HLA DRB1*04:05-DQB1*04:01 との関連が明らかにされている．

〔日本糖尿病学会 HP より（Last Access 2017/01/09）〕

のリスクであり，状態が悪い場合は緊急帝王切開術も検討します．治療は非妊娠時と同じく生理食塩水の補液による脱水補正とインスリン投与です．切迫早産の治療薬であるβ刺激薬（塩酸リトドリンなど）が原因で高血糖をきたすことがあるため内服薬や点滴の確認も重要です．

産婦人科医からのアドバイス

- 妊婦が来院した際は，どんな主訴であっても Red flag sign（お腹がいつもより張る，性器出血，破水感，胎動減少）を確認します．母体のバイタルや病態が悪い際は，胎児の状態を超音波や胎児心拍数モニターで確認します．下腹部痛やお腹の張りがある場合は，切迫早産になっていないか経腟超音波による子宮頸管長の測定を行います．

プライマリ・ケア医からのアドバイス

- 妊婦が救急室を受診した際は，受診した理由や，発症のきっかけ，基礎疾患のコントロールや服薬アドヒアランスは良好かを確認します．入院を検討する際は，上の子供がいるのかどうか，その子の面倒を誰がみるのかの調整が必要になります．妊娠中に内科疾患が判明した場合，出産後の治療へどうつなげるかも考えます．

まとめ　　妊婦であっても Red flag sign と特有な疾患を押さえれば，皆さんも救急外来で初期対応ができます．診察の最後に，経腹超音波で赤ちゃんの心臓や手足がしっかり動いていることを妊婦・家族にみせてあげると，ものすごく安心してくれます．肥満が強くなければ，妊娠 10 週くらいから経腹超音波でも赤ちゃんをみることができるので，是非やってみてください 図8-4．

JCOPY 498-06696

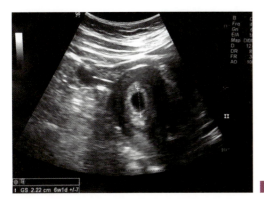

図 8-4 妊娠 6 週での経腹超音波画像

| B | 妊娠中でも使える薬と画像検査 |

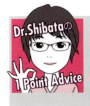

日本の薬の添付文書は，妊婦・授乳婦では「治療上の有益性が危険性を上回ると判断される場合にのみ投与」と記載されているものが多く，実際に妊婦・授乳婦に処方できるのかどうか困ることがあります．しかし，妊娠週数や禁忌薬に注意すれば，妊婦・授乳婦に処方できる薬は沢山あります．

▶ 妊娠中は「禁忌薬」を避ければ使用できる薬は沢山ある
▶ 妊婦でも「用法・用量・投与期間」は一般成人と同じ
▶ 抗菌薬はペニシリン系とセフェム系は使用できる
▶ 医療の画像検査による放射線被曝量は奇形リスクにほとんど影響しない

救急外来で発熱の子供を診察していた時のこと

研修医：「子供さんはインフルエンザ検査が陽性ですね. 脱水にならないように水分をしっかりとって家で休むようにしてください」

母親　：「私，今妊娠してるんですけど，予防で薬は飲めますか？」

　　　　「もし私がインフルエンザにかかったときはどうしたらいいんでしょうか？」

研修医：「え～っと……（妊娠中はタミフルや解熱剤大丈夫だっけ？？）」

妊婦への薬の処方

BRUSH UP YOUR WOMEN'S EMERGENCY CARE SKILL

薬＝奇形リスクではない

妊娠週数や禁忌薬に注意すれば，妊婦さんに処方できる薬は沢山あります.

表8-5　妊娠週数と薬と放射線被曝の影響まとめ

妊娠週数	受精	10日	3週	4週	8週	10週	12週	13週	27週
所見				妊娠反応陽性					
薬の影響	無し All or none の法則			催奇形性に注意	小奇形に注意			胎児機能障害に注意	
放射線影響	無し			50mGy 未満では奇形発生率は上昇しない				100mGy では影響しない	

表8-6　妊娠週数と薬剤の胎児への影響

妊娠週数	薬剤の影響
受精～妊娠3週末	胎児の器官形成前の段階．All or none の法則
妊娠4～7週末	器官形成期のため催奇形性に注意が必要
妊娠8～12週末	大奇形は起こさないが小奇形を起こしうる
妊娠13週以降	奇形は起こさない．胎児機能障害を引き起こす可能性のある薬品に注意する

（日本産科婦人科学会, 日本産婦人科医会. 産婦人科診療ガイドライン 産科編 2014 [2]）

＊All or none の法則：放射線による影響を強く受けた受精卵は流産となり, 流産とならなかった胎芽は完全に修復されて奇形（形態異常）を残すことはないという法則.

JCOPY 498-06696

　一般的に一番注意が必要なのは妊娠4～13週です．ただ，薬物投与歴のない一般妊婦においても，約3～5%の割合で胎児の形態異常が発生すると言われており[18]，薬剤だけが奇形の原因とはなりません．精神科の薬や甲状腺の薬などは突然の内服中断により母体（とお腹にいる胎児）に悪影響を及ぼすことがあります．妊娠初期でも安心して内服できる薬はあるので，妊娠がわかった時には勝手に内服を自己中断せず，産婦人科医や専門科に相談することが必要です．

妊婦への薬の処方の注意点

　妊婦であっても「用法・用量・投与期間」は一般成人と同じです．妊婦さんは「この薬は胎児へ影響するかどうか」を常に心配しており，薬を処方する際には「治療の必要性」と「薬のリスク」について説明することが必要です．薬は新しい研究知見によって推奨度が変更されることも多く，昔は安全と言われていた薬も，今は変更されている可能性があります（その逆もあります）．本当に必要な薬のみを処方するようにすること，処方する際は，信頼できる情報源でその都度調べ，調べた情報を患者さんに示すことで安心して使用してもらえることが多いです．

妊娠中によく使用する薬

▶ 解熱薬 / 疼痛薬

　アセトアミノフェンが第一選択．ただし，大量の投与で動脈管早期閉鎖関連症例[18]やADHDのリスク増加[19]などを報告している研究もあるため，短期間に頓用で使用するようにします．（☞コラム8章 p.117）

▶ 鎮咳薬

　咳により腹圧がかかり子宮収縮を誘発することがあるため，咳がひどい時には鎮咳薬を処方します．デキストロメトルファン（メジコン®）の頓用や，漢方では麦門冬湯を使用します．

▶ 風邪（上気道炎）薬

　葛根湯は麻黄を含んでいるため長期投与は控え，短期間使用します．葛根湯は褥婦の乳腺炎に対しては頻用されています．桂枝湯は麻黄を含んでおらず，妊娠中でも安全に使用できます[20]．

▶抗インフルエンザ薬

オセルタミビル（タミフル®）やザナミビル（リレンザ®），ラニナビル（イナビル®）は妊娠中でも授乳中でも通常通り使用可能で，胎児や乳幼児への悪影響は無いと言われています．患者と濃厚接触した人への予防投与も，通常通りの投与量と期間で行います．

▶鼻炎の薬

アレルギー性鼻炎の場合，血中への移行量が少ない点鼻薬［ケトチフェンフマル酸塩（ザジテン®）］や吸入薬［クロモグリク酸ナトリウム（インタール®）］を使用します．クロルフェニラミンマレイン酸塩（ポララミン®）は第一世代の抗ヒスタミン薬で使用実績が長く比較的安全に投与できます．小青竜湯は麻黄を含んでいるため短期投与に留めましょう．

▶抗菌薬

セフェム系・ペニシリン系は通常どおり使用でき，アレルギーのある妊婦にはクリンダマイシンやエリスロマイシンが使用できます[2)]．妊婦のクラミジア感染

表8-7 ヒトで催奇形性・胎児毒性が報告されている薬剤

用途	薬剤名・商品名	胎児への影響
解熱薬・疼痛薬	NSAIDs	妊娠後期：羊水過少・動脈管収縮
鎮咳薬	リン酸コデイン	分娩前：多動・神経過敏・不眠等
抗菌薬	アミノグリコシド系 ピボキシル基含有物 ニューキノロン系 テトラサイクリン系	先天性聴力障害 低カルニチン血症 発育抑制・骨格異常 歯牙の着色・エナメル質の形成不全
うがい薬	ヨード系うがい薬	頻回の使用で児の甲状腺機能低下症
副腎皮質ホルモン	デキサメタゾン / ベタメタゾン	初期：大量の使用で口蓋裂リスクの指摘 ＊プレドニゾロンは胎盤通過性が低い
降圧薬	ARB/ACE 阻害薬	腎障害・羊水過少・肺低形成
血糖降下薬	SU 薬 / ビグアナイド系	児の低血糖，催奇形性
抗凝固薬	ワルファリン	軟骨異栄養症，中枢神経系の異常
サプリメント	ビタミン A（大量）	催奇形性
湿布	ケトプロフェン （NSAIDs 系）	動脈管狭窄・早期閉鎖，羊水過少

（参考文献 2，21〜24 を元に作成）

JCOPY 498-06696

症に対しては，アジスロマイシンやクラリスロマイシンが推奨されていますが，クラリスロマイシンは動物実験で胎児毒性（心血管系の異常，口蓋裂，発達遅延など）が指摘されており，欧米諸国では投与禁忌になっている国もあります [2].

▶喘息薬

喘息発作による母体低酸素は胎児へ悪影響を及ぼすため，喘息は治療・予防をしっかり行うことが重要です．SABA（short acting β_2 agonist）のサルブタモール（サルタノール®，ベネトリン®）やプレドニゾロン点滴，コントローラーとして吸入ステロイド（パルミコート®など）やテオフィリンが安全に使用できます．

▶便秘薬

妊娠子宮による圧迫で便秘になる妊婦は多いです．便を柔らかくする機械性下剤の酸化マグネシウム（マグミット®）を第一選択で使用します．大腸刺激性下剤は子宮を刺激することもあるため，アントラキノン系のセンノシドは原則禁忌となっています．重症の便秘の場合はジフェニルメタン系のピコスルファート（ラキソベロン®）を使用しています．

▶胃痛・悪心の薬

妊娠初期の悪阻に対してはメトクロプラミド（プリンペラン®）が使用できます．ドンペリドン（ナウゼリン®）は禁忌です．妊娠後期に子宮で胃が圧迫され，悪心や胃痛が出現することがあり，H_2 ブロッカーや PPI（proton pump inhibitor）を使用しています．

妊娠中の薬について調べたい時

妊娠中の薬の安全性については，可能な限りその場で調べ，妊婦さんや家族へソース（情報源）もみせるようにすると安心されます．以下がおススメです．

1. 日本産婦人科医会: 産婦人科診療ガイドライン産科編 2014

よく使用される薬の妊娠中の影響が記載されている．

http://www.jsog.or.jp/activity/guideline.html （Last access 2017/1/16）

2. HP: The Organization of Teratology Information Specialists(OTIS)

米国の NPO で妊娠中や授乳中の薬の影響に関するデータを集めている 図8-5 ．「Fact Sheets」のページで薬ごとに検索できる．

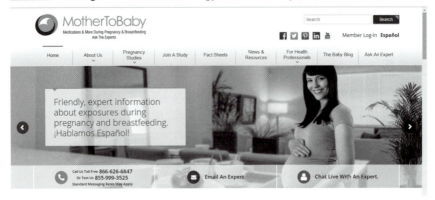

https://mothertobaby.org/（Last access 2017/1/16）

3. 本: 薬物治療コンサルテーション: 妊娠と授乳　第 2 版
伊藤真也，村島温子編．東京: 南山堂; 2014.

4. 本: 実践 妊娠と薬 第 2 版
佐藤孝道ほか監修，編集．東京: じほう; 2010.

5. 本: Drugs in Pregnancy and Lactation Drugs in Pregnancy and Lactation.
9th ed. Gerald G, et al. Briggs BPharm FCCP.

6. HP: 妊娠と薬情報センター　国立成育医療研究センター
患者さんから直接内服薬の相談を電話で申し込める[25].

 妊娠中のワクチン接種について

　　生ワクチンは妊娠中の接種が原則禁忌です．不活化ワクチンは妊娠中に接種しても問題ありません．妊娠中のインフルエンザワクチンや破傷風トキソイドの接種は，全ての妊娠週数で可能です．授乳中の方は生ワクチンでも不活化ワクチンでも接種可能で，授乳にも影響はありません[2].

▶生ワクチン: 妊娠中は原則禁忌

　　BCG，麻疹，風疹，流行性耳下腺炎，水痘，ロタウイルス

Column

FDA の薬の表記変更について

FDA（米国 Food and Drug Administration）は 2015 年 6 月より薬の表記ルールを変更し，従来の薬剤胎児危険度分類（A, B, C, D, X）が廃止されました．

新しい医薬品の製品表示では「8.1 妊娠中」の項目に，リスクの概要，臨床上の注意事項，妊娠中の薬剤使用データが，「8.2　授乳中」の項目に母乳に移行する薬剤の量，母乳を摂取した乳児に及ぶ影響などの情報が記載されます．新しく「8.3 生殖可能な女性と男性」の項目が追加され，内服前の妊娠検査の必要性，内服中の避妊の必要性の有無，不妊リスクの情報が記載されます[26]．

新しい表記は 2001 年以降に認可された処方薬の表示に適応され，薬局などで販売されている市販薬の表記には変更はありません．従来の危険度分類は，表記が単純で分かりやすかった反面，単純化されすぎており重要な情報を伝えきれていないと判断したため今回の変更が計画されたとのことです．

この変更で，米国内の処方薬の妊娠・授乳・不妊リスクへの情報が更新されていくため，今後日本にも新しい情報が入ってくる可能性があります．

Column

解熱鎮痛薬に関する FDA の発表

2015 年 1 月に FDA が妊娠中の解熱鎮痛薬に関して以下の報告を出しています．
1）妊娠前半期における NSAIDs 内服にて流産リスクが増加する可能性
2）妊娠第 3 期にオピオイド内服にて，神経管関連奇形が増加する可能性
3）妊娠中のアセトアミノフェン内服にて ADHD（attention deficit hyperactivity disorder）発症リスクが増加する可能性

いずれも参照した研究のエビデンスは確立されたものではなく，「可能性」を指摘するにとどまっており今後の追試験の結果が注目されます[27]．

妊娠中の画像検査の大原則

妊娠中でも肺炎や虫垂炎など，画像検査が必要になることがありますが，胎児への影響を心配して検査しない，ということはありませんか？　画像検査をしなかったために母体の治療が遅れたり，病態が悪化するとお腹の中の赤ちゃんにも悪影響となります．医療用の画像検査は，妊娠週数や方法を考慮すれば安全に施行できる検査です．医学的に必要と判断したときには妊婦さんや家族に正確な情

表 8-8 妊娠中の放射線被曝の胎児への影響について

妊娠週数	日本　産科ガイドライン 2014 の説明
受精～妊娠 10 日目	奇形発生率の上昇は無い（All or none の法則）
妊娠 11 日～妊娠 10 週	50mGy 未満では奇形発生と被曝量間に関連は認められない
妊娠 10 週～27 週末	100mGy 未満では中枢神経へ影響しない

＊All or none の法則：放射線による影響を強く受けた受精卵は流産となり，流産とならなかった胎芽は完全に修復されて奇形（形態異常）を残すことはないという法則．

表 8-9 検査別の胎児被曝線量

検査方法	平均被曝線量（mGy）	最大被曝線量（mGy）
単純撮影		
胸部	0.01 以下	0.01 以下
腹部	1.4	4.2
腰椎	1.7	10
骨盤部	1.1	4
CT 検査		
頭部	0.005 以下	0.005 以下
胸部	0.06	0.96
腹部	8	49
骨盤部	25	79

（日本産科婦人科学会，日本産婦人科医会．産婦人科診療ガイドライン
産科編 2014[2]）

報を提供して検査を行いましょう．

　放射線の影響を強く受ける時期は，妊娠 11 日目から妊娠 10 週です．ただし，医療現場で行われる X 線検査や CT 検査の 1 回分は，胎児の奇形発生に影響するとされる 50mGy より少なく，胎児への影響は少ないと考えられています[28]．

妊娠中の MRI や造影剤の使用について

　MRI は放射線被曝がなく，妊娠中も比較的安全に施行できます．ただし，日本産科婦人科学会では，妊娠初期の磁場の影響を検証したエビデンスが存在しないため，可能であれば妊娠 14 週（妊娠中期）以降に行うことが望ましいとしています[2]．画像検査時の造影剤（CT・MRI）は少量ながら胎盤通過性があり，胎児に移行するため，妊娠中の造影剤使用は極力避けましょう．可能な限り単純での撮影を行い，どうしても必要な時は造影剤使用を検討します．造影剤は母乳へも少量移行します．日本の造影剤添付文書では，投与後 24 時間でほぼ全量が尿中

に排泄されること，造影剤使用後に一定の時間（MRI 造影剤では 24 時間）授乳を控えるように記載されています．一方，米国小児科学会では母体の造影剤使用時の授乳でも児への移行は微量であり，断乳は必須ではないとしています [30]．

まとめ

　妊婦さんであっても妊娠週数や禁忌薬に配慮すれば，薬の処方や画像検査は通常どおり行えます．妊婦特有の Red flag sign を押さえれば救急外来で皆さんも初期対応が可能です．妊婦さんをみるときに一番大事なのが「妊婦・家族の不安」への配慮です．「熱が出たけど赤ちゃんは大丈夫かしら？」「この薬・この検査は赤ちゃんへの影響は大丈夫だろうか？」と，（声に出さなくても）妊婦さんは考えています．薬・検査を行う際には，治療することの重要性と薬のリスクについてしっかり説明することで，不安を和らげることができます．

【参考文献】

1) Dreier W, et al. Systematic review and meta-analyses: fever in pregnancy and health impacts in the offspring. Pediatrics 2014; 133.

2) 日本産科婦人科学会，日本産婦人科医会．産婦人科診療ガイドライン 産科編 2014.

3) Dennis S, et al. Pregnancy-related group A streptcpccal infection. Up To Date. 2014;（Last Access 2015/09/26）

4) 妊産婦死亡症例検討評価委員会，日本産婦人科医会．母体安全への提言．2013; 4: 36-42, 2014.

5) Mascini EM, et al. Penicillin and clindamycin differentially inhibit the production of pyrogenic exotoxins A and B by group A streptococci. Int J Antimicrob Agents. 2001; 18: 395-8.

6) 国立感染症研究所．厚生労働省院内感染対策サーベイランス検査部門データを用いた本邦におけるリステリア症罹患率の推定．IASR. 2012; 33: 247-8.

7) Lamont R, et al. Listeriosis in human pregnancy: a systematic review. J Perinat Med. 2011; 39 227-36.

8) The American College of Obstetricians and Gynecologists. Management of pregnant women with presumptive exposure to *Listeria monocytogenes*. Obstet Gynecol. 2014; 124: 1241-4.

9) Farkash E, et al. Acute antepartum pyelonephritis in pregnancy: a critical analysis of risk factors and outcomes. Eur J Obstet Gynecol Reprod Biol. 2012; 162: 24-7.

10) Thomas H, et al. Urinaly tract infection and asymptomatic bacteriuria in pregnancy. UpToDate. 2016;（Last Access 2016/01/05）

11) 日本感染症学会，日本化学療法学会 JAID/JSC 感染症治療ガイド・ガイドライン作成委

員会. JAID/JSC 感染症治療ガイドライン 2015 —尿路感染症・男性性器感染症—. 日本化学療法学会雑誌. 2016; 64: 1-30.

12) Rebarben A, et al. Acute appendicitis in pregnancy. UpToDate. 2015. (Last Access 2015/09/26)

13) Yamada H, et al. Nationwide survey of mother-to-child infections in Japan. J Infect Chemother. 2015; 21: 161-4.

14) 国立感染症研究所. 風疹・先天性風疹症候群. IASR. 2015; 36: 117-9.

15) GINA global strategy for asthma management and prevention, 2016.

16) 日本妊娠高血圧学会. 妊娠高血圧症候群の診療指針 2015. 東京：メジカルビュー社; 2015.

17) 劇症 1 型糖尿病調査研究委員会. 妊娠関連発症劇症 1 型糖尿病の臨床的特徴と HLA 解析. 糖尿病. 2006; 49: 755-60.

18) 医薬品医療機器総合機構. アセトアミノフェン含有製剤(医療用)の「使用上の注意」の改訂について. 2012.

19) Liew Z, et al. Acetaminophen use during pregnancy, behavioral problems, and hyperkinetic disorders. JAMA Pediatr. 2014; 168: 313-20.

20) 村田高明. 妊娠合併症における漢方治療の注意点. 日本臨床漢方医会 HP. (Last Access 2017/04/02)

21) 医薬品医療機器総合機構. ピボキシル基を有する抗菌薬投与による小児等の重篤な低カルニチン血症と低血糖について. PMDA からの医薬品適正使用のお願い No8, 2012.

22) Nishiyama S, et al. Transient hypothyroism or persistent hyperthyrotropinemia in neonates born to mothers with excessiveiodine intake. Thyroid. 2004; 14: 1077-83.

23) Park-Wyllie L, et al. Birth defects after maternal exposure to corticosteroids: prospective cohort study and meta-analysis of epidemiological studies. Teratology. 2000; 62: 385-92.

24) 厚生労働省. ケトプロフェン(外皮用剤)の妊娠中における使用について. 医薬品・医療機器等安全性情報. 2014; No.312.

25) 授乳と薬情報センター, 国立成育医療研究センター. http://www.ncchd.go.jp/kusuri/lactation/

26) FDA. Pregnancy and Lactation Labeling Final Rule. 2014.

27) FDA Drug Safety Communication. FDA has reviewed possible risks of pain medicine use during pregnancy. 2015

28) J. Valentin. ICRP Publication 105 医療における放射線防護. 国際放射線防護委員会 (ICRP). 2007.

29) American Academy of Pediatrics. The transfer of drugs and other chemicals into human milk. Pediatrics. 2001; 108: 776-89.

〈柴田綾子〉

⑨産科エマージェンシー
レッドフラッグ陽性の妊婦

A　レッドフラッグ陽性の妊婦

妊婦さんは病院内だけでなく，町中にも，電車の中にも，飛行機の中にもいます．また，貴方やパートナーが突然，産科救急に直面する可能性もあります．緊急事態に産婦人科医が間に合わない時，救急室ではどのような対応が必要でしょうか？　ここでは救急室に来院する産科エマージェンシーの初期対応について学びます．

▶妊婦の Red flag sign 陽性は産科エマージェンシー
▶腹痛や性器出血では常位胎盤早期剥離や切迫早産を鑑別に
▶分娩時は出血に備えて静脈ラインを確保する
▶赤ちゃんの蘇生は「保温」が一番大事

妊婦の Red flag sign は産科エマージェンシー

どんな主訴であっても，妊婦さんが来院したら Red flag sign（子宮収縮，破水感，性器出血，胎動減少）があるか問診 表9-1 し，1つでも当てはまる場合は産婦人科に相談しましょう．

表9-1

問診項目	説明
子宮収縮	下腹部の痛み，生理痛のような絞られる痛み ＊1時間に3～4回も生理痛様の痛みがある場合は要注意
破水感	水が流れ出る感じ，水様性帯下の増加
性器出血	付着程度の少量であっても一度産科に診察を依頼した方が良い ＊外痔核からの出血を性器出血と勘違いするケースも多い
胎動減少	妊娠20週前後で胎動を感知する妊婦が多い 胎動減少の正式な定義は無いが，30分以上全く胎動を感じ無い場合は異常と考える

図9-1 妊婦の Red flag と鑑別

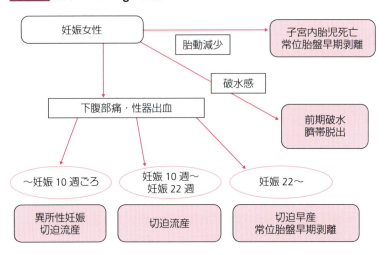

お腹の張りって何ですか

妊娠中期ごろから，妊婦さんは生理的な子宮収縮[注] を感じるようになります．生理的な子宮収縮は1時間に1～2回で，痛みは伴わず下腹部が固くなる程度で

JCOPY 498-06696

す．お腹の張りは「生理痛のような痛み」「下腹部が絞られる感じ」「お腹が固くなっている」と表現する妊婦さんが多いです．下腹部を触診してみましょう．子宮収縮がある場合は，触診で固くなった子宮筋を感じることができます．1時間に3～4回も下腹部が固くなったり，痛みを伴う場合は危険信号が出ているので産婦人科医へ相談するようにしてください．

注：英国のJohn Braxton Hicksが，妊娠中に子宮が収縮している事を1982年に発表しBraxton Hicks' contractionsと呼ばれます[1]．

常位胎盤早期剥離：静脈ラインの確保と採血提出

　常位胎盤早期剥離は，胎盤が分娩前に子宮から剥がれてしまう疾患で母児共に命に関わる超緊急疾患です．日本では5.9件/1,000分娩の頻度で発生し[2]，性器出血，胎動減少，持続する腹痛（腹部の板状硬）が典型的な症状です．ただし，板状硬は軽症では出現しなかったり，自覚症状が少ない常位胎盤早期剥離もあります．胎盤が剥がれると，胎児への酸素供給が途絶えてしまうため，早期に分娩にしないと胎児は死亡してしまいます．リスク因子は，高年（35歳以上，1.2倍），喫煙（1.37倍），IVF-ET妊娠（1.38倍），妊娠高血圧症候群（4.45倍）で，前回早剥の既往がある場合は再発リスクは約10倍に高くなります[2]．また腹部の鈍的外傷や子宮への圧迫などが原因になることもあります．常位胎盤早期剥離では，後にDIC（播種性血管内凝固症候群）を発症するリスクが高いため，疑った時点で産婦人科へコンサルトし静脈ラインの確保と同時に採血（産科DICスコア，術前）（☞ p.126）をします．経腹超音波で胎盤と胎児心拍数の確認（胎児心拍の正常110～160分/回）を確認しましょう 表9-2 ．超音波検査での胎盤所見は感度57％，特異度100％で，常位胎盤早期剥離の所見が無かったとしても否定はできません[3]．入院し胎児心拍数モニターでの経過観察が必要です．

表9-2　**常位胎盤早期剥離の超音波検査所見**

・胎盤と羊水の間の低エコー領域（Preplacental collection）
・胎動で絨毛膜（板）がゼリーのように動く
・胎盤後壁の低エコー領域（血腫）
・胎盤辺縁の不整や膨隆（血腫）
・絨毛膜下血腫
・胎盤内血腫形成による胎盤肥厚（5cm以上：正常は2.5cm前後）
・羊膜内血腫（Intra-amniotic hematoma）

(Oyelese Y, et al. Obstet Gynecol. 2006; 108: 1005-16[4])

破水：リトマス試験紙で診断できる

　陣痛が起こる前に破水することを前期破水と呼びます．破水自体は胎児に悪影響はありません．ただし破水した時に臍帯が脱出してしまうことがあり，その時は超緊急帝王切開が必要です．破水した場合，「水が流れ出る感じがあった」「下着が濡れた」「何か出た感じがする」「ちょろちょろ流れる感じがある」という主訴で来院することが多いです．産婦人科医がすぐ対応できない場合，下着やナプキンについている帯下（おりもの）にBTB試験紙や尿検査の試験紙を付けることで破水の診断ができます（羊水はアルカリ性のため黄色BTB試験紙が青色に変化する）．その時，会陰の視診を行い臍帯脱出がないか確認してください．臍帯脱出を認めた場合は急いで産婦人科医に相談してしてください．妊娠37週以降の破水では，分娩を目指して自然経過観察を行いますが，妊娠37週より前（早産期）の場合は，胎児の大きさや週数に応じて妊娠継続のための治療を行うことがあります．

切迫流産・切迫早産：お腹の痛みや性器出血は要注意！

　1時間に1〜2回のお腹の張りは生理的な子宮収縮の事が多いですが，1時間に4〜5回張ったり，痛みを伴ったり，安静にしても治まらない場合は要注意です．症状として，頻回の子宮収縮や下腹部痛，性器出血，帯下の増加などがありますが，子宮頸管無力症といって自覚症状が全くないのに子宮頸管が開いてしまう疾患もあります．妊娠22週未満は胎児が子宮外で生存することは非常に難しいため切迫流産（妊娠21週6日まで），それ以降を切迫早産（妊娠22週0日〜妊娠36週6日）と定義しています．産科では妊婦さんに下腹部痛や性器出血を認めた場合は，内診や経腟超音波を行って頸管長の測定を行います　図9-2 ．頸管長が25mmより短いと早産のリスクが6.2倍に高まるとされています[2]．既往歴に早産や円錐切除術がある人は，切迫早産のリスクが高く要注意です．頸管長が短縮している場合は，入院して子宮収縮抑制剤（β刺激薬，マグネシウム）の投与を行います．

胎動減少：経腹超音波で胎児心拍の確認を

　胎動は妊娠20週前後から感じられますが，個人差が大きく日内変動もあります．胎動減少の正式な定義はありませんが，30分以上全く胎動を感じない場合は

JCOPY 498-06696

図 9-2 子宮頸管長

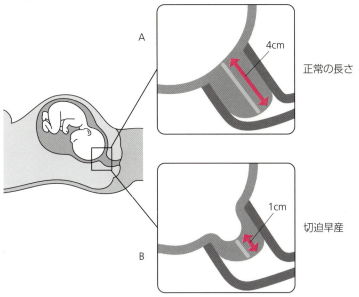

A

4cm

正常の長さ

1cm

切迫早産

B

異常と考えます（胎児は 20 分ごとに寝たり・起きたりを繰り返していると言われている）．胎動の激しい時間帯では 10 回胎動を感じるのに平均 15 分です[2]．「胎動が感じられない」「胎動が少ない」「胎動が弱い」という訴えがある場合には，子宮内で胎児が亡くなっている可能性を考えます．経腹超音波で胎児の心拍の有無を確認しましょう．通常胎児は 110〜160 分 / 回の心拍数のため，**1 秒間に 2 回前後心拍があれば正常**とわかります．それ以下では胎児徐脈，それ以上の場合は胎児頻脈の状態で，早急に産婦人科医へ相談が必要です．

産科大出血への早期輸血と DIC 対応

産婦人科医：「先生，これから産後の出血が多い患者さんが緊急搬送されてくるんだけど，手伝ってくれない？」

研修医　　：「わ，分かりました！！（出血！？　何をすればいいんだろう……）」

　　産科では出血は突然起こり，出血量が一気に増え急激に DIC へ進行します．分娩時の出血は羊水の混入もあり，正確に量が把握できないため，ショックインデックス（SI: Shock Index）と臨床状態で輸血の判断を行います．

SI＝心拍数÷収縮期血圧

妊婦では SI＝1 は 1.5L，SI＝1.5 は 2.5L の出血が想定されます．

分娩時の大量出血では 18G や 20G など太いゲージでラインを複数確保し，SI が 1 を超えたら採血と輸血の準備を開始します．SI 1.5 以上またはフィブリノーゲン 150mg/dL 以下，産科 DIC スコア 8 点以上の場合は，輸血を開始します．産科大出血では，凝固因子消費と線溶系亢進が急速に進行するため，濃厚赤血球（RCC）だけでなく新鮮凍結血漿（FFP）を 1：1 に近い割合で投与します．トラネキサム酸の大量投与（2～4g/h）も推奨されています **図9-3** [5]．

表9-3 産科 DIC スコア

以下に該当する項目の点数を加算し，8～12 点：DIC に進展する可能性が高い，13 点以上：DIC

基礎疾患	点数	臨床症状	点数	検査	点数
早剥（児死亡）	5	急性腎不全（無尿）	4	FDP：10μg/dL 以上	1
〃（児生存）	4	〃（乏尿）	3	血小板：10 万 /mm³ 以下	1
羊水塞栓（急性肺性心）	4	急性呼吸不全（人工換気）	4	フィブリノーゲン：150mg/dL 以下	1
〃（人工換気）	3	〃（酸素療法）	1	PT：15 秒以上	1
〃（補助換気）	2	臓器症状（心臓）	4	出血時間：5 分以上	1
〃（酸素療法）	1	〃（肝臓）	4	その他の検査異常	1
DIC 型出血（低凝固）	4	〃（脳）	4		
〃（出血量：2L 以上）	3	〃（消化器）	4		
〃（出血量：1～2L）	1	出血傾向	4		
子癇	4	ショック（頻脈：100 以上）	1		
その他の基礎疾患	1	〃（低血圧：90 以下）	1		
		〃（冷汗）	1		
		〃（蒼白）	1		

（産科危機的出血への対応指針 2017 [5]）

産後出血の対応：子宮収縮剤の使い方

産後の出血で一番多い原因は，弛緩出血（分娩後に子宮筋肉が十分に収縮せず出血が増加している状態）です．子宮の収縮を促すために，導尿（膀胱を空虚に

JCOPY 498-06696

図 9-3　産科危機的出血への対応

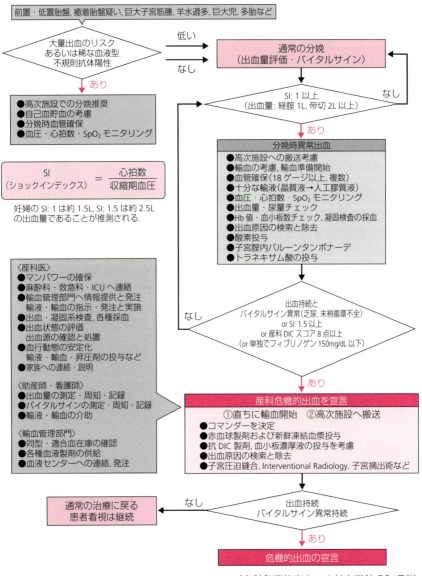

前置・低置胎盤, 癒着胎盤疑い, 巨大子宮筋腫, 羊水過多, 巨大児, 多胎など

大量出血のリスク
あるいは稀な血液型
不規則抗体陽性

低い / なし → 通常の分娩（出血量評価・バイタルサイン）

あり →
- ●高次施設での分娩推奨
- ●自己血貯血の考慮
- ●分娩時血管確保
- ●血圧・心拍数・SpO₂ モニタリング

$$\text{SI（ショックインデックス）} = \frac{\text{心拍数}}{\text{収縮期血圧}}$$

妊婦の SI: 1 は約 1.5L, SI: 1.5 は約 2.5L
の出血量であることが推測される.

SI: 1 以上
（出血量: 経腟 1L, 帝切 2L 以上）　なし

あり

分娩時異常出血
- ●高次施設への搬送考慮
- ●輸血の考慮, 輸血準備開始
- ●血管確保（18 ゲージ以上, 複数）
- ●十分な輸液（晶質液→人工膠質液）
- ●血圧・心拍数・SpO₂ モニタリング
- ●出血量・尿量チェック
- ●Hb 値・血小板数チェック, 凝固検査の採血
- ●出血原因の検索と除去
- ●酸素投与
- ●子宮腔内バルーンタンポナーデ
- ●トラネキサム酸の投与

〈産科医〉
- ●マンパワーの確保
- ●麻酔科・救急科・ICU へ連絡
- ●輸血管理部門へ情報提供と発注
  輸液・輸血の指示・発注と実施
- ●出血, 凝固系検査, 各種採血
- ●出血状態の評価
  出血源の確認と処置
- ●血行動態の安定化
  輸液・輸血, 昇圧剤の投与など
- ●家族への連絡・説明

〈助産師・看護師〉
- ●出血量の測定・周知・記録
- ●バイタルサインの測定・周知・記録
- ●輸液・輸血の介助

〈輸血管理部門〉
- ●同型・適合血在庫の確認
- ●各種血液製剤の供給
- ●血液センターへの連絡, 発注

出血持続と
バイタルサイン異常（乏尿, 末梢循環不全）
or SI: 1.5 以上
or 産科 DIC スコア 8 点以上
(or 単独でフィブリノゲン 150mg/dL 以下)　なし

あり

産科危機的出血を宣言
①直ちに輸血開始　②高次施設へ搬送
- ●コマンダーを決定
- ●赤血球製剤および新鮮凍結血漿投与
- ●抗 DIC 製剤, 血小板濃厚液の投与を考慮
- ●出血原因の検索と除去
- ●子宮圧迫縫合, Interventional Radiology, 子宮摘出術など

出血持続
バイタルサイン異常持続　なし → 通常の治療に戻る 患者看視は継続

あり

危機的出血の宣言

（産科危機的出血への対応指針 2017[5]）

する），腹部氷庵法，子宮底の輪状マッサージ，双手圧迫，子宮収縮剤の投与を行います．

・**オキシトシン（アトニン®）**

　静脈投与，筋肉注射．

　5〜10 単位（1〜2 アンプル）を細胞外液 500mL に溶解し静脈投与

・**メチルエルゴメトリン（パルタン®）**

　0.2mg（1 アンプル）静脈投与，筋肉注射．

　高血圧症や心疾患患者には慎重投与

・**ミソプロストール（サイトテック®）**

　保険適用外だが子宮収縮作用があり，海外では弛緩出血予防に経口投与（600 μg），治療として舌下・経直腸的投与（800 μg）が使用されている．

 羊水塞栓症を疑ったら輸血と蘇生の準備

　羊水塞栓症は，羊水中の胎児成分が母体循環に流入し，アナフィラキシー様症状を発症すると考えられています．突然の呼吸困難，チアノーゼ，意識障害，痙攣で発症し，ショックや DIC へ急激に進行，母体死亡率は 60〜80％の致死的疾患です 表9-4 ．2010〜2016 年に日本で亡くなった 306 名の妊産婦のうち，事例解析ができた患者の 25％が羊水塞栓症でした[6]．高度な救命処置が必要になるため，疑った時点で輸血と蘇生処置を行いながら高次施設への搬送が必要です．血清中亜鉛コプロポルフィリンと STN（sialyl-Tn）抗原が診断補助として使用されています．

表9-4　**臨床的羊水塞栓症**

以下の 3 つを満たすものを臨床的羊水塞栓症と診断する．
1）妊娠中または分娩後 12 時間以内の発症
2）下記に示した症状・疾患に対して集中的な医学治療が行われた場合
　　①心停止
　　②分娩後 2 時間以内の大量出血（1,500mL 以上）
　　③播種性血管内凝固症候群（DIC）
　　④呼吸不全
3）観察された所見や症状が他の疾患で説明できない場合

JCOPY　498-06696

お産に間に合わない！　救急室での分娩対応

救急隊からの電話：「妊婦さんがお腹を痛がっています！　お股から赤ちゃんの髪
　　　　　　　　　の毛と思われるものが見えています！」

研修医　　　：「え～～～！！！　すぐに産婦人科医へ電話を！」

産婦人科医：「救急室で分娩になるかもしれません．助産師と小児科へ連絡してくだ
　　　　　　　さい！　救急室で分娩できるよう準備をお願いします！」

研修医　　　：「分娩の処置の準備？？　何を準備すればいいの！？」

赤ちゃんの保温と出血への準備が大切

　日本では，年間約 740 件の病院前出産（病院に到着する前に出産してしまった
ケース）があり，そのうち自宅での出産が 550 件，救急車内での出産は 124 件
です [7]．1 日に 1.5 件，日本のどこかで病院前出産が起きている計算です．他に
も，本人が妊娠に気付かずに腹痛を主訴に救急室を受診して，陣痛であることが
判明した症例や，妊婦検診を全く受けず，陣痛になって救急車で運ばれる症例（飛
び込み出産）もあります．救急車内や救急室で分娩となる場合，以下の物品を準
備してください．

▶事前準備

0）産婦人科医，助産師，小児科医への連絡

1）赤ちゃんを温めるもの：綺麗なタオル（2～3 枚），温めた点滴の袋，温か
　　い部屋

2）清潔手袋，清潔なハサミ，臍帯クランプ（または清潔な手術鉗子）

3）母体の出血に備える：静脈ライン，点滴，採血

4）経腹超音波

▶分娩時の処置

1）赤ちゃんが生まれてきたら，臍帯を清潔な手術鉗子 2 本で挟み，その間を
　　清潔なハサミで切断します．

　　＊清潔な器具が無い場合，臍帯を切断せずにそのままで構いません．

2）皮膚についている羊水や血を綺麗にタオルで拭き取り，新しいタオルで身
　　体をくるみます．新生児は低体温になりやすいため，中心体温（直腸検温）
　　36.5℃から 37.5℃を目標にします．

3）出生時間を確認し，アプガースコアの 1 分値 /5 分値を記録します 表9-5.

4）胎盤は無理に出す必要はなく，そのままで構いません.

5）産後の出血に備え母体の静脈ラインの確保と採血の提出を行います.

6）待機していると自然と胎盤が出てくることが多いです. 出てこない場合は臍帯を軽く牽引したり子宮底をマッサージすることで胎盤娩出を促します.

　　＊無理に臍帯を引っ張ると臍帯断裂や子宮内反症を誘発します.

　　＊胎盤が出ない場合，外液を点滴しながら産婦人科医が来るまで待機してください.

7）胎盤娩出後に出血が多い場合は子宮収縮剤を点滴します.

8）胎盤遺残が疑われたり出血が多い場合は経腹超音波を行います.

　新生児蘇生法（NCPR: neonatal cardiopulmonary resuscitation）のホームページでは，新生児蘇生のアルゴリズムや講習会のスライドが無料公開されています[8].

表9-5 アプガースコア（APGAR score）

	0点	1点	2点
皮膚色	全身蒼白（青紫色）	体幹ピンク色 手足先チアノーゼ	全身ピンク色
心拍数	心拍なし	100 以下	100 以上
刺激に反応	反応なし	顔をしかめる	泣く
筋緊張	だらりとしている	腕や足を曲げている	活発に手足を動かす
呼吸	呼吸していない	弱々しく泣く	強く泣く

Appearance: 皮膚色, Pulse: 心拍数, Grimace: 刺激に反応
Activity: 筋緊張, Respiration: 呼吸
アプガースコア　0～3点: 重症新生児仮死
4～6点: 軽度新生児仮死
7点以上: 正常
＊胎児仮死の状態が持続する場合は，蘇生処置が必要になります.

シミュレーションコースに参加しよう

　医学生・研修医や非専門医を対象にしたさまざまな産科救急・新生児蘇生の講習会が開催されています. 産科救急は普段出会う機会はそれほどありません. だからこそ，これらのシュミレーションコースで対応を学んでおくと，いざという時の役に立ちます.

JCOPY 498-06696

▶1．NCPR：新生児蘇生法

国際蘇生連絡委員会（International Liaison Committee on Resuscitation：ILCOR）で作成された『Consensus on Science with Treatment Recommendations（CoSTR）』に基づく標準的な新生児蘇生法の講習会．

▶2．ALSO/BLSO

Advanced Life Support in Obstetrics（ALSO）とは，医師やその他の医療者のための周産期救急教育コース．米国の家庭医が考案し，American Academy of Family Physicians（AAFP：米国家庭医学会）によって認可され，2009年までに50カ国以上で開催されている．妊娠初期の合併症，難産（肩甲難産，胎位・胎向異常，鉗子と吸引），妊娠の内科的合併症，分娩後大出血の対応，妊婦の蘇生法，などについて2日間で学ぶ[9]．

▶3．京都プロトコール

妊婦の急変発生時にスムーズな初期対応と後方転送ができることを目標に救急医・産婦人科医・助産師を対象に行われているシミュレーションコース[10]．

▶4．日本母体救命システム普及協議会（J-CIMELS）

日本産婦人科医会，日本産科婦人科学会，日本周産期・新生児医学会，日本麻酔科学会，日本臨床救急医学会，京都産婦人科救急診療研究会，妊産婦死亡検討評価委員会の6団体が設立したコース．医師，助産師，看護師，救命士などを対象に産後の出血性ショック，肺塞栓症，脳血管障害などの母体救命が必要な疾患に対する蘇生を実践的にトレーニングする[11]．

 産婦人科医からのアドバイス

- Red flag sign がある妊婦の場合，常位胎盤早期剥離が一番怖い疾患です．胎児や胎盤の状態を超音波で確認し，胎児心拍数モニターで子宮の収縮や胎児の状態を観察します．自宅出産や救急車内での出産では，児の保温や呼吸状態を確認すると共に，出産後の母体出血に備えて点滴の準備を行います．

プライマリ・ケア医からのアドバイス

- 産科救急の現場では，バタバタし殺伐で阿鼻叫喚な現場になってしまい，お母さんも一層不安が強くなると思います．そんな時こそ「大丈夫ですよ」「頑張りましょうね」という声かけや，生まれた時の「おめでとうございます！」という声かけが大事です．飛び込み分娩や早産など，本人の想定外の出産の場合は，産後の母児の関係やパートナーとの関係，ネグレクトや虐待のリスクなどを考えてケアを行います．

まとめ　筆者の病院でも1年に1〜2件ほど救急車内や救急室での出産があります．患者さん本人が妊娠していることに気づかずに腹痛で受診し，研修医が陣痛だと診断してくれた症例もありました．救急室や町中で産科エマージェンシーに出会った時，初期対応だけでも頭の中に入っていると，産婦人科医との連携がスムーズに行えます．

B　妊婦の心肺蘇生と外傷対応

日本の妊産婦死亡率は5人/10万出生と非常に低く諸外国の中でも安全性は高い国ですが，それでも年間40名前後の妊産婦が亡くなっています．ここでは，妊婦さんに対する心肺蘇生法や外傷の対応について学びましょう．

- ▶妊娠中でも心肺蘇生の薬剤やAEDは通常どおり使用する
- ▶母体の救命を優先する．母体が安定しなければ胎児も危ない
- ▶妊娠中は挿管困難のリスクが高い．気道確保困難に備える
- ▶4分以内に自己心拍が再開しないときには死戦期帝王切開を検討する

JCOPY 498-06696

▶妊婦の蘇生時は，救急医，産婦人科医，麻酔科医，新生児科医，手術室へ連絡が必要

妊婦の心肺蘇生

BRUSH UP YOUR WOMEN'S EMERGENCY CARE SKILL

症例

あなたが町を歩いていると，横を歩いていた妊婦さんが急にお腹を押さえてうずくまりました．急いで駆け寄り「大丈夫ですか？」と呼びかけましたが，反応がありません．意識がない…心臓マッサージ！！！さて，妊婦さんには AED（自動体外式除細動器）は使っていいのでしょうか？心臓マッサージや薬剤はどのようにしたらいいのでしょうか？

救急室へどんな情報が必要か

救急隊から病院に連絡する際に，以下の情報があれば非常に役に立ちます．

妊婦さんは母子手帳を持ち歩いていることが多いため，母子手帳をまずみることが重要です．

▪妊娠週数（分からない場合は子宮底の高さから推測します： 図9-4 ）

図9-4 子宮底の高さから妊娠週数を推測する方法

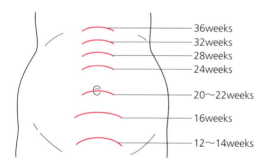

36weeks
32weeks
28weeks
24weeks
20〜22weeks
16weeks
12〜14weeks

・妊娠 12 週：子宮底（子宮の一番高い部分）が恥骨上に触れる
・妊娠 20 週：子宮底がお臍の高さに触れる（個人差があり触れにくい人もいる）
・妊娠 36 週：子宮底が剣状突起の高さに触れる
子宮の大きさには個人差が大きいため，必ずしも正確ではないことに注意する．
(Farida MJ, et al. Circulation. 2015; 132: 1747-73 [12])

- 単体なのか，双胎なのか（必要となる NICU ベットの数）
- 性器出血，破水，腹痛の有無
- 血液型，Rh 型（＋かーか）
- 頭位なのか骨盤位なのか
- 帝王切開術の既往の有無
- 胎動の有無

 妊婦の心肺蘇生も基本は同じ

　妊婦の心肺蘇生の基本的な流れは一般成人の BLS（basic life support），ACLS（advanced cardiovascular life support）と同じですが，3 つの注意点があります．2015 年版の AHA（American Heart Association）のガイドライン改訂では，母体が蘇生に 4 分間反応しない場合，死戦期帝王切開（perimortem cesarean delivery：PMCD）を考慮すべきであると記載されました．死戦期帝王切開は，心停止の妊婦に対して，母体の蘇生を目的に行う超緊急帝王切開術です．

図9-5 **妊産婦の心停止への対応チャート**

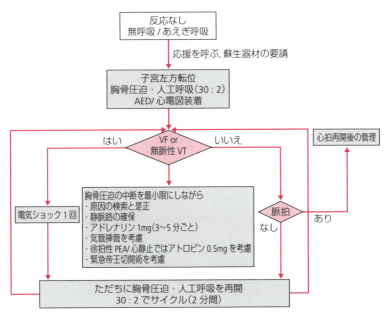

（日本産科婦人科学会，日本産科婦人科医会．産婦人科診療ガイドライン 産科編 2014，p.388[2]）

JCOPY 498-06696

ここでは救急室に心肺蘇生が必要な妊婦さんが運ばれてきた時の対応を学びます.

妊婦の心肺蘇生の3つの注意点

▶1. 用手的子宮左方移動を行う

妊娠20週ごろ（子宮底が臍の高さにくるぐらい）から，仰臥位では妊娠子宮によって下大静脈の圧迫が起こり30%ほど心拍出量が低下すると考えられています[13].そのため胸骨圧迫時に用手的子宮左方移動を併用することは大動静脈圧迫の解除に有効と考えられています（ガイドラインによって推奨度は異なります: ☞ p.138）.

▶2. 挿管チューブは1サイズ小さいもので

100%酸素でバックマスク換気を早期に開始します.妊娠中は気道粘膜が浮腫を起こしやすく気道が狭くなっているため，通常より細い6.0～7.0mmの挿管チューブが推奨されています.妊娠中は常にFull Stomachと考えます.妊婦は挿管困難となるリスクが高いため，自信が無い場合は無理に挿管しようとせず，バックマスク換気を行いながら気道確保器具（airway scope,気管支ファイバースコープ）の準備や麻酔科医へ連絡をしましょう.

▶3. 死戦期帝王切開（PMCD）

母体の蘇生中は基本的に胎児の心拍チェックやモニターは行いません（母体の蘇生最優先）.4分間の蘇生処置に母体が反応しない際にはPMCDを開始するこ

図 9-6 用手的子宮左方移動

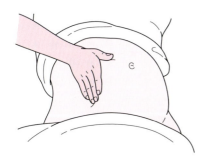
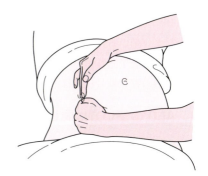

とが推奨されています．妊娠後期になると子宮には心拍出量の 20%，1000mL/min 近い血流が流れており，帝王切開で胎児を娩出することで子宮に流れていた血液が母体へ戻り母体の蘇生率を改善させると考えられています [4]．

 ## 妊婦の心肺蘇生の全体の流れ

▶1．妊婦の心停止を発見した時：人員と蘇生器具を確保する

蘇生には沢山の人と器具が必要です．妊婦の場合は死戦期帝王切開の準備も必要なため，この時点で麻酔科医，産婦人科医，手術室，新生児医へ連絡し連携して動くことが必要です．産婦人科医がいない場合は，BLS，ACLS を行いながら，近くの総合周産期母子医療センターや地域周産期母子医療センターへの搬送を検討します．

▶2．胸骨圧迫を開始する

意識が無く，正常な呼吸または脈拍が確認できない場合，ただちに胸骨圧迫を開始します．
- 成人 BLS と同じ C（胸骨圧迫開始）→ A（気道確保）→ B（人工呼吸）の順番
- 胸骨圧迫する時は，用手的子宮左方移動を行う
- 胸骨圧迫は 100 回 / 分以上のテンポで行う
- 胸骨圧迫は 5cm 以上の深さで行う
- 胸骨の圧迫部位は非妊娠時と同じ（AHA）
  ＊日本の産科ガイドラインでは，妊娠子宮で縦隔が頭側に移動しているため，胸骨の圧迫部位は通常の成人よりやや頭側が推奨されています．

▶3．呼吸管理

- 100％酸素でバックマスク換気を行う
- 通常より細い 6.0～7.0mm の挿管チューブを準備する
- 挿管困難を予測しデバイス準備や麻酔科医への連絡をする
- 挿管時の輪状軟骨圧迫は推奨されていない（AHA）

▶4．AED の使い方は同じ

- 心室細動（VF）や無脈性心室頻拍（VT）の時は AED による除細動を行う
- パッドを貼る位置やエネルギー量は非妊娠時と同じ

JCOPY 498-06696

表9-6	妊婦の心肺停止の原因

A. Anesthetic complication　麻酔科合併症
高位麻酔，低血圧，誤嚥，局所麻酔中毒
A. Accidents　外傷，自殺
B. Bleeding　出血
弛緩出血，癒着胎盤，常位胎盤早期剥離，前置胎盤，子宮破裂
C. Cardiovascular causes　心血管疾患
心筋梗塞，大動脈解離，心筋症，不整脈，弁膜症
D. Drugs　薬物
オキシトシン，マグネシウム中毒，インスリン，オピオイド
E. Embolic causes　塞栓症
羊水塞栓症，肺塞栓症
F. Fever　発熱
敗血症，感染症
G. General　一般成人と同じ
5H5T　＊注釈＊
H. Hypertension　妊娠高血圧症候群
子癇，HEELP症候群

〈参考〉
（AHA Scientific imformation. Farida M. et al. Circulation. October 6, 2015 [12]
山下智幸ほか. 心肺蘇生. Intensivist. 2016; 8: 393 [14]）

表9-7	5H5T：一般成人の心肺停止の原因検索

Hypovolemia　循環血液量低下	Tension peumothorax　緊張性気胸
Hypoxia　低酸素	Tamponade, cardiac　心タンポナーデ
Hydrogen ion　アシドーシス	Toxin　中毒
Hypo/hyperkalemia　低K/高K血症	Thrombosis, pulmonary　肺塞栓症
Hypothermia　低体温症	Thrombosis, cardiac　心筋梗塞

（AHAのACLSより）

- ショックをかける時は胎児心拍数モニターを外す

　（蘇生中は胎児心拍のチェックやモニターは行わない）

▶5．ACLS で使用する薬剤と容量は同じ

- エピネフリン（ボスミン®）　1mg/A を3～5分ごとに静注する
- AED に反応しない VF/VT にはアミオダロン 300mg を静注する
- その他の薬剤も非妊娠時と同様に使用する

▶6．死戦期帝王切開を開始する

- 妊娠 20 週以降の妊婦の心停止で 4 分間の心肺蘇生行為に反応しない場合
- 心停止から 5 分前後で胎児の娩出を目指す
- 胸骨圧迫は継続したまま帝王切開を並行で行う

 議論：用手的子宮左方移動はした方がよいのか？

　　妊婦の蘇生に関するエビデンスは観察研究が中心であり，強く推奨できるものはありません[15]．AHA や日本産科婦人科学会，日本産科婦人科医会の産科ガイドライン 2014 では胸骨圧迫時に用手的子宮左方移動を併用することが推奨されている一方，日本蘇生協議会の JRC 蘇生ガイドライン 2015 では，用手的子宮左方移動には「推奨を決めるには十分な根拠がない」としてしています[16]．

 用手的子宮左方移動と死戦期帝王切開の推奨内容の強化

　　AHA ガイドライン 2015 年版での大きな修正点は以下の 5 つです[17]．妊婦の蘇生において用手的子宮左方移動と死戦期帝王切開の推奨内容が強化されています．

1. 妊婦の心肺蘇生で重要なのは，質の高い CPR と大動静脈圧迫の解除の 2 点
2. 子宮底が臍の高さ以上であれば，胸骨圧迫時に用手的子宮左方移動を行うことは有効となる可能性がある．
   ＊左側臥位でも 1 回拍出量の 27％が改善するという研究があり[12]，2010 年度版では胸骨圧迫中に左斜側臥位にする方法も提示されていましたが，この体位では胸骨圧迫が効果的に行えないため削除されました．2015 年では用手的子宮左方移動のみが推奨されています．
3. 妊娠中期以降の妊婦の心肺停止時は，PMCD の準備をすぐ開始する．
4. 母体の蘇生の可能性が低い場合，PMCD を遅らせる必要はない．
5. 4 分間，母体の心拍が回復しない時は PMCD を検討する．
   ＊PMCD により胎児の蘇生が開始できること，母体の大動静脈圧迫が解除され母体の蘇生率も改善する可能性があるため，PMCD に関する推奨が多くなりました．

JCOPY 498-06696

Column

死戦期帝王切開（PMCD）は母体の救命処置

　死戦期帝王切開は，母体が蘇生に反応しない際に行われる帝王切開術のことで，胎児の生存とは無関係に行います．子宮による大動静脈圧迫が解除されることによる母体の血行動態の改善，胎児の蘇生を直接行えるなどの利点があります．心停止の妊婦を発見した時点で緊急帝王切開術を行う準備を始め，4分間蘇生行為に反応しない場合は，胸骨圧迫と薬物投与を継続しながら緊急帝王切開術を開始します．心停止から5分前後で胎児の娩出を目指します．38例のPMCDのケースビューでは，13例で母体がの心拍が回復し，12例で血行状態の改善が確認されました．34例の胎児（双子3組，三つ子1組）が生存し，母体心停止から15分後に母体心拍が回復した症例や，30分後に娩出された胎児の心拍が回復した症例が報告されています[18]．

　日本では2015年の時点で6件のPMCDが報告されており，そのうち2件を行っている大阪のりんくう総合医療センターでは，PMCDに経皮的心肺補助装置（PCPS）を併用するプロトコールを報告しています[19]．

 1年に40名前後の妊産婦が日本で亡くなっている

　2010～2014年までに亡くなった妊産婦213例のうち，約23%が産科危機的出血，16%が脳出血・脳梗塞でした 表9-8 [9]．初発症状の出現場所は診療所が35%，自宅11%で，産科病院や総合病院以外でも起こっています[21]．妊婦の蘇生は産婦人科医だけの話ではなく，診療所や救急室でも出会う可能性があります．

妊婦の転倒・外傷マネージメント

Dr.Shibataの 1Point Advice

日本では年間1～7万人の妊婦さんが交通事故により負傷していると予測されており[2]，妊娠中に12人に1人は怪我や外傷を受けます[13]．ここでは妊婦の転倒・外傷・交通事故時の救急室での初期対応を学びます．

表9-8　妊産婦死亡の原因疾患（N = 213）

原因疾患	%
産科危機出血 　DIC 先行型羊水塞栓症 　弛緩出血 　子宮破裂 　常位胎盤早期剥離	23
脳出血・脳梗塞	16
古典的羊水塞栓	12
心血管疾患 　大動脈解離 　周産期心筋症 　QT 延長症候群	8
肺塞栓・塞栓症	8
感染症 　敗血症・劇症型 GAS	7
事故・自殺	5
肝疾患，悪性疾患，その他	21

（母体安全への提言 2014 Vol.5 [20]）

Point
- ▶ 腹痛・性器出血・子宮収縮増強に注意する
- ▶ 常位胎盤早期剥離と凝固能異常に注意する
- ▶ 胎児心拍数モニターと子宮頸管長測定を行う
- ▶ 交通外傷時は外傷初期診療ガイドライン（JATEC）にのっとって診療する

妊婦の転倒・外傷時は常位胎盤早期剥離に注意する

　妊婦さんの腹部への衝撃で一番注意することは常位胎盤早期剥離（胎盤が子宮内で剥がれてしまう疾患）です．来院時は Red flag sign の「腹痛・性器出血・破水・胎動減少がないか」を問診をし，当てはまる場合にはすみやかに産婦人科医へ相談しましょう．常位胎盤早期剥離は，性器出血や下腹部痛，子宮収縮の増強による子宮板状硬が典型的ですが，初期には無症状の事もあります．

　腹部の重症な鈍的外傷の40％，軽い外傷の3％で常位胎盤早期剥離が発症したという報告があり[2]，軽い衝撃でも念のために産婦人科医の診察を受けることをおすすめします．産婦人科では，性器出血や子宮頸管長の短縮がないかを経腟超

JCOPY 498-06696

図 9-7 妊婦の外傷アルゴリズム

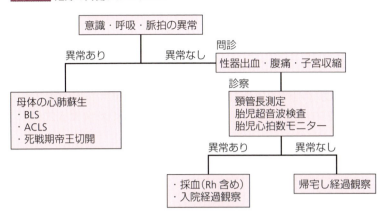

(Mendez-Figueroa H, et al. Am J Obstet Gynecol. 2013; 209: 1-10[22]) を
参考に著者作成)

音波で診察した後に，胎児心拍数モニターを装着して胎児心拍と子宮収縮を持続
的に観察します．Eastern Association for the Surgery of Trauma（EAST）の
ガイドラインでは 2〜6 時間は胎児心拍数モニターでの経過観察を行い，性器出
血，腹痛，胎児心拍数異常，10 分に 1 回以上の子宮収縮がある場合は，常位胎
盤早期剥離の発症リスクが高くなるため 24 時間の管理入院を推奨しています[23]．
　経腹超音波検査での常位胎盤早期剥離の所見は，胎盤の肥厚や胎盤下血腫によ
る高輝度エコーがありますが，感度 24%，特異度 96%，陽性的中率 88%，陰性
的中率 53% と高くありません[2]．常位胎盤早期剥離では DIC を発症しフィブリ
ノーゲン低値，血清 FDP 高値を伴いやすいため，血液検査で凝固能検査も提出
しましょう．

表 9-9 入院管理が推奨される外傷妊婦

・子宮の圧痛
・腹痛
・性器出血
・10 分間隔の子宮収縮
・破水
・胎児心拍数異常
・高エネルギー外傷
・血清フィブリノーゲン　<200mg/dL

(The Society of Obstetricians and Gynaecologists of Canada. Guidelines for the
Management of a Pregnant Trauma Patient. J Obstet Gynaecol Can. 2015; 37:
553-71[13]) より)

破傷風ワクチンと抗 D グロブリン投与を忘れずに

　妊娠中や産褥は免疫が低下しており，易感染性の状態です．破傷風ワクチンは全ての妊娠中および授乳中でも投与は可能です．創部に汚染がある場合は破傷風ワクチンの投与を行いましょう．また，Rh（D）陰性の母親が腹部打撲や流産をした際は，Rh（D）の感作を防ぐことを目的に 72 時間以内に抗 D グロブリン投与 1 バイアル（250 μg）の筋肉注射を行います（☞詳しくは 14 章 p.205）．

Kleihauer-Betke（クライハウエル - ベトケ）試験と母児間輸血症候群

　日本ではあまり行われていませんが，EAST のガイドラインでは妊娠 12 週以降の外傷妊婦ではクライハウエル－ベトケ試験が推奨されています[23]．これは母児間輸血症候群が起こっていないかを調べる検査で，母体血を pH3.5 のクエン酸－リン酸緩衝液に入れると，酸性に強い胎児赤血球だけが残り，エオジン染色による顕微鏡検査でみえるという仕組みです．母児間輸血症候群を認めた場合，胎児ジストレスのリスクが高いため入院管理が必要です．

高エネルギー外傷では母親の外傷診療を優先する

　高エネルギー外傷時は，外傷初期診療ガイドライン（Japan Advanced Trauma Evaluation and Care: JATEC）を優先して行い，母体のバイタルや病状を安定させる処置を先に行います．X 線撮影や CT は，母体の外傷検索で必要な場合は躊躇せずに行いましょう[22]．母体の状態が落ち着いている事が確認された後

表9-10　高エネルギー外傷

以下が当てはまる場合は「外表からはみえない臓器損傷が隠れている可能性がある」と考えて初期対応と画像検査を行いましょう．

- ・6m 以上の高さからの墜落
- ・自動車・鉄道車両にはねられた歩行者・自転車
- ・搭乗者が飛ばされた二輪車事故
- ・65km/h 以上の自動車事故
- ・32km/h 以上のバイク事故
- ・同乗者が死亡した車両事故
- ・車の損傷が激しい場合
- ・救出に 20 分以上を要した車両事故
- ・横転した車両事故
- ・体幹を重圧で挟まれた外傷
- ・首から鼠径部までの鋭的損傷

JCOPY 498-06696

に，内診や胎児心拍数モニターを行います．もし産婦人科医がいない場合は，経腹超音波検査で胎児の心拍があるか，胎盤の状態（血腫や肥厚の有無）を確認し，高次施設への搬送を検討します．（☞コラム p.145）

 妊婦の外傷初期診療の流れ

1. プライマリー・サーベイ　ABCDE ＋ F アプローチ
- Airway：気道の評価と確保，頸椎保護
- Breathing：呼吸と胸部外傷の確認
  - フレイルチェスト，開放性気胸，緊張性気胸
- Circulation＋F：循環と出血評価
  - 輸液，採血
  - ポータブル X 線（胸部・骨盤）で血胸・気胸と骨盤骨折のチェック
  - FAST（Focused Assessment of Sonography for Trauma）検査
  - 心タンポナーデ，腹腔内出血をチェックする
- Dysfunction of CNS：中枢神経系の評価
  - 意識，瞳孔，麻痺の評価
- Exposure & Environmental control：脱衣と体温管理
  - 脱衣と体温管理
- Fetus & Forward transfer：胎児と搬送の評価
  - 経腹超音波で胎児心拍数の確認と胎盤の肥厚や血腫を確認
  - 高次施設への搬送の検討

2. セカンダリー・サーベイ
- AMPLE 病歴の聴取
  - Allergy：アレルギー
  - Medication：内服薬
  - Past history and Pregnancy：既往歴と妊娠週数
  - Last meal：最終の食事時間
  - Events and Environment：受傷の状態，現病歴
- 全身検索
  - 頭からつま先まで診察し損傷が無いか確認する

3. Pregnancy：産科診察
- 内診（性器出血・子宮頸管長）
- 経腹超音波（胎児の向き・体重・胎盤の状態）
- 胎児心拍数モニター

（外傷初期診療ガイドライン JATEC．2016[24]）をもとに著者作成）

妊婦外傷における画像検査

　外傷の初期対応では，妊娠しているからといって必要な画像検査を躊躇すべきではありません．日本産科婦人科学会，米国産婦人科学会では 50mGy 以下の放射線量では，流産や胎児の奇形リスクを上昇させないとしています[2]．X 線撮影や単純 CT 検査では 50mGy を超える被曝量になることは少ないため，外傷初期対応で必要時に画像検査を行うことが推奨されています．

　☞妊娠の画像検査については 8 章 p.118 を参照

 妊婦さんに正しいシートベルトの締め方を伝えよう

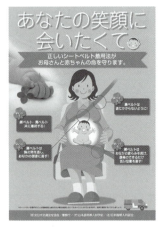

図9-8 啓発ポスター
(http://www.jsog.or.jp/news/pdf/poster_seatbelt.
pdf)

　妊婦さんもシートベルト着用が推奨されています（2008 年交通の方法に関する教訓の改訂）．妊婦さんの正しいシートベルトの締め方は「**斜めベルトは胸の間を通し，腰ベルトは恥骨上，子宮にベルトがかからない**」が理想です．健康保持上，シートベルト着用が適当でない場合は免除されますが，シートベルトを着用することで，衝突時にハンドルに腹部をぶつける衝撃が緩和されるため可能な限り着用が推奨されます[2]．また，6 歳未満の子供にはチャイルドシート着用の義務があります（道路交通法）．

JCOPY 498-06696

Column

非常に高い日本の産科救急医療レベル

日本の母体死亡率は先進国の中でも低く，この15年でさらに改善しています．

日本では各都道府県に以下の施設があり，母体・胎児の救急症例の受入を行う体制を整えています．妊産婦の救急症例で自分の施設で対応が難しい場合は，地域にある施設に相談・搬送を行うことができます．

- 総合周産期母子医療センター：母体・新生児搬送の受入，母体の救命救急対応
- 地域周産期母子医療センター：周産期に関わる比較的高度な医療行為を行う

表9-11 10万出生あたりの母体死亡数

国名	1990年	2000年	2015年
日本	14	10	5
イタリア	8	5	4
ブラジル	104	66	44
中国	97	58	27
フィンランド	6	5	3
英国	10	12	9
米国	12	12	14
ジンバブエ	440	590	443

(Trends in Maternal Mortality: 1990 to 2015
UNICEF, UNFPA, World Bank Group and the United Nations Population Division
http://apps.who.int/iris/bitstream/10665/193994/1/WHO_RHR_15.23_eng.pdf)

 産婦人科医からのアドバイス

- 母体の急変の原因として，産科DIC，羊水塞栓，HEELP症候群，周産期心筋症が隠れていないかを診察しましょう．転倒や外傷後には，胎盤の異常や切迫早産になっていないか，胎児の心拍数や状態に異常はないかを確認しましょう．

プライマリ・ケア医からのアドバイス

- 蘇生や重症外傷では母体の集中治療は必須ですが，同時に患者や家族の心理的なケア（胎児への不安，心配，食欲低下，不眠など）にも配慮することが必要です．母体は身体的には回復しても，後日に PTSD などが問題になることもあり，心理的なケアを意識します．万が一母体・胎児が死亡した場合，遺族のグリーフケアや精神的なフォローにも配慮する必要があります．

まとめ　妊婦であっても心肺蘇生・外傷治療の内容は一般成人と同じであり，救急室でいつも通りに初期対応を行います．まず第 1 に母体のバイタルや病態を安定させる事を最優先に考えて検査・薬物投与を行います．母体の状態が安定してから胎児の事を考えます．妊婦や胎児の状態が悪化した場合，緊急帝王切開術となることがあり，救急室から手術室，麻酔科医，新生児科医との連携をとる必要があります．

【参考文献】

1) Dunn PM, John Braxton Hicks(1823-97) and painless uterine contractions. Arch Dis Child Fetal Neonatal Ed. 1999; 81: F157-8.
2) 日本産科婦人科学会，日本産婦人科医会. 産婦人科診療ガイドライン 産科編 2014. 東京: 杏林舎; 2014.
3) Shinde GR, et al. Diagnostic performance of ultrasonography for detection of abruption and its clinical correlation and maternal and foetal outcome. J Clin Diagn Res. 2016; 10: QC 04-7.
4) Oyelese Y, et al. Placental abruption. Obstet Gynecol. 2006; 108: 1005-16.
5) 日本産婦人科学会，日本産婦人科医会，周産期・新生児学会，日本麻酔科学会，日本輸血・細胞治療学会. 産科危機的出血への対応指針 2017.
6) 日本産婦人科医会. 母体安全への提言 2015.
7) 加藤一朗，ほか. 全国の病院前周産期救護の現状調査と教育コースプログラム開発. へき地・離島救急医療研究会誌. 2014; 13: 22-5.
8) NCPR: 新生児蘇生法普及事業. http://www.ncpr.jp/guideline/purpose_ncpr.html (Last access 2017/01/26)
9) 周産期医療支援機構　ALSO/BLSO. http://www.oppic.net/(Last access 2017/01/26)
10) 京都産婦人科救急診療研究会. 京都プロトコール. http://obgy-emergency.com/(Last access 2017/01/26)
11) 日本母体救命システム普及協議会. https://www.j-cimels.jp/(Last access 2017/01/

JCOPY 498-06696

26)

12) Farida MJ, et al. Cardiac Arrest in Pregnancy A Scientific Statement From the American Heart Association. Circulation. 2015; 132: 1747-73.

13) The Society of Obstetricians and Gynaecologists of Canada. Guidelines for the Management of a Pregnant Trauma Patient. J Obstet Gynaecol Can. 2015; 37: 553-71.

14) 山下智幸, 山下有加. 心肺蘇生. INTENSIVIST 産科 ICU. 2016; 8: 393.

15) Part 10. Special Circumstances of Resuscitation Web-based Integrated 2010 & 2015 American Heart Association Guidelines.

16) 日本蘇生協議会. 第 2 章成人の二次救命処置. JRC 蘇生ガイドライン. 2015.

17) American Heart Association. AHA 心肺蘇生と救急血管治療のためのガイドライン アップデート 2015 ハイライト（日本語版）. 2015.

18) Katz V, et al. Perimortem cesarean delivery: were our assumptions correct? Am J Obstet Gynecol. 2005; 192: 1916-20.

19) 荻田和秀. 死戦期帝王切開に経皮的心肺補助装置(PCPS)を用いるプロトコル─外傷診療の概念を応用した重症妊産褥婦の集中治療戦略. Intensivist. 2016; 8: 414.

20) 妊産婦死亡症例検討評価委員会, 日本産婦人科医会. 母体安全への提言 2014 年. Vol 5, 平成 27 年.

21) 日本産婦人科医会. 平成 22-24 年妊産婦死亡. 平成 25 年 7 月.

22) Mendez-Figueroa H, et al.Trauma in pregnancy: an updated systematic review. Am J Obstet Gynecol. 2013; 209: 1-10.

23) Barraco RD, et al. Practice management guidelines for the diagnosis and management of injury in the pregnant patient: The EAST Practice Management Guidelines Work Group, J Trauma. 2010; 69: 211-4.

24) 日本外傷学会外傷初期診療ガイドライン改訂第 5 版編集委員会. 外傷初期診療ガイドライン JATEC. 2016.

〈柴田綾子〉

　ウィメンズヘルスケア（WHC）の領域は，思春期，性成熟期，壮年期，更年期，老年期という連続したライフステージとしてのシームレスなケアという概念として魅力的である．WHC は，この連続したライフステージとして 3 次元的で多面的な領域であるがゆえに，日本の従来の専門分化した医療といういわば 2 次元的な括りではカバーできない概念だと思っている．産婦人科医がその担い手の一翼であることはいうまでもないが，WHC は，産婦人科という専門医療以外の多くの専門医療分野に関わっており，それぞれの専門医療が個々に対応している日本の現状においては，必然的にさまざまな「隙間」が存在する．多くの先進国においては，この「隙間」を埋めておのおのの専門領域を 3 次元的に有機化（あるいは合理化）させる役割をプライマリ・ケア医が担っている．周知のとおり，日本における産婦人科医数の絶対的な不足，とりわけ周産期医療分野における不足は依然としてその危機を脱していない．そうした中で，先進国中で際立って低い乳癌・子宮頸癌検診率，先進国中最悪の経口避妊薬普及率とその反映としての中絶手術問題，風疹の流行年に繰り返される先天性風疹症候群への危惧，離島や僻地での産婦人科医療の撤退など，日本の WHC は，他の先進国に類をみない圧倒的な貧弱さを露わにしている．こうした状況は，産婦人科医数が充足すれば（今のところ，残念ながらその目処は悲観的であるが）解決するという問題ではないと思う．WHC という概念は，産婦人科という一専門分野が担うといった 2 次元的な発想を，プライマリ・ケアとの有機的な繋りを構築する 3 次元的な展開へ変革することで，はじめて本来の概念にたどり着けるのではないだろうか．産婦人科領域の医療をプライマリ・ケア医に肩代りさせようという発想ではない．癌検診，経口避妊薬と家族計画，子宮頸癌ワクチンの普及や性教育などの WHC にかかわる予防医療，高血圧や糖尿病などの妊娠のリスク因子の妊娠前と分娩後の継続的な管理とフォローアップなど，今日の日本が抱えるさまざまな WHC の課題は，産婦人科医とプライマリ・ケア医が協働することで，はじめて 3 次元的なダイナミズムを獲得し，そのことは，産婦人科医にとっても，本来為すべきより専門的な医療を展開する基盤となるはずである．

〈独立行政法人国立病院機構長崎医療センター産婦人科部長　安日一郎〉

JCOPY 498-06696

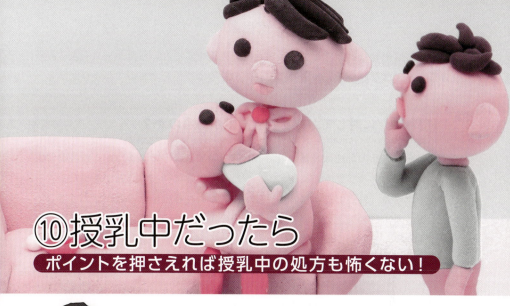

⑩授乳中だったら
ポイントを押さえれば授乳中の処方も怖くない！

Dr.Mizutaniの 1 Point Advice

プライマリ・ケアの診療現場において，外来で頻用される薬剤においては，授乳中に絶対禁忌となる薬剤はないと考えていいでしょう．問題になるのは抗癌剤や放射性同位体，麻薬の使用など，出産可能な年齢の女性にとっては特殊な状況に限られます．しかしながらまれな副作用の潜在的なリスクについては明らかになっていない部分もあり，投薬によって得られるメリットと潜在的な害を考慮しつつ，患者さんの希望や不安にも配慮を行い，処方を決定します．

Point

▶「授乳中は処方できない」といって診療を断らない

▶「内服中は断乳するように」といって患者さんと家族を困らせない

▶内服したほうがよいか？　しなくてもよいか？　極論で考える

授乳についての基礎知識

「授乳中」の受診の現状

　発熱や風邪症状などでの受診や，受診の問い合わせがあった場合に，「授乳中」という状態が加わるだけで診療に難色を示す医師も少なくありません．診療はし

ても処方は出せないと言われ，産婦人科で相談をするといったケースもよくみかけます．ではなぜ，多くの医師は授乳中の診療に難色を示すのでしょうか？

 ## 「授乳中」に対して，なぜ苦手意識があるのか？

おそらく，その理由は妊婦の場合と異なるのではないでしょうか．授乳婦が生理的に特徴のある状態であるからであったり，産褥に特有の問題があったりするからではなく，「処方しても授乳させていいのかわからない」ことが原因ではないでしょうか．この問題の根底には，授乳中の投薬について医学部で学ぶ機会がほとんどない，また初期研修以降でも系統だって学ぶ機会が乏しい，といった医学教育システムが抱える問題があるためと考えられます．

 ## 断乳を指示してはいけない

授乳中の投薬の不安の種，といえばお母さんへの影響ではなく「赤ちゃんへの影響」を想起されるのではないでしょうか．後述するように，頻用薬の内服中に授乳をしても，児への悪影響が臨床的に問題となるケースは実はほとんどありません[1]．では，処方をして断乳を指示した場合，お家に帰ってから彼女たちの生活にどのような影響を及ぼすのか？ ケースを通して少し考えてみましょう．

 ## 突然の「断乳」……家族全員の苦悩の始まり

症例
26歳女性，2カ月前に男児を出産．妊娠経過および分娩経過に問題なし．完全母乳（母乳のみの育児）を実施できており先日の児の健診でも特に問題は指摘されなかった．夜間に悪寒戦慄をきたし，39度の発熱を認めたため来院．上気道症状や消化器症状はないが，なんらかの感染症の判断で抗菌薬処方と対症療法，および内服中の断乳を指示され帰宅となった．

父：「ただいまー．熱どう？ 大丈夫？ 病院ではなんて？」
母：「……薬出されたけど，飲んでる間は授乳やめるようにって．ミルクと哺乳瓶買ってきた」
赤ちゃん：「おんぎゃあああ！」
父：「え？ そうか……それは，仕方ないな……ミルクのやり方教えてよ．俺もやる

JCOPY 498-06696

　　　から」

母：「私も産んだ時に病院で教えてもらっただけだから慣れてないけど, やったんだ
　　　けど飲んでくれなくて」

赤ちゃん：「あぁぁぁぅぅあああ！」

母：「おなかすいてるだろうに, うまく飲んでくれないの, 吸い口がだめなのかな」

父：「困ったなぁ……やっぱりおっぱいがいいんだろうな」

母：「なんか私も胸がすごい張っちゃって痛くなっちゃって」

父：「病院でみてもらわなかったの？」

母：「だって特に胸のことは聞かれなかったんだもん」

赤：「おんぎゃあああ！」

父：「薬飲んどけばいいんじゃないの？　最近おっぱいあげると痛いっていってた
　　　し, ちょうどいいじゃん. 子供も腹減ったら飲むだろ」

母：「なによそれ！　あなたが帰ってくる間, どんだけ大変な思いして病院行って,
　　　ミルクとか買ってきたかわかってんの！（泣）」

父：「あ, ごめん, ミルク……あげてみるから」

赤：「あぁぁぁぅぅあああ！」

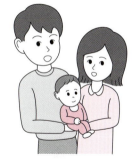

　　　～1時間後～

赤ちゃん：「おんぎゃあああ！」

父・母：「……」

 ## 内服中の授乳～ポイントをおさえれば怖くない～

　　授乳の頻度は児の月齢や家庭によりまちまちです. 完全母乳栄養を実践してい
る家庭では5～6カ月まで母乳のみで育児をしています. ミルクとの混合栄養で
あっても, 一般的に5～6カ月頃から離乳食の準備をはじめていきます. 徐々に
授乳頻度は少なくなっていきますが, 授乳を終える時期は家庭差が大きく, 出生
時から授乳をほとんど行っていない家庭から, 3歳を超えても入眠時や機嫌が悪
い時に欠かせない家庭など, さまざまです（無理に断乳・卒乳をする必要はない
というのが定説です）. 一般的には授乳の頻度が少ないほど, 内服薬が及ぼす児へ
の影響は, より少ないと考えていいでしょう. 先述のように, 授乳中の内服が児
に悪影響を及ぼすケースはまれです. アセトアミノフェン, 非ステロイド性抗炎
症薬（non-steroidal anti-inflammatory drugs：NSAIDs）, 抗菌薬などの頻用

薬は基本的に授乳を止める必要がありません．ただし，おのおのの薬剤について
は以下のリソースを参照してその安全性を確認して処方・授乳継続を指示しまし
ょう．

授乳中の投薬の考え方

授乳中の投薬に関する FDA 分類の廃止 [2]

　授乳中の安全性をカテゴリ別に A・B・C・D・X に分類し，臨床判断を支えて
くれた FDA 分類ですが，2015 年 6 月に改訂され，これらの分類は廃止されま
した．その理由としては同じカテゴリ内でもリスクにばらつきが多く，誤解を招
きやすいといったものでした．そのため FDA は，その薬剤をどの時期に，どれ
くらいの量を，どの程度の期間使った場合，リスクがどの程度高くなるのか，と
いった具体的な情報を，添付文書へ個別に記述するよう義務付けました．そのた
め，カテゴリに頼らずに 1 つ 1 つの薬剤を吟味して処方を検討する必要が出てき
ました．一方で，本邦の薬剤添付文書においては，ほぼ全てが妊娠中・授乳中の
投薬については禁忌または有益性投与となっています．ヒトにおける妊娠中・授
乳中の検証が行われていなかったり，動物実験での報告などがもととなっている
ためです．理論上や実質的には安全な薬剤がほとんどですが，添付文書上の表記
も伝えたうえで，投薬の是非について共通意思決定を行う必要があります．

相対的乳児投与量（relative infant dose：RID）

　母体が摂取した薬物は代謝され，一部が乳汁へ移動し，乳汁の一部を児が嚥下
し，その一部が腸管で吸収される，というプロセスを踏むため極微量しか児へは
移行しません．乳汁 / 血漿薬物濃度比（M/P 比：milk to plasma drug concen-
tration ratio）という指標があり，これが 1 を超えるものは「乳汁中に濃縮され
ている」ことになるため，1 未満であることが薬剤を選択する際に望ましいとさ
れています．しかし，内服と授乳のタイミングで M/P は変化するし，乳児が実
際に摂取することになる薬物量を正しく評価できません．そのため，現在は RID
が指標の 1 つとして使用されています [3]．これは母乳を介した薬物量が，乳児処
方量の何％に相当するかを計算します．10％未満であればおおむね安全というも
ので，10％以上となる薬剤はまれとされています [4]．臨床現場ではこれらを加味

JCOPY 498-06696

し，安全性についてまとめられた二次資料を用いて処方の是非を判断します．

授乳中の投薬に関するリソース

 資料を用いて投薬の是非を吟味する

多くの薬剤は相対的に投与の必要性が高ければ授乳中も使用可能ですが，一部で注意が必要な薬剤があります．非常に有用な書籍やウェブサイトのリソースをご紹介します．

▶書籍

・『妊娠と授乳　薬物治療コンサルテーション』第2版　南山堂

妊娠・授乳中の薬剤動態などの詳細な説明から，日常よく使用する薬剤の投与の適否などが一覧でまとまっており，病棟や外来に1冊あれば重宝する書籍です．

▶Web

・妊娠と薬情報センター

オンラインで閲覧できる日本語の資料です．医療関係者向けのページで，授乳中に安全に使用できると思われる薬についての一覧を閲覧することができます．

図 10-1 妊娠と薬情報センターホームページ

患者・ご家族の方へ　医療関係者の方へ　研究者・企業の方へ　ご寄付について　採用・研修　国立成育医療研究センターについて　病院　研究所　臨床研究開発センター

国立成育医療研究センターについて
About National Center for Child Health and Development

国立成育医療研究センターについて

トップ＞妊娠と薬情報センター＞医療関係者向け情報＞妊娠と薬情報センター：授乳中の薬の影響（医療関係者向け）

妊娠と薬情報センター：授乳中の薬の影響（医療関係者向け）

〔https://www.ncchd.go.jp/kusuri/news_med/druglist.html
（2016/10 access）〕

図 10-2 LactMed ホームページ

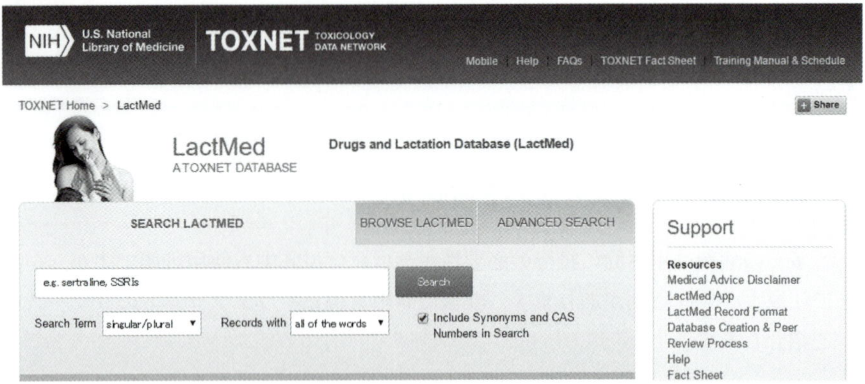

〔https://toxnet.nlm.nih.gov/newtoxnet/lactmed.htm（2016/10 access）〕

・LactMed

　妊娠と薬情報センターの情報源となっている海外サイトです **図 10-2** ．英語で授乳中の投薬についてのみですが無料で検索・閲覧することができます．日本でしか使用されていない薬剤については情報がないことがあります．

母乳育児のメリットを知ろう

　なぜそこまで授乳継続にこだわる必要があるのでしょうか？　それは母乳育児に大きなメリットがあるからです．また，断乳となると家族への負担は大きく，乳腺炎など乳房のトラブルなども起きます．それによって授乳の継続が困難となってしまうケースもあります．母乳育児のメリットを示します **表 10-1** ．WHOは母乳育児による母児双方の利益を最大にするために，生後 6 カ月までの完全母乳栄養を推奨しています．6 カ月以降であれば，栄養面の点からは母乳継続にこだわる必要性は乏しくなっていきますが，哺乳瓶を使用してこなかった家庭にミルクによる代替をすすめても児が受け入れられなかったりすることがあります．ミルクと母乳との混合栄養の家庭であれば，授乳を休んでミルクのみにするという方法もよいですが，授乳頻度の高い家庭においては上述の乳腺炎や，授乳を求めて泣き叫ぶ児を誰がみるのか？　といった問題も生じてきます．授乳環境を聴取したうえで方針を決定する必要があります．

表 10-1　母乳育児の母児双方のメリット

児の有益性
中耳炎・下気道感染・腸炎などの感染症の減少 気管支喘息・アトピー性皮膚炎・アレルギー性鼻炎などの減少 将来の肥満・2 型糖尿病・脂質異常症などの減少
母親の有益性
産後出血の減少・子宮復古の促進・産後うつの減少 2 型糖尿病・高血圧・心筋梗塞・乳癌・卵巣癌・子宮体癌などの減少
その他の有益性
上記疾病の予防による経済的な有益性 ミルクにかかる金銭の節約・児に付き添いに要する時間の節約 / 経済的損失の節約など

(Arthur I, et al. Pediatrics. 2012; 129, p600 [5]) をもとに著者作成)

授乳中のよくあるトラブル

授乳中の発熱をみたら

　先ほどの断乳のケースを振り返ってみましょう．発熱の原因はなんだったのでしょうか？　おそらくこのケースでは授乳方法が適切でなく，乳頭損傷が生じたことで，乳汁排出不全や痛みから授乳方法が不適切となり，効果的な授乳ができなくなったことでうっ滞性乳腺炎を生じたものと思われます．乳腺炎は，その定義によりますが産後に 3～20％の褥婦が経験する非常に頻度が高い疾患です [5]．そこで断乳を指示すればさらに悪化することが予想されます．

▶うっ滞性乳腺炎

　授乳婦が悪寒戦慄といったインフルエンザ症状で受診し [6]，上気道炎や消化器症状がなく熱源がはっきりしないといったケースで最も疑われます．効果的な授乳ができておらず乳汁うっ滞をきたし，発熱の原因となります．膿瘍形成はなく，助産師による搾乳ドレナージと授乳姿勢 (positioning) や乳房の含ませ方 (latch on) の見直しや指導（母体疲労，乳頭損傷，きついブラジャー，児の問題など）を行います [7]．食事指導（甘いものや脂物を制限する）をされることもありますが，これについてはエビデンスが不十分です [8]．これらについては分娩施設での相談を指示するとよいでしょう．乳房の外側上部が紅斑や硬結の好発部位です．

▶うっ滞性乳腺炎の対応

　自施設に産婦人科がある場合は産科外来で助産師に相談してもいいでしょう.
臨床現場では葛根湯の予防的投与が行われる場合があります. 発熱に対して処方
を行う時は, アセトアミノフェンやイブプロフェン（またはクーリング, 乳房そ
のものを冷やさないように）を使用します. 重度の場合や膿瘍形成を疑う場合は
セファレキシンなどを処方する場合があります[6]. 細菌感染の有無によらず授乳
は継続を推奨します. 乳頭痛などで困難な場合は, 搾乳の上で, それを哺乳瓶で
授乳させることを指導しています. 膿瘍は超音波検査で確認をしますが, 穿刺・
切開ドレナージが必要となるケースがあるため, 疑われる場合は産婦人科にコン
サルトが必要です（化膿性乳腺炎となると病院によって産婦人科でも対応が困難
であったり, 乳腺外科でも経験が乏しかったりすることがあるのが現状です）. 産
婦人科へのアクセスが悪い地域（離島など）であれば, 膿瘍の切開や穿刺ドレナ
ージに慣れていれば, 同様の手技でドレナージを行うことも可能です. 通院でそ
の都度穿刺を行ったり, ドレーンを留置する場合もあります.

 ## 助産師はどのようなケアをしているのか？

　処方の是非を決めて, 授乳トラブルは産婦人科・助産師へ引継ぎを行うことが
できれば申し分ないのですが, 助産師がどのようなケアを行っているのか, 簡単
に紹介しておきます.
　助産師は乳汁うっ滞をマッサージによるドレナージで解除し, 前述のように乳
腺炎に至った母児双方の要因を検索し, 対処を行います. 感染が疑われる例や処
方が必要なケース, 児の様子が気になる場合などは必要に応じ, 産科医などに相
談を行います. 授乳を止めてしまうと, 乳汁分泌が低下し, その後の母乳育児に
支障をきたし, 母児双方のメリットが得られなくなってしまいます. そのため,母
乳育児の意向がある母親には継続して支援を行い, 精神的なサポートも行ってく
れます. 母乳支援の方法にもいくつかの流儀があり, 助産師のスタンスによって
は葛根湯の処方を求められる場合もあります. 従来は糖質や脂質の摂取と乳腺炎
との関連も指摘されていましたが, エビデンスがなく近年ではこれを支持しない
傾向にあります. 何らかの事情で授乳を中断せざるをえないケースでは, カルベ
ゴリン 1mg の単回投与の処方を医師が行い, 乳汁分泌抑制を行う場合もありま
す.

JCOPY 498-06696

図10-3 乳腺炎

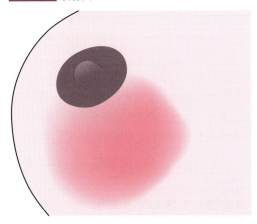

結局，処方はどうすればよいのか？

 極論で考える

これまでのことを踏まえて，処方の是非はどうしたらよいのでしょうか？　内服しなくても自然軽快が十分見込める場合や，有効性がはっきりしない薬剤であれば投薬は不要です．例えば，風邪で処方される対症療法薬の類や，鎮痛薬と一緒に処方されることの多い胃粘膜保護剤などです．しかし，放置した場合に重篤な転機が予想される場合には処方を行います．たとえば，咽頭痛が強く飲食が困難な場合の鎮痛薬や，腎盂腎炎などの細菌感染症に対する抗菌薬の使用などです．

説明の方法

患者さんとは，紹介したリソースで授乳中の投薬が許容される薬剤であっても，添付文書上の授乳中の投薬に関する記載や，潜在的なリスクの可能性は否定できないことを患者さんと相談します．そのうえで症状のとりうる経過や重症度を秤にかけて投薬の是非を決定していきます．また，児の様子に不安を感じたら産婦人科や小児科などへ相談するようにアドバイスします．

授乳中のお母さんの希望を汲む

　　授乳中の抗菌薬内服の安全性を説明しても，処方された授乳婦の 15% が抗菌薬を内服せず，7% が内服しながらの授乳を継続していなかったとの報告もあります [9]．また，母親に授乳継続の希望があっても，授乳中止を指示されると，授乳継続希望の意思を医師には言いにくいという現状があります．患者さんは何が心配なのか？　何を期待して来院したのか？　など，考えや背景を汲んだ治療方針を模索する必要があります．なんとなく不安で来院しただけで，投薬を希望しているわけではないこともあります．

 ## 授乳中の処方の実際〜ケースを通して学んでみよう

　　先ほどのケースではどのように対処することができたでしょうか．

医師：「特にカゼや胃腸炎の症状もないようですね．授乳中の場合，乳腺炎のこともよくありますが，胸の痛みや張りはありませんか？」

女性：「最近授乳するときに乳首が痛くて，胸も張ってきてるんです」

医師：「では看護師立ち合いで乳房も拝見させてください」

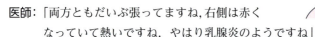

　　ベッドに仰臥位となり，タオルケットで胸部を覆いブラジャーを外すか上げるかしてもらう．タオルケットで覆ったまま乳房は片方ずつあらわにして視診・触診を行う．

医師：「両方ともだいぶ張ってますね，右側は赤くなっていて熱いですね．やはり乳腺炎のようですね」

女性：「どうしたらいいですか？」

医師：「授乳は続けてください．痛みは授乳中の赤ちゃんの抱き方や乳房のくわえさせ方がうまくいっていないことによるもののことが多いので，分娩した病院の助産師さんに相談してみてください．マッサージしてたまっている母乳を出してもらうと楽になりますよ」

女性：「わかりました，明日行ってみます」

医師：「熱もだいぶ辛そうですが，解熱剤はどうしますか？」

女性：「薬を飲みながら授乳しても大丈夫ですか？」

JCOPY 498-06696

医師：「授乳中に安全性が100％保障されている薬はないのですが，経験的に安全に使用できるとされている薬も多くあります．高熱がある状態でご自身の体調管理と育児・授乳を続けることは大変ではないですか？　もちろん心配なら薬を使わずに氷枕などで体や乳房を冷やして様子をみても大丈夫ですよ」

女性：「そうですか……じゃぁ，一応処方はお願いします」

授乳中に使用する薬剤

　　原則，多くの薬剤は授乳中も必要性が高ければ使用して差し支えないものがほとんどですが，救急外来で頻用される傾向にある薬剤を記します．これ以外が使用できないわけではありませんし，表記の薬剤であっても必要性が乏しければ投与を避けることが望ましいです 表 10-2 ， 表 10-3 ．巻末資料の 表 1 （p.254）も参考にして下さい．

表 10-2 　**授乳中にも使用される投薬の例**

解熱鎮痛薬	カロナール®，イブプロフェン®，ロキソニン®など
抗菌薬	ペニシリン系，セフェム系，マクロライド系
抗インフルエンザ薬	タミフル®，リレンザ，イナビル®など
抗ヘルペス薬	アシクロビル®，バルトレックス®
喘息治療薬	SABA，LABA，ICS，LTRA，短期のステロイド内服・点滴
抗甲状腺薬	チラージン®，チウラジール®，メルカゾール®
片頭痛治療薬	イミグラン®，マクサルト®など
抗めまい薬	メリスロン®
抗アレルギー薬	ポララミン®，アレグラ®，アレロック®，ジルテック®など
上気道炎などに処方される薬剤	メジコン®，ムコダイン®など
胃腸炎などに処方される薬剤	乳酸菌製剤，ナウゼリン®，ロペミン®，フェロベリン®
胃薬	ガスター®，タケプロン®，ムコスタ®，ブスコパン®など
便秘薬	酸化マグネシウム，プルゼニド®，ラキソベロン®
睡眠導入薬	デパス®，マイスリー®などの短時間作用のもの．依存性に注意
・点鼻，点眼，点耳，軟膏，貼付薬などの外用薬	
・緊急避妊薬	
・漢方薬全般	

SABA: Short acting β2 aginist
LABA: Long acting β2 agonist
ICS: Inhaled corticosteroid
LTRA: Leukotriene recepter antagonist

表 10-3　授乳中に投与が望ましくない薬剤

授乳中の治療に適さない	アミオダロン 抗癌剤（数日間授乳を控える，詳細は引用図書参照）
乳児の曝露レベルが比較的高い	フェノバルビタール エトスクシミド プリミドン リチウム ヨード製剤
放射性アイソトープ	甲状腺機能亢進症の治療目的 一部の診断用アイソトープ （半減期などに応じて個別に対処が必要）
乳汁分泌を抑制する	ブロモクリプチン エルゴタミン（子宮収縮用のメチルエルゴタミンを除く） 経口避妊薬（特に産後 6 週未満）
その他	覚せい剤や麻薬 薬物過量内服 アルコール飲料，タバコ

（妊娠と薬情報センター[10] / 伊藤真也，ほか．妊娠と授乳　薬物治療コンサルテーション．第 2 版．南山堂．2015[11] より改変）

 産婦人科医からのアドバイス

▪ 母乳は各種疾病の予防など母児双方にメリットがあり，短期間的には産後の子宮収縮促進や産後うつ病の予防にもつながります．また，授乳を行わない場合はすぐに月経が戻り，妊娠する可能性があるため，効果的な避妊方法について説明を行いましょう．授乳中はある程度の無月経期間が得られますが，それ自体に避妊効果を期待せずに，他の避妊方法の併用を指導しましょう．産後の内服薬の変更や，内服下での授乳の是非については，内科医や小児科医と連携し対応しましょう．

 プライマリ・ケア医からのアドバイス

▪ 助産師とともに可能な限り完全母乳のサポートを行いましょう．乳房のトラブルや風邪などのコモンディジーズに関する投薬の相談に対応しましょう．授乳を通して母児の心理的な関係性の強化や産後うつ病の予防・早期発見に繋げましょう．

JCOPY　498-06696

まとめ

　産後や授乳中など，育児にかかわるお母さん世代にとって，必要なケアや理解が十分に浸透していないのが現状です．授乳中に救急外来を受診する女性の心境はどのようなものでしょうか．おそらく自分の体調以上に，子供のことや授乳と内服の関係，断乳を指示される心配など，不安だらけではないでしょうか．授乳中を理由に診療を断られるケースも決して少なくありません．医療従事者として，少しでもお母さん世代を支える一助になれるよう，授乳中の処方について知識を深め，実践に移してみましょう．

【参考文献】

1) 日本産科婦人科学会, 日本産婦人科医会. CQ104-5 授乳中に服用している薬物の児への影響について尋ねられたら？産婦人科診療ガイドライン 2014. 東京: 杏林舎; 2014.

2) FDA. Pregnancy and Lactation Labeling (Drugs) Final Rule . http://www.fda.gov/Drugs/DevelopmentApprovalProcess/DevelopmentResources/Labeling/ucm093307.htm (2016/10 access)

3) 伊藤真也. 薬物移行と曝露レベルのパラメータ. 薬物治療コンサルテーション　妊娠と授乳. 第 2 版. 東京: 南山堂; 2015.

4) Peter N. 5 - Use of the monographs on drugs, Drugs and Human Lactation (Second Edition) 1996. p.67-74.

5) Jeanne P, Spencer MD. Management of mastitis in breast feeding women. Am Fam Physician. 2008; 15: 727-31.

6) Arthur I, et al. Executive summary breastfeeding and the use of human milk. Pediatrics. 2012; 129: 600-3.

7) Lisa H. Amir. Breastfeed Med. ABM Clinical Protocol #4: Mastitis Revised March. 2014; 9: 239-43.

8) 中山明子編　おっぱいの相談. お母さんを診よう. 第 2 版. 東京: 南山堂; 2015.

9) Ito S, et al. Maternal noncompliance with antibiotics during breastfeeding. Ann Pharmacother. 1993; 27: 40-2.

10) 妊娠と薬情報センター. https://www.ncchd.go.jp/kusuri/news_med/druglist.html#unfit (2016/12 access)

11) 伊藤真也, 村島温子. 妊娠と授乳　薬物治療コンサルテーション. 第 2 版. 南山堂. 2015.

〈水谷佳敬〉

⑪産後のエマージェンシー
— Postpartum Emergencies —

産後に起こりうる重症疾患を見逃さない

「授乳中だったら」では乳腺炎のような産後のコモンな疾患に触れましたが，これ以外にも発熱などで産後の女性が来院するケースはしばしばあります．風邪や胃腸炎，尿路感染などは授乳中でなくとも一般的ですが，産褥に遭遇する比較的重度の疾患は知っていないと鑑別にあげることができません．そのための準備として，問診票などで事前に授乳中や産後であることを拾い上げておくことが大事です．

パターンで認識する産後のエマージェンシー
- ▶ 産後 10 日以内の腹痛・発熱・悪露の増加 / 悪臭➡子宮内膜炎
- ▶ 産後 3 カ月以内の高血圧➡妊娠高血圧症候群
- ▶ 産後 3 カ月以内の片側の下腿腫脹➡深部静脈血栓症
- ▶ 産後 5 カ月以内の呼吸不全・浮腫・易疲労感などの心不全症状
  ➡周産期心筋症
- ▶ 産後 1 年以内の不定愁訴，元気がない，育児放棄➡うつ病（周産期うつ病）

JCOPY 498-06696

Case1：腹痛，発熱……悪露（おろ）がにおう，増えてきた

症例

30歳女性．7日前に第1子を出産．2日前に退院したが，帰宅後から微熱があり夜間になり39度の発熱が出現．産婦人科へ連絡したが，遠方のため近隣の内科をまず受診するよう指示され来院した．明らかなsick contactはなし，上気道症状や嘔気下痢もなし，乳房痛なし，下腹痛があり悪露の臭いが強くなってきた．

▶Snap Diagnosis：子宮内膜炎 [1]

- 頻度は高くないものの歴史的に重要な産後感染症，昔の母体死亡原因No.1
- 典型的には発熱・腹痛・悪露の増加／悪臭
- 帝王切開後や子宮内感染はリスクが高い
- 抗菌薬治療を開始し産婦人科へ紹介を

　産後，子宮内の貯留物（悪露：おろ）に感染をきたし子宮内膜炎を呈する場合があります．産後2～10日以内のうち2日以上，口腔温で38度以上の発熱を認めた場合に産褥熱と定義されていますが，実際には腋窩で計測を行っています．産後24時間以内は分娩そのものによって生理的に体温が上昇するためにこの期間は除外しています．通常，産後4～5日目に自宅退院となり，産後すぐのトラブルは産婦人科へ相談が寄せられる場合が多いですが，アクセスの問題などで内科などに相談に訪れる場合もあります．子宮内膜炎では，「8章 妊娠中のコモンプロブレム（p.102）」で触れられたA群溶連菌感染症の経過をとるケースがあり，その場合，非常に重篤となります．クリンダマイシン＋ゲンタマイシンまたはアンピシリン・スルバクタムなどの広域抗菌薬の点滴治療を行い産婦人科へ紹介します．

▶Treatment [2~4]

- ダラシン® 900mg 8時間ごと＋ゲンタシン® 3～5mg/kg 24時間ごと
- ユナシン® 1.5g 6時間ごと
  - ＊ダラシン®は添付文書上2,400mg/dayが最大量
  - ＊ゲンタシン®は添付文書上3～4回/dayの分割投与

　子宮内容の培養はコンタミネーションを避けての採取が困難なことなどから推

奨はされていません．クラミジアや淋菌などが妊娠中に調べられていないケースでは頸管粘液での検査が必要となります（通常，クラミジアは妊婦健診でチェックされています）．敗血症は 5〜20％との報告がありますが，一般的に septic な状態でなければ血液培養が施行されないこともあります．昔は現在ほど衛生水準も高くなく，抗菌薬もなく母体死亡の主要因でしたが，近年ではこれらの改善のため頻度はかなり減っています．帝王切開後の方や分娩前に子宮内感染があった方で時々遭遇する程度です．

Column

悪露（おろ）

　産後は悪露（子宮からの浸出液）が流出し，暗赤色〜褐色となりおよそ 1 カ月持続します．15％くらいの褥婦で 6〜8 週間程度，少量の悪露が持続する場合がありますが❶，新鮮血の増加や凝血塊の排出などがなければ経過観察が可能です．このような場合，通常は産婦人科でフォローが行われています．子宮が十分収縮し，悪露の排出が良好であれば通常は産後 1 カ月以内に恥骨上から子宮を触れなくなります．十分に緊張をといた状態で下腹部を触れて腫瘤感があるようであれば悪露が貯留した子宮を触れている可能性があります．経腹超音波検査での確認が診断の補助となります．

【コラム参考文献】

❶ Oppenheimaer LW. The duration of lochia. Br J Obstet Gynaecol. 1986; 93: 754

 Case2: 産後の血圧高値，体調不良

症例　38 歳女性．2 週間前に第 1 子を出産．出産前に血圧高値を指摘されていたが特に分娩経過には問題なく，産後 5 日目に退院となった．夜間頭重感を覚え，血圧測定したところ 180/100mmHg と高値であったため心配になり来院．妊娠中も自宅での血圧測定を指示されていた．

▶**Snap Diagnosis: 妊娠高血圧症候群（PIH: pregnancy induced hypertension）**[6]

- 産後発症する PIH がある
- 産後も血圧，尿蛋白には注意を

「8章 妊娠中のコモンプロブレム」で触れられた PIH ですが，産後 12 週以内までに発症するものと定義されており，産後になってから血圧上昇などを認める場合があります．大抵，妊娠末期にはその徴候が出ていることがあるため，母子手帳などで高血圧（140/90mmHg 以上）がないかどうかの確認を行います．妊娠中は生理的に血圧が下がるため，妊娠中でも「前高血圧」のような値は高いと判断します．しかし，妊娠中に正常経過で，産後に血圧が上昇するケースもあります．多くの場合，授乳中ですが，家庭血圧計測の指示に加えてニフェジピン内服（アダラート CR® 20mg/day）などのカルシウム拮抗薬で初療を開始し産婦人科へつなぎます．まれですが産後に HELLP 症候群を呈する場合もあるため肝機能・腎機能・尿蛋白および血算の確認を行います．他の主訴で来院した場合も，産後 12 週以内であれば血圧は意識しておきたいポイントです．

 Case3: 足が腫れて痛い

症例

29 歳女性．1 カ月前に出産．里帰り出産先の実家より自宅に自家用車で昨晩帰宅した．3 時間ほどかかった．未明に左下腿の熱感と腫脹・疼痛を自覚し来院．

▶Snap diagnosis: 深部静脈血栓症[7]

- 妊娠中だけでなく，産後も血栓ハイリスク状態である
- 帝王切開後や切迫早産での安静・入院歴，肥満などはリスク因子である

妊娠中は静脈血栓塞栓症のリスクが上昇することは知られていますが，産後もしばらくはリスクが高い状態にあります．最もリスクが高いのは産後 6 週間程度とされていますが，産後 12 週程度までそのリスクは高い状態にあるとの報告があり，産後の下肢痛や腫脹では積極的に疑い除外をする必要があります．治療は深部静脈血栓症に準拠しますが，投薬を行う場合は授乳との兼ね合いで治療薬を吟味する必要があります．新規抗凝固薬は授乳への安全性について情報が乏しいため，急性期はヘパリンで対処します．分娩後，しばらく両下腿の浮腫が出現することがありますが，これは生理的なものであり治療を要しません．

Case4：呼吸が苦しい，心不全様

34歳女性．特記既往なし．1カ月前に出産．妊娠経過に特に異常なし．ここ数日，倦怠感・動悸があり，浮腫も出現．夜間も横になると息苦しかった．徐々に呼吸苦が悪化し，就寝できないため来院．

▶Snap diagnosis：周産期心筋症（PPCM：peripartum cardiomyopathy）[8]

- 産後の心不全症状では必ず鑑別にあげる
- 特異的治療は基本的にないため，心不全としての全身管理を行う
- 冠動脈解離などもしばしば報告がある

　産後に発症した場合に産褥心筋症とも呼ばれます．妊娠末期または産後に，特に心疾患の既往のなかった女性が心不全症状（息切れ，咳，浮腫）を呈します．PPCMは画一的な診断基準の確立には至っていませんが，妊娠10カ月〜産後5カ月以内に発症する他に原因のない心拍出量低下（EF＜45％）とされており，特異的な治療はなく心不全治療に準拠します．治療方針の決定にEFの評価やvolume statusの評価が必要であるため，酸素投与・静脈路確保・モニター装着・バルーン留置を行い速やかに循環器内科へコンサルトします．臨床的に明らかな溢水状態で血圧が保たれていれば，フロセミド静注により応急的に利尿をはかります．来院施設での分娩であれば，産婦人科へは一報をいれておくといいでしょう．病態にプロラクチンの関与が指摘されており，ブロモプリクチンの投与や授乳中止の有効性を示唆する報告もあります．頻度はアジア人で1/2,675人出産とされており，白人（1/4,075人出産）より多い傾向にあります．また，産後の冠動脈解離などによる急性冠症候群も3〜6/10万出産とまれですが，しばしば報告があります．若い女性だから心疾患は否定的，と先入観を持たずに，産後の病歴がある場合は慎重な対応を心がけましょう．

JCOPY 498-06696

表 11-1　周産期心筋症の診断基準

	診断基準
ヨーロッパ心臓病学会の心筋症分類	非家族性で拡張型心筋症の遺伝背景を持たない，妊娠に関連した心筋症
アメリカ心臓協会の心筋症の分類と診断基準	左室機能障害と拡張，心不全を呈する，希少性後天性の原発性心筋症
米国 NHLBI と希少疾患対策局のワークショップ	①分娩前 1 カ月から分娩後 5 カ月以内に新たに心不全の症状が出現 ②心疾患の既往がない ③他に心不全の原因となるものがない ④左室駆出率（LVEF）＜45％ もしくは左室短縮率（%FS）＜30％
ヨーロッパ心臓病学会の心不全部門の産褥（周産期）心筋症ワーキンググループ	①妊娠の最後のほうから産後数カ月までの間に，左室収縮機能障害により心不全を呈する，特発性心筋症 ②そのほかに心不全の原因がない（常に除外診断である） ④左室はあまり拡張していないが，ほぼ全例で左室駆出率（LVEF）＜45％

NHLBI: National Heart, Lung, and Blood Institute

（神谷千津子. 周産期心筋症. 心臓. 2014; 46 [9]）

Case5: 元気がない，不定愁訴，育児に意欲がわかない，様子がおかしい，精神疾患の既往

症例

　42 歳女性．2 カ月前に第 1 子を出産（不妊治療後）．産後より悲嘆的となっていた．日中は自宅で乳児と 2 人の環境であった．乳腺炎をきっかけに授乳を中断．ここのところ悲嘆が強く，泣いてばかりおり，育児もままならない様子であった．「ダメな母親だ」「もう死んでしまいたい」などの発言もみられた．実母と夫に付き添われ来院．

▶Snap diagnosis: 産後うつ病（周産期うつ病）[10, 11]

- 気付けるかどうかがキーポイント．産後の受診では常に意識する．
- 診断基準はうつ病に準ずる．本人は気力の問題と捉えている．
- 同伴者にも家庭での様子をうかがう．

▶Red Flag: 以下のうち 1 つでも当てはまれば当日精神科コンサルト！

- 自殺に至る恐れがある

- 児を傷つける恐れがある
- 産褥精神病が疑われる

　出産後に体調や今後の育児の不安などから一時的に気分が落ち込む，いわゆる
マタニティブルー（postpartum blue）は有名ですが，これは産後数日で出現す
るものの軽快することが多く，予後良好です．一方で，産後 1 カ月くらいに問題
となるのが産後うつ病（postpartum depression）です．妊娠中もうつ病の発症
率が高いことから周産期うつ病（peripartum depression）と捉えるようになっ
てきました．育児環境のサポート不足や精神疾患の既往などもリスクファクター
となります．ハイリスク褥婦は助産師や保健師でフォローされていることがあり
ますが，産婦人科のフォローは 1 カ月健診で終了し，精神科外来までは紹介され
ていないケースが多くあります．産後の女性で，不定愁訴を抱える場合は産後う
つ病を疑う必要があります．特異的な症状はなく，診断は大うつ病（DSM-5）に
準拠します．スクリーニングには複数の方法がありますが，エジンバラ産後うつ
質問票（EDPS: Edinburgh Postnatal Depression Scale）が簡便で感度・特
異度の面からも有用です．実際にはまず大うつ病と同様に，悲しみ（sadness）と
興味の喪失（anhedonia）でスクリーニングを行い，いずれも陽性の場合に質問
票を用いる二段階スクリーニングも行われています．

- わけもなく悲しくなったり涙を流すようなことがありますか？
- これまで楽しみだったことが楽しめなくなったり，興味がなくなったりしてい
  ますか？
　→ 2 つとも "YES" なら EDPS でのスクリーニングを．「育児は楽しめていま
すか？　赤ちゃんはかわいいですか？」といった質問を追加し "YES" でないな
ら要注意！

　産後うつ病が疑われる場合は精神科外来へ紹介します．精神科受診に抵抗を示
す場合は産婦人科でも構いません．産後はある程度の睡眠不足や疲弊感は誰しも
感じるものですが，通常は児への愛着が保たれているものです．本人に産後うつ
の自覚がなかったり「育児ができないダメな母親」のレッテルを恐れて相談や受
診につながらないことがしばしばあり，他の症状でも来院時にその傾向がないか
どうかの注意が必要です．
　産褥精神病は統合失調症のような明らかな精神異常を呈するため周囲が受診さ
せることが多いため発見は比較的容易です．精神疾患の対応に準拠して対処を行

JCOPY 498-06696

表11-2 周産期（産後）うつ病のリスクファクター

リスクファクター	オッズ比
出産への恐怖	3.8
喫煙	3.25
未成年	3.14
未婚（同棲含む）	2.86
社会的・経済的弱者	2.59
40歳以上	1.41
家庭内暴力	3.1
不安	2.7
予定外の妊娠	1.41
妊娠糖尿病	2.29
うつ病の既往	29

（Robert C. Am Fam Physician. 2016; 15: 852-8 [11]）

表11-3 マタニティブルーと周産期（産後）うつ病の違い

項目	マタニティブルー	産後うつ病
期間	10日未満	2週間以上
発症	産後2〜3日以内	産後1カ月以内，産後1年まで発症しうる
罹患率	80%	5〜7%
重症度	軽度	中等度〜重度
希死念慮	なし	ありうる

（Robert C. Am Fam Physician. 2016; 15; 93: 852-8 [11]）

表11-4 エジンバラ産後うつ質問票（EDPS）

1. 笑うことができたし，物事の面白さもわかった．
2. 楽しみに物事を待っていた．
3. 物事がうまくいかないと，不必要に自分を責めたりした．
4. 特に理由もないのに心配になったり不安になったりした．
5. 特に理由もないのに恐怖を感じたりパニックになったりした．
6. やらなければならないことがたくさんあり大変だった．
7. 睡眠が困難でありとても不幸な気分だった．
8. 悲しくなったり，惨めな気分を感じた．
9. 泣いてばかりいてとても不幸な気分だった．
10. 自分自身を傷つけるという考えが起こった．

ここ1週間以内の様子を回答してもらう．各項目に0〜3点の選択肢があり，30点満点中10点以上で産後うつ病を疑う．選択肢を含んだ正規の質問票はサイトを参照．
＊感度75〜100%，特異度76〜97%．

〔エジンバラ産後うつ病自己評価表 [12]
Edinburgh Postnatal Depression Scale（EPDS）[13]〕

います．幻覚・妄想といった統合失調様症状を呈する場合，産褥精神病が疑われるため緊急治療を要します．授乳は安全性の比較的高いとされる薬剤（例：ジェイゾロフト®，ルボックス®，ノリトレン®）などから選択し，母体の状況に合わせて可能な限り継続します．投薬を行った場合は，児の状態を注意深く観察し，活気がなかったり母乳やミルクの飲みが悪かったり，機嫌が悪い状態が続くような場合は連絡をするように指示する必要があります．授乳中の投薬に関する考え方は「10章 授乳中だったら」を参照して下さい．

 ## 産婦人科医からのアドバイス

- 産後に増悪・発症する疾患があり，退院までの経過や退院後も注意を要します．リスクの高い褥婦ではその可能性と徴候について地域の保健師へも連絡します．産後うつのハイリスクでは助産師とともに分娩後の訪室を頻回とし情報共有を行い，自殺の恐れがある場合は精神科病棟へ入院を依頼します．周産期心筋症や深部静脈血栓症など，重症の循環器疾患にしばしば遭遇するため，循環器内科医と連携し診療にあたり，疑い段階で速やかにコンサルトを行います．

 ## プライマリ・ケア医からのアドバイス

- 産後は体調の変化だけでなく，家族関係の変化などダイナミックに環境が変動する時期であり，褥婦と新生児・家族の関わりにも注目します．「夫の産後うつ病」にも注意を払いましょう．季節により家族へのインフルエンザワクチン接種や，乳幼児突然死症候群に関連して禁煙の重要性なども呼びかけを行います．褥婦が入院する場合は可能な限り母乳育児支援を助産師と共同でサポートしましょう．褥婦入院の際には家族のメンタルケアも行いましょう．妊娠中に妊娠糖尿病や妊娠高血圧症候群があればそのフォローがされているかもチェックを行いましょう．

JCOPY 498-06696

まとめ

　産後も生理的な機能はダイナミックに変化しつづける時期で，妊娠中と同様にその評価には注意を要する場合があります．しかしながら，出産とともに産婦人科との距離は離れ，授乳中であることを理由に内科的な診療は敬遠される傾向にあります．育児に注意と時間を割かれ，セルフケアが乏しくなるといった要因から，医療機関への相談が遅れる場合もあります．産後の女性が受診した場合には，これらのようなエマージェンシーを念頭におきつつ，診療にあたりましょう．また，明かなうつ病を疑うケースでなくとも，常に産後うつの併存を疑い，サポートが必要と思われるケースは産婦人科や精神科へつなぐように意識しましょう．

【参考文献】

1) Chen KT. Postpartum endometritis. In: UpToDate, Post TW (Ed), UpToDate, Waltham, MA. (Accessed on October 04, 2016.)

2) McGregor JA. Randomized comparison of ampicillin-sulbactam to cefoxitin and doxycycline or clindamycin and gentamicin in the treatment of pelvic inflammatory disease or endometritis. Obstet Gynecol. 1994; 83: 998.

3) Mackeen AD. Antibiotic regimens for postpartum endometritis. Cochrane Database Syst Rev. 2015; PMID 25922861.

4) CDC. Pelvic Inflammatory Disease (PID). 2015 Sexually Transmitted Diseases Treatment Guidelines. http://www.cdc.gov/std/tg2015/pid.htm. (2016/11 access)

5) Oppenheimer LW. The duration of lochia. Br J Obstet Gynaecol. 1986; 93: 754.

6) Phyllis August. Management of hypertension in pregnant and postpartum women. In: UpToDate, Post TW (Ed), UpToDate, Waltham, MA. (Accessed on October 04, 2016.)

7) Kmietowicz Z. Risk of thrombosis is raised for 12 weeks after giving birth, finds US study. BMJ. 2014; 348: g1556.

8) Arany Z, Elkayam U. Peripartum cardiomyopathy. Circulation. 2016; 133: 1397-409.

9) 神谷千津子．周産期心筋症．HEART's Selection1 妊娠に伴う循環器疾患．心臓．2014; 46. https://www.jstage.jst.go.jp/article/shinzo/46/11/46_1420/_pdf (2016/11 access)

10) Screening for perinatal depression. Committee Opinion No. 630. American College of Obstetricians and Gynecologists. Obstet Gynecol. 2015; 125: 1268-71.

11) Robert C. Identification and management of peripartum depression. Am Fam Physician. 2016; 93: 852-8.

12) エジンバラ産後うつ病自己評価表．
http://www.procomu.jp/jspd2016/pdf/yougo_kaisetu05.pdf (2016/11 access)

11　産後のエマージェンシー

13) Edinburgh Postnatal Depression Scale (EPDS). http://www.fresno.ucsf.edu/pediatrics/downloads/edinburghscale.pdf (2016/11 access)

〈水谷佳敬〉

JCOPY 498-06696

寄稿⑤　家庭医による産科診療の可能性

　日本においては，家庭医が妊婦・分娩の管理まで行うことはまれではあるが，産科危機と言われる現在の状況においては家庭医が産科診療へ関わることを期待する現場も存在する.

　恵寿総合病院（石川県七尾市）は年間分娩件数 300 超，常勤産婦人科医 2 名で産科診療を行っていた．そこに産婦人科医としての研修は受けていないが米国で 3 年間の家庭医療専門研修プログラムを修了した私が平成 21 年より週に半日の産婦人科外来を担当し，妊婦健診，分娩を含めた産科診療を開始した．米国の家庭医療専門研修プログラムでは修了後にローリスク妊婦の分娩管理ができるようにカリキュラムが組まれており，伝統的には多くの家庭医が分娩を含む産科診療を提供してきた（＊注；近年はその数が家庭医の 20 ％弱まで減少し，カリキュラムもそこまで要求されなくなった）．家庭医が産科診療を提供しているといっても，家庭医が全くの単独で診療を提供することは通常ない．妊婦健診や分娩の管理は基本的にローリスクの妊婦を扱うのではあるが，実際には肩甲難産や胎児機能不全といった産科的救急介入を必要とすることはローリスクの妊婦にも生じるのであり，帝王切開を含めた産婦人科専門医の速やかな介入が必要になることがある．それを可能にするために普段から緊密な連携をとって，常に産婦人科専門医がバックアップとして存在しているのが通常である.

　私が恵寿で産科診療を開始した時もそれを大前提として開始した．当初は産婦人科専門医も家庭医が何をどこまでできるのか懐疑的に思っていたようだが，特に問題となることもなく，むしろ社会心理的なサポートを含む産婦人科領域外のさまざまな健康問題にも対応し，産婦人科医が手術などで手が離せないときには分娩を担当したりする中で家庭医が産科診療を提供することに好意的に思ってくれるようになった.

　現在では常勤産婦人科医も 3 人に増え，家庭医療専攻医を含む 3 人の家庭医も夜間を含めた分娩に対応できる体制を整えており，家庭医が関わることにより以前にも増して安全でより高度な産婦人科診療を病院において提供できるようになった.

　また家庭医による妊婦健診の実施は隣接するクリニックに移し，産後は褥婦だけでなく生まれた新生児にも健診を提供し，その後の予防接種に繋げていく中でより多くの若い世代の家族をケアできるようになり，家庭医としてその醍

醍醐味をより享受できる環境が整ってきた．

　このように産婦人科医に理解と協力を得る中で家庭医が産科診療まで提供することは可能であり，それにより産婦人科医，家庭医，また地域の若い世代の親子により多くの利益をもたらす可能性を秘めていると言えるであろう．

〈恵寿ローレルクリニック院長　吉岡哲也〉

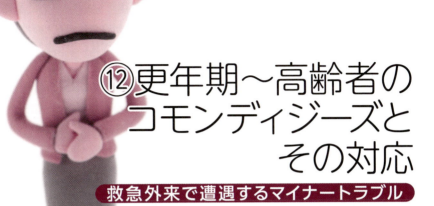

⑫更年期〜高齢者の コモンディジーズと その対応

救急外来で遭遇するマイナートラブル

緊急性はなさそうだけれど……訴えが非特異的でまとまらず，はっきりしない．そのような中高年世代の診療は誰しも経験があるのではないでしょうか．そのようなときは更年期障害を鑑別にあげ，適切に次につなげられるようにしておきましょう．また，高齢者においては導尿の際や更衣の際に，骨盤臓器脱や留膿症による帯下異常などが思いがけずみつかることがしばしばあります．緊急性の高いシチュエーションもあるため，応急処置は身に着けておきましょう．

Point

- ▶中高年の不定愁訴をみかけたら更年期障害を鑑別にあげよう
- ▶骨盤臓器脱のトラブルシューティングを身につけよう
- ▶高齢者の不明熱？　子宮・卵管留膿症をみつけよう

不定愁訴？　更年期障害かも

BRUSH UP YOUR WOMEN'S EMERGENCY CARE SKILL

 更年期障害の基礎知識

　一般的に閉経5年前くらいから卵巣機能が減退しはじめて，エストロゲン減少

に伴うさまざまな症状を呈するようになります．日本人の閉経年齢はおおむね50歳であり，閉経前後の5年間，およそ45～55歳が更年期とされます．そして12カ月間の無月経を経て閉経と診断します．この時期に起こる身体的・心理社会的なものに起因する，器質的な変化によらないさまざまな症状が更年期障害と定義されています[1]．典型的な症状としては，のぼせ・ほてりといったホットフラッシュがあります．本邦では20～60％の女性がホットフラッシュを経験するといわれています．本邦では半数以上の女性が症状の出現から7年以上，閉経から4～5年続くとされ，閉経が比較的遅かった人では60歳前後になっても症状を認めることがあります[2]．閉経前後はさまざまな症状が出やすい時期で，「周閉経期」として捉えられています．

更年期障害の診断は？

　更年期障害は臨床診断です．判断のために，しばしばホルモン値の採血が行われていますが，この時期は変動が大きく診断には有用でないとされています[3]．子宮摘出後で月経がなくなってしまった患者に対して採血（FSH≧40mIU/mL，エストラジオール≦20pg/mL）で確認を行う場合があります．ホルモン検査は外注となる施設もあり，夜間救急外来では実用的ではありません．年齢的に更年期に入り，閉経または月経間隔があくようになった女性がさまざまな症状を訴え来院した場合に更年期障害を疑います．そのうえで除外診断的に更年期障害と診断します[4]．症状としては月経周期の乱れに伴い，頭頸部のホットフラッシュをはじめ，腟萎縮による性交時痛・不眠・抑うつ・イライラ・不安・肩こり・関節痛・冷え・しびれなど症状は多岐にわたります．日本人では肩こりや易疲労感，頭痛，のぼせ，腰痛，発汗などが頻度として高いとの報告もあります[4]．クッパーマン更年期指数や更年期症状評価表[5]などの問診票もあり，婦人科では診断の補助や症状の経過確認に用いられます．

更年期障害の鑑別診断

　ホットフラッシュや発汗の鑑別としては甲状腺機能亢進症や褐色細胞腫，悪性リンパ腫などもあがるため，問診での確認が必要です．抑うつやイライラなどの精神症状がメインの場合は，うつ病のスクリーニング（悲しみの有無，興味の喪失）も行います．うつ病を併発している場合は更年期の治療と並行してうつ病の治療が必要な場合もあるため，他の精神疾患が疑われる場合も含め，精神科への

JCOPY 498-06696

コンサルトを要することもあります．倦怠感など非特異的な主訴が並ぶ場合は副腎機能不全なども考えられます．更年期の女性は自身の健康や人付き合いのほかに，子供の巣立ちや夫婦問題，親の介護などさまざまな問題を抱えやすい時期であり，心理社会的な背景の影響も無視できません．診療を継続するにあたっては，患者中心の医療の方法[6,7]などを意識して包括的に診療にあたる必要があります．

表 12-1 更年期障害の鑑別

症状	鑑別疾患
血管運動症状	甲状腺機能亢進症，パニック障害，褐色細胞腫，カルチノイド腫瘍，薬剤性（選択的エストロゲン受容体モジュレーター，抗精神病薬，抗うつ薬，違法薬物，カフェイン過剰摂取，アルコールなど）
泌尿生殖器症状群	接触性皮膚炎，皮脂欠乏症，カンジダなどの性器感染症，膀胱炎，過活動膀胱，硬化性萎縮性苔癬，シェーグレン（Sjögren）症候群，糖尿病などの陰部異常感覚，悪性腫瘍など
精神神経症状その他	うつ病などの精神疾患，副腎機能低下症，身体表現性障害，慢性疲労症候群，職業性など（心理社会的な要因を軽視しない）

（水谷佳敬著．佐藤毅編．治療 マイナーディジィーズ．2017; 99: 366）

救急外来 / 時間外診療でどう対処する？

救急車で来院するようなことは滅多にありませんが，日中に受診できなかったなどの理由や，不眠を主訴に相談に訪れるケースがあります．症状は多岐にわたり，なかなか話がまとまらないこともよくあります．訴えを傾聴したはいいものの，診療時間が長引き深みにはまってしまうこともあります．救急外来で対応するような緊急性が乏しいのは一見して明らかですが，「日中に再診」で帰宅させてしまうのでは，受診した患者さんのニーズを満たせていませんし，更年期障害を疑うことができなければどの診療科を受診すればよいのかわからず，受診先で同じようなことの繰り返しとなります．また，治療可能な更年期障害や精神疾患が原因であったにもかかわらず，その後の受診につながらずに著しい QOL の低下を引き起こす可能性も考慮しなければなりません．まずは効果的な傾聴方法としての BATHE テクニックをご紹介しましょう．

BATHE テクニック

BATHE テクニックはプライマリ・ケア医が外来で行うことのできる簡潔な心理療法です．患者背景や，抱えている問題点を聞き出し，それに対してどのよう

表12-2 **BATHE technique**

		質問の例	解説
B	Background 背景・現状	どのようなことが起きていますか？	来院の背景を引き出す.
A	Affect 感情・影響	どう感じていますか？ どのような気分ですか？	患者がどう感じているかを表出する機会を与える.
T	Trouble 問題点	どのようなことが問題ですか？ あなたを困らせているのは何ですか？	「影響」がポジティブなものであっても, 現在の生活状況への影響を尋ねる.
H	Handling 対応	どう, 対処していますか？	身体的な苦痛や感情に影響するような心理的ストレスを受けているかどうかを評価する.
E	Emotion 共感	それは大変な状況ですね.	共感を示すことで, 気づかいや理解を示し, 患者を肯定し, ポジティブな感情を高め, 医師患者関係を強化する.

(Sandra R. Fam Med. 2008; 40: 407-11[9])

に対処しているのかに焦点をあてていき, 共感の態度を示すとした流れで構成されています[8]. これによってみえなかった問題点や患者がどう考えているのかを垣間見ることができる場合があり, 問診方法の1つとして有用です. BATHE テクニックを用いた医療面接の流れをみてみましょう.

▶Case

53歳女性. ここ数年, 不眠傾向であったがとくに受診はしていない. 昨晩はほとんど眠れず, 本日も寝付けず睡眠導入剤処方を希望し夜間外来を受診.

女性:「先生, 薬をいただけませんか？ どうしても寝ておかないとまずいんです」
医師:「睡眠薬が必要なんですね. これまで使用されていたわけでもないようですが, どういった事情があるのか, よろしければお聞かせいただけませんか (Background)」
女性:「はい. 明日, 取引先との大事な会議があるんです. 私は小さな会社の取締役をしているのですが, ここ数日その準備で十分休めませんでした. でも, 明日だけはなんとしても体調を整えておきたいんです」
医師:「大事な会議があって, 体調をととのえておきたいんですね. ほかにはどんな

JCOPY 498-06696

影響がでていますか？（Affect）」

女性：「昼までエンジンがかからない感じですね.更年期っていうんですか？　のぼせやほてりもあって，気分もいまいちパッとしないんです.最近肩こりもひどくて，関節も痛くて，でも昼間に受診できる時間が全然とれないんですよ」

医師：「なるほど,ほかにも更年期障害のような症状があってお困りなんですね.一番問題になることはどんなことですか？（Trouble）」

女性：「やはり仕事への影響です.イライラして社員にあたってしまうこともありますし，ほとんど寝れずに，取引先との約束に遅刻しそうになったこともありましたから」

医師：「お仕事への影響は大きいようですね.これまでは,どう対処されてきたんですか？（Handling）」

女性：「市販の睡眠導入剤を飲んだりしてましたよ.寝る前にアルコールやカフェインとらないとか, 強い光をみないとか, 眠れなければいったん起きるとか, ネットに書かれているようなことはいろいろ試しました.それでもなかなかきかなくて，○○の母っていうサプリも試しましたが，だめでしたね」

医師：「そうですか……これまでも大変だったんですね（Emortion）」

女性：「そうなんですよ先生，これってやっぱり更年期なんでしょうか？」

医師：「更年期障害を心配されているようですね.症状からはありうると思うので,近いうちに産婦人科で相談をされてみてはどうでしょうか.更年期の相談をしている内科などのクリニックでも大丈夫です.睡眠について処方を決めるにあたって，もう少しお話をきかせてください」

■解説

　この事例ではBATHEテクニックにより，「眠剤希望」という主訴から「更年期障害が心配」という隠れた主訴を引き出せた形となりました.慣れるまではぎこちなくなることもありますが,「話を聞いてもらった」という満足感にもつながります.更年期障害らしさを見積もるには最近の月経の様子やホットフラッシュの鑑別まで問診する必要があります.また不眠が主訴であり，うつ病も鑑別にあげる必要があります.

更年期障害の Red flag

　うつ症状や悲嘆が強い場合は，ホットフラッシュなどを認めていても，大うつ病に準じた対応と精神科へのコンサルトを要します.また,40歳未満で続発性無

月経をきたし，ホットフラッシュをはじめとした更年期症状を認める場合は，早発卵巣不全の可能性があります．緊急性には乏しいですが，骨粗鬆症などが問題となるため，ホルモン補充が必要となります．妊娠や薬剤性などによる無月経でないことを確認し，後日，産婦人科受診を指示しましょう．

知っておきたい，ホルモン補充療法の適応とリスク・ベネフィット

　更年期障害に伴う血管運動症状として認められるホットフラッシュにはホルモン補充療法（hormone replacement therapy：HRT）が著効します．しかし，禁忌（乳癌，脳卒中，血栓症など）が存在したり，定期フォローが必要であること，また性器出血の有無や投与方法などバリエーションが存在することから救急外来では処方しにくい薬剤です．HRT は長期使用に伴い乳癌の発症率上昇や心血管イベントとの関連も指摘されているため[10]，処方にあたってはある程度の知識が求められます．HRT にはさまざまな効果が示唆されていますが，有効性と有害性とのバランスから，禁忌がない症例でホットフラッシュが顕著であり，QOL の障害が大きければ適応があると考えてよいでしょう．しかし，夜間や救急では処方できる薬剤が限られている医療機関のほうが多いことを考えると，第一選択薬とはなりにくいでしょう．

更年期障害と考えたら，処方はどうする？[11]

　「不定愁訴」に対してデパス®などのベンゾジアゼピン系の安易な処方は依存性

表 12-3　更年期の漢方使用の例

漢方薬	対象患者	
当帰芍薬散	虚弱タイプ（虚証） 冷え，肩こり，めまい，頭痛，抑うつ，不眠，不安	
加味逍遙散	中間証 のぼせ，発汗，肩こり，めまい，頭痛	
桂枝茯苓丸	がっちりタイプ（実証） のぼせ，発汗，肩こり，頭痛，めまい	

（臼杵　恕．日本産科婦人科学会雑誌．2000; 52: N93-96[11]）

が問題となるため，避けるべきです．更年期障害の可能性を伝え，処方はせずに産婦人科などへの受診を指示するにとどめることも選択肢の1つでしょう．HRTの使用にあたっては医療者側にある程度の知識や経験が求められ，フォローが前提であるため，救急外来など処方を行うのであれば，まず漢方薬をお勧めします．漢方薬は，「証」に合わせて処方を行うのが原則ですが，一般的に加味逍遥散（かみしょうようさん），当帰芍薬散（とうきしゃくやくさん），桂枝茯苓丸（けいしぶくりょうがん）などがよく使用され，この3剤で80〜90％のケースに対処可能とも言われています．4週間で効果判定を行い，効果がなければ他の漢方へ変更，という形で内科外来などでも使用されています．メリットとしては，副作用があまり問題にならず，安価で，さまざまな効能が期待できるという点があります．デメリットとして，即効性は期待できず，服用が1日3回と煩雑であり，ホットフラッシュに対してはHRTほどの著明な効果は得られにくいといった点があります．

 ## 本当に更年期障害？

　中高年における不定愁訴の鑑別に更年期障害は外せません．しかしながら更年期として片づけられてしまい，正確な診断がなされていないケースがあるのも事実です．心理社会的な問題に端を発する身体表現性障害などもその1つです．更年期（45〜55歳）から逸脱した年齢に更年期障害の診断をつける場合には注意をしましょう．

女性医療で使う漢方薬

　女性診療においても他の診療領域同様に，漢方薬を使用する場面がよくあります．不妊治療領域でも使用されるなど，幅広い領域でさまざまな主訴に対して用いられており，例をあげていきます．

- 妊娠中の風邪：桂枝湯，香蘇散など．一般薬の処方は行わずに漢方で経過をみることがあります．
- 乳腺炎：葛根湯．細菌感染がなくても，乳汁うっ滞の状態からよく使用されます．
- 更年期障害：桃核承気湯（とうかくじょうきとう：がっちり，便秘がちな人に），女神散，イライラに抑肝散など．本文で紹介したもののほかにもさまざまな漢方

が用いられます.

- 月経困難症：当帰芍薬散，芍薬甘草湯，イライラに対しては抑肝散.
- 過多月経：芎帰膠艾湯（きゅうききょうがいとう）．悪性疾患の除外のための婦人科的精査も必要です.

　婦人科受診に患者さんが抵抗を感じている場合や，婦人科へのアクセスが悪い場合，婦人科に受診しているがもう一歩，という時に漢方を試してみるというのも一考です.

骨盤臓器脱（pelvic organ prolapse：POP）

骨盤臓器脱について 図12-1, 図12-2

　腟は子宮口までの解剖学的な通路であり，前方には膀胱，後方には直腸が位置しています．分娩や慢性的な腹圧の影響（農家・重量物扱い，便秘など）により，周囲の支持組織が弛緩し，子宮口の脱出（子宮脱）や，腟前壁越しの膀胱の脱出（膀胱瘤），同様に後壁越しに直腸瘤を呈する場合があります．子宮摘出後であっても，弛緩した腟壁を先進部として小腸が下垂してくることもあります．これらを総称して骨盤臓器脱と表現します．骨盤臓器脱が視診で明らかにならなくともさまざまな自覚症状を呈しますが，本項では夜間・救急外来で遭遇しうる重度の骨盤臓器脱の臨床像とその対処を身につけておきましょう.

図12-1 骨盤矢状断正常解剖図

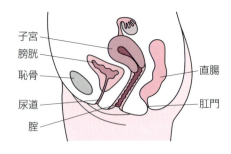

子宮
膀胱
恥骨
尿道
腟
直腸
肛門

JCOPY 498-06696

表12-4 骨盤臓器脱のステージ（POP-Q）

Stage Ⅰ	腟壁の最も下降している部位が処女膜輪より1cm以上上方にある
Stage Ⅱ	腟壁の最も下降している部位が処女膜輪より1cm上方と1cm下方の間にある
Stage Ⅲ	腟壁の最も下降している部位が処女膜輪より1cm以上下方にある
Stage Ⅳ	後腟円蓋部が完全に脱出し，腟壁の最も下降している部位が（腟長−2）cm以上

図12-2 完全子宮脱

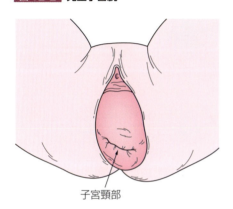

子宮頸部

 骨盤臓器脱の実際

　主に高齢者が主訴として来院しますが，無症候性であったり，恥ずかしくて相談しにくいなどの理由で受診していなかったケースもよく遭遇します（妊娠中や産後の子宮脱もあります）．そのため，軽度のものも含めると正確な有病率を知ることは困難とされています．腟口からの粘膜面の脱出が明らかなもの，または努責や子宮頸部の牽引（専用の鉗子を用います）などで脱出が明らかになるものは重度の骨盤臓器脱に相当します．頻度的には膀胱瘤に次いで子宮脱が多く，直腸瘤はあまりみかけません．

 骨盤臓器脱の問題点

　骨盤臓器脱を主訴に救急車や夜間外来に来院することはまれで，どちらかというと陰部の診察や入院着などへの着衣の交換，導尿の際に明らかになることが多

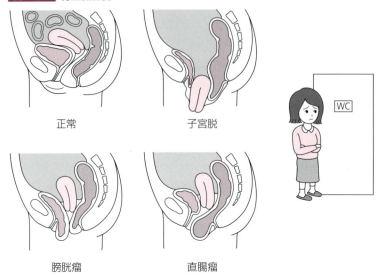

図 12-3 骨盤臓器脱

正常

子宮脱

膀胱瘤

直腸瘤

いです．著明な骨盤臓器脱により，尿閉による慢性的な排尿障害をきたし，腎盂腎炎から敗血症性ショックを呈するケースもあるため，全身状態の悪い高齢女性では陰部の観察も重要な観察項目となります（閉鎖孔ヘルニアなどとともに，陰部の視診も重要です）．通常，視診で明らかでない骨盤臓器脱では失禁の原因となることはあっても，尿閉などの排尿障害の原因となることはありません．しかし，直腸瘤の場合では直腸内の便の嵌頓による高度の便秘や，直腸内の著明な便貯留により尿道圧迫まできたし，排尿困難や尿閉を起こすケースもあります．肉眼的に明らかな骨盤臓器脱の鑑別として，進行した子宮頸癌や腟癌，筋腫分娩があります．悪性腫瘍の場合，出血や悪臭を伴い，表面が崩れやすいので判断は容易です．

骨盤臓器脱の対処

　軽度であれば骨盤底筋群体操（ケーゲル体操）の指導などが有効ですが，重度の骨盤臓器脱には無効です．ドーナツ型をしたペッサリーリング　図12-4　の留置　図12-5　や手術を行いますが，著明な骨盤臓器脱ではリングを留置してもすぐに脱出してしまうため，保存的対応は困難な場合が多いです．救急外来では尿閉やそれに伴う尿路感染，便嵌頓などが骨盤臓器脱の症状として問題となるため，

JCOPY 498-06696

図 12-4 ペッサリーリング

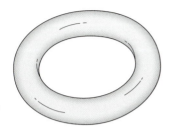

図 12-5 ペッサリーリングの挿入

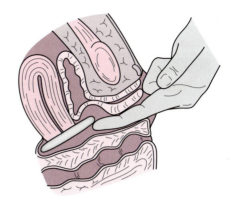

図 12-6 連結ガーゼによる応急処置

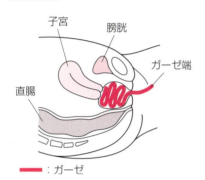

── : ガーゼ

導尿やバルーン留置をしたり，必要に応じて摘便や浣腸を行います．骨盤臓器脱の状態では尿道が折れ曲がり導尿が困難な場合がありますが，脱出した粘膜面を用手的に還納してから導尿を試みるとスムースに行えます．膀胱瘤が尿で緊満していて，還納が困難な場合でも安易に粘膜面からの膀胱穿刺を行ってはいけません．尿閉などを伴っていない場合は，みた目の問題や下着の汚れなどの問題に留まるため，着衣やオムツの使用に際し，用手的に還納してみるか，脱出したままでも構いません．特に寝たきりで自覚症状の訴えもない患者の場合，排泄さえ問題なければ特別な対応を要しません．導尿やバルーン留置が困難な場合は，ガーゼの端を結び 3〜6 枚連結したものを用手的に徐々に腟内におしこみ，脱出した臓器の還納を試みるガーゼパッキング法も一時帰宅や在宅などでの応急処置としては有効です 図 12-6．入りきらないガーゼは切り取るなどして調節します．しかし，長期のガーゼ留置は悪臭や toxic shock syndrome などの原因となるため，1〜2 日以内に抜去や交換をする必要があります．遺残を防ぐために必ず留置した枚数の記録をしておきましょう．あくまで産婦人科などへの受診のための応

急処置であり，受診しないかもしれない場合や，フォローできないケースでは行うべきではありません．

Column
在宅医療における女性診療

在宅診療を受けている女性高齢者においても，帯下異常や性器出血が問題となる場合があります．もちろんまずは膿尿や血尿，下血との鑑別が必要になります．必要に応じて導尿や直腸診を行い確認をします．下痢に続いて細菌性腟炎を発症したり，性器出血が持続する場合は萎縮性腟炎や悪性疾患との鑑別が重要となります．細菌性腟炎を疑った場合，メトロニダゾールの内服薬が保険適応があり使用することができます．エストリオール腟錠を経腟的に併用することもよく行われます．介助者や医師・看護師が坐薬の要領で使用可能であれば使ってみてもいいでしょう．性器出血が持続する場合には子宮頸癌や子宮体癌，子宮肉腫などとの鑑別が必要となります．介護者らとその可能性について相談し，産婦人科で評価を受ける必要性や治療希望の有無なども確認し，コンサルトを検討しましょう．多量の性器出血を認める場合は，骨盤臓器脱の応急処置のように連結ガーゼを挿入して搬送することも有用です．

高齢女性の不明熱？

BRUSH UP YOUR WOMEN'S EMERGENCY CARE SKILL!

子宮留膿症・卵管留膿症

寝たきりなどの高齢者で，focus がはっきりしない熱源として子宮・卵管留膿症が原因のことがあります．無症状のことがあるため，正確な有病率を出すことが困難とされていますが，発熱の原因としては肺炎や尿路感染と比較するとまれです．腟からの上行感染が主な感染経路で，高齢者の場合，年齢による子宮頸管の狭窄・閉鎖に感染が加わり留膿症となります．下腹部に腫瘤を触れたり，超音波検査や CT などの画像検査で診断され，産婦人科に紹介されるケースが多いです．無症状で偶発的に発見されたものであれば特に処置を要しません．黄色帯下を伴う場合がありますが，寝たきり高齢者ではしばしば細菌性腟炎を伴うため，帯下のみでは留膿症に必ずしも特異的な所見ではありません．菲薄化した子宮が破裂し，腹膜炎を呈し致死的になるケースもあります [12]．時には膿汁貯留によって

JCOPY 498-06696

妊娠子宮のように腫大を認めますが，腹部所見には乏しいことがあります．また，これらの留膿症の原因として子宮体癌や卵管癌などの悪性腫瘍が原因となっている場合もあります．

表 12-5 子宮留膿症の症状

症状	頻度
閉経後出血	59.2%
帯下持続	40.8%
発熱	6.6%
腹痛	5.8%

(Lui MW, et al. J Reprod Med. 2015; 60: 329-32[13])

 子宮留膿症の対応 [14]

　治療は膿汁のドレナージですが，①抗菌薬のみで対処する場合，②子宮口からドレナージを行う場合，③手術を行う場合と，治療の選択肢には幅があります．一般的に患者の元の ADL や来院時の全身状態をもとに治療方針を決定します．腟鏡を用いることができる診療セッティングであれば，子宮口にネラトンカテーテルを留置してドレナージ・培養を行うことも考慮します．悪臭の強い膿汁が引けます．高齢者の子宮壁は萎縮しており，腫大に伴う進展や炎症によりもろくなっているため無造作にカテーテルやゾンデなどを挿入すると穿孔をきたし腹膜炎に進展する恐れがあります．あらかじめ子宮頸部から底部までの距離を画像で確認したり，腹部からの超音波ガイド下などに行うことができればより安全です．

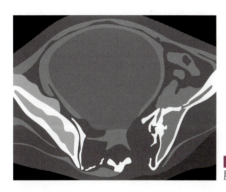

図 12-7 子宮留膿症の CT 画像
膿汁で著明に腫大した子宮を認める．

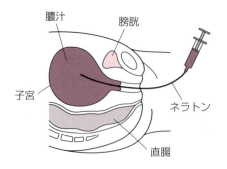

図 12-8 留膿症のドレナージ

膿汁　膀胱

子宮

ネラトン

直腸

 留膿症の抗菌薬治療

　Bacteroides などの嫌気性菌が関与しているため，アンピシリン・スルバクタムなどの嫌気性菌カバーができる抗菌薬を選択します．培養結果で抗菌薬を再検討します．嫌気性菌は検体の採取～提出までの環境で，好気的環境にさらされる時間が長いと，検出されなくなってしまう点に注意しましょう．効果的な治療を行うためには何よりもドレナージが重要です．

 超高齢者・寝たきり患者の留膿症の治療は？

　留膿症の原因に子宮体癌などの悪性腫瘍が関与している場合がありますが，問題となる患者のほとんどが超高齢者であることから，産婦人科への紹介にあたっては，悪性疾患の検索も希望するか否かも確認しておきたい事項です（積極的治療希望の有無）．また，股関節の開排が困難なケースなど，婦人科診察が難しい場合では子宮口からのドレナージができないため，抗菌薬投与で保存的に対処することもあります．穿孔・腹膜炎を呈した場合でも，全身状態が悪ければ手術は困難であるため，その際も保存的に対処を行うことがあります．そのため，専門的治療の適応が相対的に乏しければ，産婦人科へ紹介せずに抗菌薬のみで保存的に経過をみるといった方法も選択肢となります．特に施設入所者や在宅診療を受けている患者で考慮します．前述のように偶発的に画像検査でみつかっただけであれば治療介入は不要です．

JCOPY 498-06696

産婦人科医からのアドバイス

- 更年期障害は QOL を著しく低下させる場合があり，禁忌がなく適応があれば HRT による治療や漢方薬による治療を積極的に勧めます．ホットフラッシュがない場合でも更年期障害による影響を疑えば漢方薬を考慮します．
- 骨盤臓器脱はペッサリーで保存的に観察ができない場合は手術を検討しますが，合併症や年齢が問題となるケースは骨盤臓器脱の専門家（ウロギネ科）へ紹介を検討します．高齢者の帯下異常や発熱は子宮留膿症も鑑別にあげましょう．可能であれば積極的にドレナージを行いますが，全身状態や ADL も考慮して治療法を選択しましょう．

プライマリ・ケア医からのアドバイス

- 中高年女性の受診に際しては更年期障害の可能性や合併の可能性を常に考慮します．ホットフラッシュが強ければ，HRT や漢方による治療または専門医へのコンサルトを考慮しましょう．心理社会背景の要因も大きいことがあるため，包括的な診療を行います．更年期障害，うつ病などの精神疾患の可能性も鑑別にあげましょう．
- 骨盤臓器脱に対して応急的な処置を行い，可能であればペッサリーによる対応まで行いましょう．留膿症の虚弱高齢者とともに，ADL や生活環境，家族の希望などを加味して専門医と連携し治療方針を決定しましょう．

まとめ

　中高年の不定愁訴をみかけたら月経の様子とホットフラッシュがないかどうかの確認を行います．当てはまれば更年期障害による症状の可能性があり，HRT により軽快が期待できます．しかし HRT は乳癌や心血管イベントとの関連や禁忌があるため，HRT の導入にあたっては注意が必要です．骨盤臓器脱は応急的には排尿さえ可能であれば緊急対処の必要がありません．ほとんどの場合，用手的に還納可能ですが，容易に再脱出してしまいます．羞恥心から相談できなかった方や，特に治療を望んでいない方，合併症などから手術が困難な方まで背景に応じて治療方針・コンサルトを検討する必要があります．子宮・卵管留膿症は高齢者の発熱

の原因となることがあるため，常に鑑別にあげるように心がけましょう．ADL の低下した高齢者で問題になりやすく，原因となりうる婦人科悪性腫瘍の検索や，侵襲的な治療の適応については本人・家族の希望を尊重しつつ，専門医と連携して対応にあたる必要があります．まれですが，破裂や穿孔をきたせば致死的となる可能性を念頭においておきましょう．

【参考文献】

1) 日本産科婦人科学会, 日本産婦人科医会. CQ411 更年期障害の診断の留意点は？産婦人科診療ガイドライン 婦人科編 2014. 東京: 杏林舎; 2014.

2) Avis NE. Duration of menopausal vasomotor symptoms over the menopause transition. JAMA Intern Med. 2015; 175: 531-9.

3) Bastian LA. Is this woman perimenopausal? JAMA. 2003; 289: 895-902.

4) 日本産科婦人科学会, 日本産婦人科医会. CQ411 更年期障害の診断の留意点は？ 産婦人科診療ガイドライン 婦人科編 2014. 東京: 杏林舎; 2014.

5) 日本産科婦人科学会生殖・内分泌委員会. 日本人女性の更年期症状評価表. 日産婦誌. 2001; 53: 883-8(Ⅲ).

6) Moira Stewart, et al. Patient-Centered Medicine, Third Edition: Transforming the Clinical Method. CRC Press. 2013.

7) 出雲家庭医療学センター. 患者中心の医療の方法. http://www.izumo-hp.com/icfm/familymedicine_about/method.html(2016/10 access)

8) McCulloch J, et al. Psychotherapy in primary care: The BATHE technique. Am Fam Physician. 1998; 57: 2131-4.

9) Sandra R, To BATHE or not to BATHE: Patient satisfaction with visit to their family physician. Fam Med. 2008; 40: 407-11.

10) Writing Group for the Women's Health Initiative Investigators. Risks and benefits of estrogen plus progestin in healthy postmenopausal women: principal results from the Women's Health Initiative randomized controlled trial. JAMA. 2002; 288: 321-33.

11) 臼杵 恕. 更年期障害に対する漢方療法(漢方療法シリーズ). 日本産科婦人科学会雑誌. 2000; 52: N93-6.

12) Vyas S. Spontaneous perforation of pyometra in a cervical cancer patient: a case report and literature review. Cancer Imaging. 2009; 9: 12-4.

13) Lui MW, et al. Clinical Significance of Pyometra. J Reprod Med. 2015; 60: 329-32.

14) Philip A. An Elderly woman with abdominal pain and fever. Clin Infect Dis. 2006; 43: 1176.

〈水谷佳敬〉

⑬DV の疑い方・
対応の仕方
救急室で DV を見つける

「暴力を受けた」「DV 被害者です」と言って受診する人は
あまりいません. 救急に来院した患者の中で, 言動や診察
から DV の可能性を疑うことが重要です.

Point

▶ DV 被害者に原因を聞いたり, 安易な元気づけを行わないよう
に注意する（セカンド・レイプ）

▶ 医療機関だけで問題解決できないため, 婦人相談所・NPO・警
察と連携して対応する

▶ プライバシーに注意をし, 病院が患者さんにとって安全な場所
であるようにする

▶ 性暴力の可能性がある場合は緊急避妊を行い, 産婦人科医によ
る診察を依頼する

　日本の結婚経験者の 5 人に 1 人が「配偶者からの被害経験がある」と回答して
いるように [1], ドメスティック・バイオレンス (domestic violence: DV) はド
ラマや新聞だけの話ではありません. 配偶者暴力相談支援センターへの相談は 1
年間で 10 万件, 警察の暴力事案の認知件数は 6 万件と年々増加しています [2]. 救
急室を受診する人達の中に DV 被害者が隠れている可能性があります. DV 防止
法 6 条では, 医療者は DV 被害者の同意を得た上で警察などへ通報でき, 被害者

へ支援施設などの情報を提供することが努力義務とされています.

症例 慢性の胃痛の女性

46歳女性が胃痛を主訴に救急外来を受診. 採血検査で血算や肝機能, 腎機能などに異常はなかった. 胃痛は食事には関係なく, 1日のうちで数回キリキリと痛むことが続いているとのこと.

研修医A：「いつから胃が痛いんですか？」

女性　　：「去年ごろからたまに痛かったんですが, 2カ月前から頻繁に痛むようになりました…」

研修医A：「はあ, そうなんですね. 今日は何で来られたんですか？（何で2カ月前からの胃痛で救急に来るかな〜（怒））」

女性　　：「す, すみません. 胃の痛みが強くなって……」

研修医A：「そうなんですね〜. 嘔気, 冷や汗, 動悸などの症状はありますか？」

女性　　：「と, 特にないです……」

研修医　：「わかりました. では胃薬を出しておくので, 症状が悪化したり続くようならもう一度来てもらってもいいですか？（バイタルも異常ないし, 心筋梗塞を疑う症状もないし…帰宅だな）」

女性　　：「わ, 分かりました……」

　後日, この女性は四肢の打撲で救急を来院し, 上級医の問診で2カ月前からパートナーからDVを受けていたことが判明した.

 ## 殴られていなくても DV はある

　DVに明確な定義はありませんが, 一般的には「（事実婚も含む）配偶者, 又は過去に配偶者であった者から振るわれる暴力」という意味で使用されます.
　暴力の種類には
①身体的：殴る, 蹴るなど
②精神的：大声を出す, 馬鹿にする, 説教する, 脅す, 自信を奪うなど
③経済的：お金を一方的に使う, お金を渡さないなど
④性的：避妊の無い性行為, 同意の無い性行為など
⑤社会的：行動の制限, 激しい束縛など
などがあり, 必ずしも「DV＝殴られている」わけではありません. 非身体的

JCOPY 498-06696

なDVは外見からは分かりにくかったり，PTSD（外傷後ストレス障害: post traumatic stress disorder）や不定愁訴となって現れることがあります．

DVを鑑別にあげる時

　医療者から質問をしない限り，DVが判明することはありません．DVにあった際，誰かに相談をした人は37%のみで，半数以上の人は相談していません[1]．その理由として，相談するほどのことではないと思った（56%），自分にも悪いところがあると思った（33%），と回答しています[1]．DVを疑う症状には，暴力による外傷（打撲，傷）の他に，ストレスによる胃潰瘍，頭痛，めまいなどの内科的疾患，過呼吸症候群やパニック発作，性感染症や望まない妊娠があげられます 表13-1 ．頻回に救急室を受診したり，外傷の理由があいまいな場合は鑑別にDVをあげましょう．

表 13-1 **DVを疑う症状**

区分	項目
外科的な症状	【暴力直後のケガ】 傷，打撲，ねんざ，内出血，やけど，脳内出血，鼓膜損傷，口腔内損傷，歯牙破折，顎骨骨折　など
内科的な症状	胃潰瘍，十二指腸潰瘍，過敏性腸症候群，高血圧症，狭心症，過呼吸症候群，気管支喘息，偏頭痛，めまい　　など
精神的な症状	不安障害（パニック障害，PTSD，社会恐怖，強迫性障害など），気分障害（うつ病性障害など），物質関連障害（アルコール，薬物依存など），自殺企図　　など
性と生殖に関する問題	性感染症，性交痛，望まない妊娠，流産，度重なる中絶など

この他にも，次の項目に該当する場合には，DV被害が疑われます．

□ケガの発生から受診までの日が空いている
□ケガの理由があいまいで説明が矛盾している
□受診中，配偶者やパートナーが患者から離れようとせず，患者の代わりに質問に答えようとする
□外傷により頻繁に受診している
□しばしば予約のない受診，あるいは約束の時間を守らないことがある

（広島県．DV被害者対応マニュアル（医療関係者向け）．2010. p4[3]）

DVの可能性をどのように聞き出すか？

研修医：「先生，足の打撲で受診された女性なんですが，カルテをみると過去に何回か外傷で受診されていて，もしかしたらDVの可能性があると考えています」

上級医：「なるほど．頻回の救急受診の原因まで考えたんだね」

研修医：「このような時，どのように患者さんへ問診を行ったらいいでしょうか？
　　　　まさかDVを受けていますか？　ともイキナリ聞けませんよね……」

上級医：「そうだね．DVの問診には①患者さんが話を打ち明けやすい環境を整え
　　　　る，②打ち明けやすい質問をする，の2つが重要だね」

▶1．被害者が打ち明けやすい環境を整える

- 付添人には席を外してもらい，プライバシーが保護される環境をつくる
- 看護師が付き添う
- 患者を非難するような言動を取らない
- 秘密が守られることを伝える

▶2．被害者が打ち明けやすい質問をする

　被害者はDVを受けた事を恥ずかしいと思っており，自分自身を責め，話を打ち明けにくくなっています．以下のように「DVと特定せずに聞いてみる」のは有効です[3]．

- このような症状が起こる背景にはストレスが関係していることが多いですが，何か思い当たることはありませんか？
- このようなケガは誰かに暴力を振るわれた時にできやすいのですが，誰かに暴力を振るわれたことはありませんか？

 全ての女性にDVのスクリーニングを行う

　米国ではIPV（intimate partner violence：親密なパートナーからの暴力）というカテゴリーの中でDVを扱っています．米国産婦人科学会（ACOG）では，全ての女性にDVのスクリーニングを行うことを推奨し，初診時，1年に1回，妊婦には各妊娠3半期と産後検診の時に問診するように勧めています[4]．米国予防医学専門委員会（USPSTF：U.S. Preventive Services Task Force）では，妊娠可能年齢の女性すべてにIPVのスクリーニングを推奨し（グレードB），感度・特異度が高いツールとして以下を紹介しています[5]．

▶1．Hurt, Insult, Threaten, Scream（HITS）

- 感度30〜100％，特異度86〜99％[6]
- 質問：貴方のパートナーは以下の事を，どのくらいの頻度で行いますか？

①物理的な痛みを与える

②侮辱したり，さげすんだ話し方をする

③脅す

④あなたに向かって叫ぶ

それぞれの質問に対して，頻回にある（5点），よくある（4点），ときどきある（3点），ほとんどない（2点），一度もない（1点）で回答し，合計点数を計算する．10点以上の場合は，DVの可能性が高くカウンセリングや必要なリソースへ紹介する事を推奨している．

スクリーニングの問診をする際には「あなたを疑っているのではなく，全ての方に質問している」と伝え，問診の内容は本人の許可なく第三者に伝えることはないと話してから始めましょう．

例：「交友関係や人間関係は健康に影響し，病気に関係することもあります．全ての患者さんに，交友関係についてお伺いしているのですが，いくつか質問をしてもいいでしょうか？　ここでお話されたことは，ご本人の許可なく誰かに話すことはありません」

IPVのスクリーニングとして，他にも Ongoing Abuse Screen/Ongoing Violence Assessment Tool (OAS/OVAT), STaT (Slapped, Threatened, and

図 13-1 DV診療の流れ

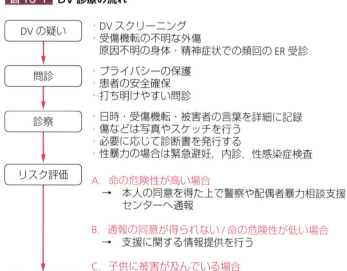

Throw), HARK (Humiliation, Afraid, Rape, Kick), modified CTQ-SF (Childhood Trauma Questionnaire-Short Form), WAST (Woman Abuse Screening Tool) などが感度・特異度の高いツールとして紹介されています[5].

セカンド・レイプの加害者にならないために

　DV を疑う患者さんへの問診時には，被害にあった原因を聞いたり，安易な元気づけや批判を行わないように注意します．対応者の心無い言動によって，被害者がさらに傷つくことをセカンド・レイプ（性犯罪，性暴力の被害者が，その後の経過において，更なる心理的社会的ダメージを受けること）と言います．以下のような対応は，被害者がさらに傷つく可能性があるため，控えましょう[3,7].

- 「貴方にも悪いところがあったのではないか」と言う
- 「~するべき」「~しなさい」と押し付ける
- 「これくらいのことで」「他にもっと大変な人がいる」と他と比較する
- 「どうして~しなかったの」と後から責める
- 「それも愛情表現の一つ」などど暴力を許容する発言をする
- 「パートナーともう一度話し合って」と勧める
- パートナーや他の人（医療者含む）に情報を漏らす

DV を疑った時の記録は詳細に

　DV の疑いがある場合，診療記録は保護命令の申し立てや損害賠償請求，裁判の際に証拠となるため，具体的に記載する必要があります．当事者の言葉をそのまま「」で引用し，日時や出来事の詳細を記録します．身体診察は隅々まで行い，打撲痕や裂傷がないか探します（女性の身体診察時には看護師が必ず付き添いするようにして下さい）．性暴力の可能性がある場合は産婦人科へ依頼し内診を行います．患者の了承が得られたら傷や打撲痕の写真を撮影し記録します．

被害者のリスク評価と保護

　被害者の命に関わる危険性があるかリスク評価を行います．成人の被害者の場合は，通報してよいか被害者の意思を確認し尊重します．必要に応じて診断書を発行し，警察や裁判への提出，仕事を休めるように配慮します．助けを求められるホットラインの連絡先（後述）や DV に関するパンフレット・資料を渡します．

JCOPY 498-06696

▶1．被害者に命の危険性が高い場合

　本人の同意を得た上で，警察や配偶者暴力相談支援センターへ通報します．医療関係者は通報により守秘義務違反に問われることはありません（DV防止法第6条）．暴力相談支援センターの所在地は，被害者保護のため公表されていません．内閣府や各都道府県のホームページに掲載されている電話番号に連絡し，係員の指示を受けます．

▶2．命の危険性が低い / 通報の同意が得られない場合

　被害者に対して支援情報の提供を行い，何かあったらいつでも連絡するように伝えます．

▶3．子供に被害が及んでいる場合

　児童虐待やその疑いがある場合は，福祉事務所または児童相談所へ通報する義務が発生します（児童虐待の防止等に関する法律第6条）．児童虐待は18歳までの子供が対象で，必ずしも身体的な暴力だけでなく，児童が同居する家庭において，児童に著しい心理的外傷を与える言動も児童虐待に当たります．

 ## 性暴力の時は産婦人科医へ連絡を

　性暴力の場合，診察や検査費用の公的負担が認められるため，警察への連絡を勧めますが，強要はしないようにします（被害直後に届け出できなかった場合でも，後日警察への届け出る事で診療料金が返還される場合があります）[8]．緊急避妊用のピルは非産婦人科でも処方可能です（詳細は6章「緊急避妊」を参照）．産婦人科では内診と検体採取と性感染症を含む検査を行います．性犯罪の場合は，被害者のプライバシーを厳重に管理するため，できるだけ他の患者と出会わないようにしたり，氏名を呼ばずに番号や付添人の名前で呼ぶなどの配慮を行います．日本産婦人科医会作成の性犯罪診療チェックリストには，診察時の留意事項とともに，記録が必要な問診項目や身体診察の部位がカルテ形式で掲載されています[9]．

 ## DVに関する緊急連絡先

　医療者は，DV被害者に支援施設などの情報を提供する努力義務があります（DV法律第6条）．DV被害者へは以下の情報を提供し，困った時は必ず連絡す

るように話しましょう 図13-2.

- **DV 相談ナビ** 0570-0-55210 内閣府男女共同参画局

　発信地等の情報から最寄りの相談機関窓口に電話が自動転送され，相談できる．相談受付時間は転送先の各機関の受付時間に限られる．

- **女性の人権ホットライン** 0570-070-0810 法務省

　受付時間 平日 午前8時30分から午後5時15分まで

　配偶者やパートナーからの暴力，職場等におけるセクシュアル・ハラスメント，ストーカー行為など，さまざまな人権問題についての相談ができる専用電話．最寄りの法務局・地方法務局の法務局職員又は人権擁護委員が対応する．

- **法テラス** 犯罪被害者支援ダイヤル 0570-079-714

　犯罪被害を受けた人へ刑事手続きの助言や弁護士の紹介を行っている．

　弁護士費用などについては，経済状況等に応じて，民事法律扶助や日弁連委託法律援助の制度を検討できる．

小学生・中学生に広がる「デート DV」

　結婚していない交際中のカップルにおけるDVを「デートDV」と言い，最近では小学生にも発生しています．アンケート調査では約15%が「これまでに交際相手から被害を受けたことがある」と回答しています[1]．1年で1,143件のリベンジポルノ（恋人や配偶者と別れた後に，交際中に撮影したわいせつな写真・動画などをネットに公開すること）の相談が警察に寄せられており，そのうち20%が未成年です[10]．

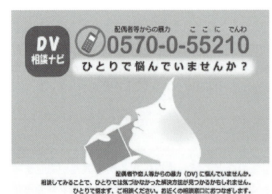

図13-2　DV 相談ナビ　内閣府男女共同参画局
http://www.gender.go.jp/policy/no_violence/dv_navi/

JCOPY 498-06696

図 13-3 配偶者暴力防止法の概要

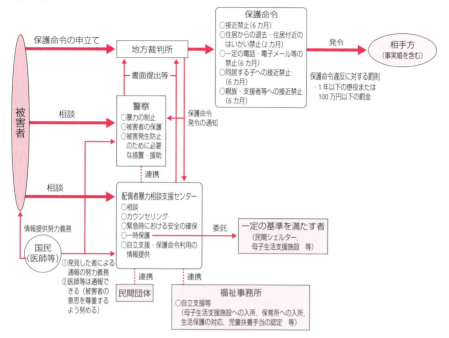

（内閣府男女共同参画局. 配偶者からの暴力の被害者対応の手引. 2008[7]）

症例

不登校？　片頭痛？
17歳，女性，高校生

・主訴：頭痛のため学校になかなか行けない（母が本人を連れて受診）. 脳神経外科を受診し異常なしと言われ鎮痛剤を処方されたが，効果がないため来院した.

患者　　：「3カ月前から頭がときどき痛くなります」

研修医B：「人生で初めての痛みですか？　バットで殴られたような痛みですか？」

患者　　：「いえ，それほどではないんですが…」

研修医B：「そうなんですね～. 頭痛以外に困っている症状はありますか？（くも膜下出血の Red flag sign は無さそうだな）」

患者　　：「いえ，特には困っていないです…」

研修医B：「では，ボルタレンという強い痛み止めを出しておきますね. これでも痛

みが治らないようなら連絡してください」

患者　：「は，はい…」

　後日，同じ主訴で救急室外来を受診した時に，上級医が交際関係について問診したところ，現在つきあっているパートナーの束縛がひどいことが判明した．性行為のときにコンドームを使ってもらえず，妊娠するのではという心配がストレスになっていると話した．

　生理について問診したところ，月経は定期的に来ているが月経前にイライラしたり，気分の浮き沈みが激しくなることに困っていることが分かった．頭痛は月経の前に多く，周期的ではないため月経関連偏頭痛ではなく，月経前症候群の身体的症状と考えられた．妊娠反応検査を行い陰性を確認した．女性主体でできる避妊方法であり，月経前症候群の治療にもなる経口避妊薬（OC：oral contraceptive）（ただし保険適用外）を紹介し産婦人科の受診を勧めた．デート DV に関したパンフレットを紹介し，何か困ったらいつでも受診するよう伝えた．

注：月経関連片頭痛では月経開始 2 日前から月経 3 日目まで周期的に頭痛が起こり，治療はトリプタン系薬剤の使用が推奨されています．

注：前兆を伴う片頭痛がある人は経口避妊薬は禁忌となっています．
　　（脳血管障害が発生しやすくなるという報告があるため）

 ## 友人関係や交際関係でチェックするポイント

　デート DV も，DV と同じように頭痛，胃痛，動悸，呼吸困難感など内科的な主訴で来院することがあります．医学的に説明できない症状が続いている場合，交際関係・友人関係・家庭環境などからのストレスが原因になっている可能性を考え，問診の範囲を広げてみましょう．本人が「友人」「恋人」と思っていても，交友関係で以下のような傾向がある場合は要注意です．

- いつも一緒にいることを要求する．
- 嫉妬心が強い．
- 異性の友人と交流することを許さない．
- ひんぱんに携帯やメールがきて，すぐ対応しないと怒る．
- どこで，何をしているか，行動のすべてを知りたがる．
- デートの内容は全部彼が決める．
- 服やヘアスタイルなど自分の好みを押しつける．

JCOPY 498-06696

- 感情の起伏が激しく，突然怒り出す．
- 手をつないだり腕を組んだりしていつも身体に触れている．
- 女性が意見を述べたり主張したりすることを嫌う．
- 女性の家族の悪口を言う．
- 交際相手を自分の所有物のように扱う．
- コンドームを使いたがらない．
- 別れ話になると「自殺する」と脅す．
- 重要な判断を女性に任せ，「お前次第だ」と言う．

（NPO 法人 全国女性シェルターネット．女性のための DV 相談室 [11] より）

 ## デート DV 対応のポイント

　デート DV の被害者の半数は相手と別れないため[1]，「相手と別れる」という指導では拒否されてしまうことがあります．被害者が未成年の場合，あまり大人を信用していないこともあり，被害者との信頼関係の構築の方が先になります．信頼できる友人をみつけてそばに寄り添ってもらったり，医療機関とのつなぎ役をお願いすることがあります．2013 年の法改正により，同居する交際相手による暴力についても配偶者暴力防止法が準用され，身体に対する暴力や生命などに対する脅迫に対しては「一時保護や保護命令」の発令が可能となりました．身体に対する暴力や命の危険を感じた際はすぐに医療機関や警察に連絡をするように話をし，被害者がパートナーと離れるには長い時間がかかることを覚悟して対応することが重要です．

・ **デート DV に関する相談連絡先**
- デート DV110 番　0120-51-4477
  　毎週火曜 18～21 時 / 土曜 14～18 時（年末年始を除く）
  　NPO 法人エンパワメントかながわが主催
- 各都道府県の女性センター一覧　内閣府男女共同参画局
  　http://www.gender.go.jp/policy/no_violence/e-vaw/soudankikan/02.html
  　＊サイトの情報は 2017/01/23 現在のものです

 ## 日本における DV 法整備と課題

　2000 年にストーカー規制法（ストーカー行為等の規制等に関する法律）が施

行され，2001 年に DV 防止法（配偶者からの暴力の防止及び被害者の保護等に関する法律）が施行されました．2013 年の DV 防止法改正で保護命令の対象が，配偶者や内縁関係から「同居中か同居していた恋人」まで広げられました．しかし，相手と同居していない被害者は保護対象外となっており，今後の課題となっています．2014 年にはリベンジポルノ防止法（私事性的画像記録の提供等による被害の防止に関する法律）が施行されています．

【参考文献】

1) 内閣府男女共同参画局．男女間における暴力に関する調査報告書，2015．
   http://www.gender.go.jp/policy/no_violence/e-vaw/chousa/h26_boryoku_cyousa.html(Last access 2017/01/23)
2) 内閣府男女共同参画局．配偶者からの暴力に関するデータ，2015．
3) 広島県．DV 被害者対応マニュアル(医療関係者向け)．2010．
4) American College of Obstetricians and Gynecologists. Intimate partner violence. ACOG Committee Opinion No. 518. Obstet Gynecol. 2012; 119(2 pt 1): 412-7.
5) U.S. Preventive Services Task Force, Intimate Partner Violence and Abuse of Elderly and Vulnerable Adults: Screening, Final Recommendation Statement, January 2013.
   https://www.uspreventiveservicestaskforce.org/Page/Document/RecommendationStatementFinal/intimate-partner-violence-and-abuse-of-elderly-and-vulnerable-adults-screening(Last access 2017/01/22)
6) Rebecca FR, et al. Intimate Partner Violence Screening Tools. Am J Prev Med. 2009; 36: 439-45. e4.
7) 内閣府男女共同参画局．配偶者からの暴力の被害者対応の手引，2008．
8) 日本産婦人科医会．産婦人科医における性犯罪被害者対応マニュアル．平成 20 年 6 月．
9) 日本産婦人科医会．性犯罪被害者診療チェックリスト．平成 23 年 12 月．
10) 警察庁刑事局捜査第一課．ストーカー事案及び配偶者からの暴力事案等の対応状況について．2016．
11) NPO 法人 全国女性シェルターネット．女性のための DV 相談室．
    http://nwsnet.or.jp/index.html(Last Access 2017/01/24)

〈柴田綾子〉

JCOPY 498-06696

⑭災害時の妊産婦と女性ケア

災害医療と女性

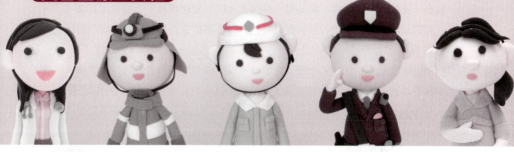

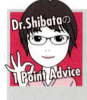

妊娠初期はお腹が大きくないため外見上は妊娠していることが分かりません．しかし，妊婦は母親自身だけでなく子宮内の胎児の健康についても医学的な評価が必要な患者です．そのため，一次トリアージでは妊婦は黄タグとして扱い，Red flag sign を認めた場合は赤タグとして扱うことが推奨されています．

- ▶妊産婦は，高齢者・障害者・乳幼児・外国人と同じ災害時「要配慮者」とされる
- ▶妊婦は一次トリアージでは黄タグ（第 2 優先順位）
- ▶Red flag sign（破水，性器出血・腹痛・胎動減少）がある場合は緊急度を上げる
- ▶妊娠 22 週〜35 週の妊婦の搬送時は NICU（新生児集中治療室）がある病院を選ぶ
- ▶避難所では生理や DVT（深部静脈血栓症）などに配慮し，授乳支援を行う

超急性期～急性期: 妊産婦は災害弱者

「災害から身を守るため,安全な場所に避難するなどの一連の防災行動をとる際に,支援を必要とする人々[2)]」の事を「災害時要配慮者」といいます.妊産婦は,身体の動きが制限されていることに加え,胎児・乳幼児の評価も必要であり,傷病者・高齢者・障害者・乳幼児・外国人と同じ要配慮者[注)]とされています.

災害現場では,大勢の被害者の救護の優先順位を評価し,緊急度の高い人から適切な処置を行う必要があります.一次トリアージでは START トリアージ (Simple Triage And Rapid Treatment) などで,被害者の意識・循環・呼吸・歩行を迅速に評価し,治療の優先度1～4の4つに分類します 図14-1 .二次トリアージでは被害者の解剖学的評価を行い,治療の優先度や搬送先を決定します.

妊婦は母体とともに胎児の評価も必要であり,産科ガイドラインでは全ての妊婦は黄タグ(第二優先順位)とし,Red flag sign(破水,腹痛,性器出血,胎児死亡)が確認された場合は赤タグ(第一優先順位)にすることを推奨しています[3)].

妊娠22週～35週の Red flag sign のある妊婦を搬送する場合,早産リスクがあるため NICU のある病院を選びましょう.

注: 以前は「災害時要援護者」と呼ばれていたが,平成25年6月の災害対策基本法改正で「要配慮者」という言葉が使われるようになった.この他に,現場の地理に詳しくない旅行者や観光客を災害時要配慮者に含めることもある.

表14-1 災害医療のフェーズと求められる医療活動

災害からの時間	必要な医療活動	妊産婦への対応
発生直後～6時間	一次トリアージ 二次トリアージ	妊娠・授乳者の把握 重症患者の搬送
超急性期 (6～72時間)	被害状況の把握 災害要配慮者数の把握 生活用品の確保 医療資源の確保	避難所での安全確保 破傷風ワクチン投与検討 グロブリン投与検討
急性期 (72時間～1週間前後)	避難生活のストレス緩和 感染症対策 慢性疾患患者への対応 メンタルケア	DVT対策 妊婦・乳幼児の体調管理
亜急性期 (1週間～1カ月前後)	環境・保健衛生調査 巡回診療	妊婦健診システム復旧
慢性期 (1カ月～3カ月)	復興・再構築支援	

(東京都福祉保健局.災害時医療救護活動ガイドライン.平成28年[1)]を参考に著者が作成)

JCOPY 498-06696

図 14-1 トリアージ　START 法

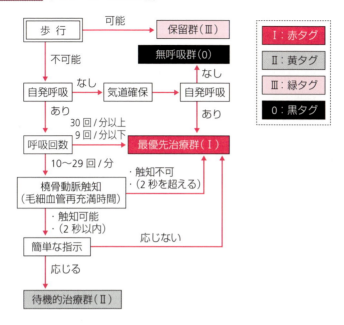

＊参考(START plus 法)：最後に介助歩行可能の場合「保留群」と判断する.

（トリアージハンドブック　東京都福祉保健局，p5 [4]）

超急性期：破傷風ワクチンと抗 D グロブリン投与

　破傷風ワクチンは，全ての妊婦および授乳婦に投与可能です．妊婦中は免疫が低下しているため，二次トリアージで外傷を評価し，外傷創部に汚染がある場合は破傷風ワクチンの投与を行いましょう [3]．破傷風ワクチンは 3 回の接種で 10 年間の効果が期待できるとされています．日本では 11〜12 歳ごろに 5 回目の定期接種が終了するため，20 歳までの人は（定期接種を全て受けていれば）破傷風に対する免疫が得られていると考えます．WHO(World Health Organization)では，汚染創の場合は，5 年以内にトキソイドの接種がなければトキソイド接種，きれいな創でも 10 年以内にトキソイドの接種がなければトキソイド接種を推奨しています　表 14-2 [5]．

　また，Rh（D）陰性の母親が腹部打撲や流産をした際は，Rh（D）の感作を防ぐことを目的に 72 時間以内に抗 D グロブリン投与（1 バイアル，250 μg）の筋肉注射を行います [3]．グロブリンを投与した場合，3 カ月間は抗体がつきにくく

表 14-2　破傷風ワクチンの適応

トキソイド接種歴	汚染なし	中等度汚染	高度汚染
3 回＋最終接種から 5 年以内	‒	‒	‒
3 回＋最終接種から 5～10 年	‒	Td	Td
3 回＋最終接種から 10 年以上	Td	Td	Td
接種歴不明	Td	Td＋TIG	Td＋TIG

Td: 破傷風トキソイド（tetanus toxoid）
TIG: 破傷風免疫グロブリン（tetanus immune globulin）

なるため，ワクチンを投与しても効果が低くなることに注意が必要です．

急性期: 避難所での授乳婦ケア　表 14-3

　母体に大きなストレスがかかると，一時的に母乳が少なくなったり，出にくくなったりします．お母さんは母乳が少なくなると不安になりますが，「ストレスによる一時的な反応で，徐々に母乳の量は回復する」ことを伝えましょう．母乳が少ない際は，乳児用ミルクで補充することが重要です．硬水でミルクを作ると消化不良を引き起こす可能性があるため，なるべく軟水を使用します．日本の水道水は関東の一部と沖縄以外は軟水です．感染予防のためミルクは煮沸高温で調製することが望ましいですが，お湯が沸かせない場合，清潔な水を使用し携帯用カイロで水を温める方法が紹介されています[6]．避難所に授乳室がない場合，人前での授乳をためらう方も多いです．その場合は，スリングや大きめのスカーフを用いた授乳方法があります　図 14-2 ，　図 14-3 [7]．

　また，哺乳瓶がない・哺乳瓶を消毒できない場合，紙コップで代用する方法があります[8,9]．2017 年 1 月現在，日本には粉末状のミルクしか認められていません（食品衛生法）が，海外では液体ミルクが流通しています．液体ミルクは，無菌処理され常温で長期保存ができます．加温不要でそのまま飲むことができるため災害時や外出時に非常に便利です．2011 年の東日本大震災や 2016 熊本地震で，海外から液体ミルクが寄贈され重宝した経験を踏まえ，内閣府の男女共同参画会議で乳児用液体ミルクの解禁にむけ検討が行われています．

　災害を経験した妊娠では，子宮内胎児発育不全や低出生体重児のリスクが増加するという研究があり[10]，災害後は心理社会的な面も含めてフォローが必要です．東日本大震災の際に，妊産婦の情報共有が困難であった経験から医療関係者向けに災害時の妊産婦情報共有マニュアルが提案されています[11]．

表14-3 避難している妊産婦，乳幼児の支援のポイント

【気をつけたい症状】

	妊娠中	妊娠中・産後	産後	乳幼児
医療機関への相談・連絡が必要な症状	□胎動が減少し，1時間以上ない場合 □規則的な腹緊（お腹の張り）（1時間に6回以上あるいは10分ごと）／腹痛／腟出血／破水など分娩開始の兆候がある場合	□頭痛／目がチカチカするなどの症状がある場合（妊娠高血圧症候群の可能性） □不眠／気が滅入る／無気力になる／イライラ／物音や揺れに敏感／不安で仕方ないなどが続く場合	□発熱がある場合 □悪露の増加／直径3cm以上の血塊／悪露が臭い場合（子宮収縮不良，子宮内感染の可能性） □傷（帝王切開の傷・会陰切開の傷）の痛み／発赤／腫脹／浸出液が出る場合（創の感染の可能性） □乳房の発赤／腫脹／しこり／汚い色の母乳が出る場合（乳腺炎の可能性） □強い不安や気分の落ち込みがある場合	□発熱／下痢／食欲（哺乳力）低下がある場合（感染や脱水の可能性） □子どもの様子がいつもと異なることが続く場合 （新生児） 夜泣き／寝付きが悪い／音に敏感になる／表情が乏しいなど （乳幼児） 赤ちゃん返り／落ち着きのなさ／無気力／爪かみ／夜尿／自傷行為／泣くなど
		※治療中の病気や服薬中の薬がある場合は医療機関に相談		
その他起こりやすい症状		□浮腫 □便秘 □腰痛 □おりもの増加／陰部の瘙痒感 □排尿時痛／残尿感 □肛門部通／痔（じ）	□母乳分泌量の低下 □疲れやすい	□おむつかぶれ／湿疹 □赤ちゃんが寝ない／ぐずぐず言う
		※その他起こりやすい症状が続く，悪化する場合は医療機関に相談		

（厚生労働省雇用均等・児童家庭局母子保健課．東日本大震災で被災した妊産婦及び乳幼児に対する保健指導について．平成23年[12]）

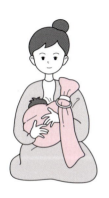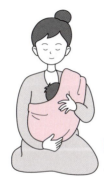

図14-2 スリングを使った授乳
（日本助産師会．助産師が行う災害時支援マニュアル．p.10．2012[8]）

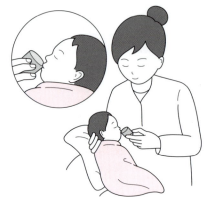

図14-3 紙コップでミルクを与える方法
・コップが下唇に軽くふれ，コップの縁が上唇の
　外側にふれるように
・コップを唇につけたまま，赤ちゃんが自分で飲
　むようにする
・赤ちゃんの口の中にミルクを注ぎ込まないよう
　にしましょう
（母乳育児団体連絡協議会．「災害時の乳幼児栄養」
に関する指針　改訂版．2011 [9]）

 ## 災害時に女性に起こる問題

　女性は災害による被害を受けやすい存在です．女性自身が社会的弱者が多いこ
とに加え，子供や高齢者の世話を抱えていたり，暴力や性犯罪の被害者になりや
すい事があげられます [10]．避難所では，トイレを我慢して膀胱炎や尿路感染症に
なったり，生理用品（ナプキンやタンポン）がなく不衛生な状態で生活を余儀な
くされる女性が増加します．災害時の避難所生活や車中泊では，深部静脈血栓症
(deep vein thrombosis: DVT)のリスクも増加します．災害時循環器疾患の予
防・管理に関するガイドラインでは，女性，車中泊，外傷，トイレを我慢するこ
とがDVTの発症リスクであること，1週間以上の避難所生活では，弾性ストッ
キングの着用，簡易ベッドの使用，飲水や運動励行を推奨しています [13]．

　被災地では，プライバシー侵害や，ハラスメントや性暴力の被害者も増加する
ため，災害現場での緊急避妊法や性感染症の予防・治療へのアクセスの確保も重
要です [14]．避難所運営ガイドラインでは，避難所には女性用の更衣室，授乳室，
キッズスペース（子供の遊び場），生理用品の確保が必要であるとともに，避難所
の運営への女性の視点を反映させるために行政や審議会への女性の参画が望まし
いとしています [15]．

JCOPY 498-06696

図 14-4　避難所で必要な行動

避難生活で必要な行動

避難生活は、自宅が無事であれば、基本的に自宅で過ごします。被災すると行政も混乱します。支援情報は自分から取りにいく姿勢が大切です。

食事について

母乳　災害時には母乳が最適な栄養源となります。一時的に出にくくなっていても、継続させることが大切です。リラックスして授乳するようにしましょう。

粉ミルク　市販の水を使う際には、必ず軟水を使います。哺乳瓶がない場合には、紙コップやスプーンで少しずつ飲ませるようにします。

離乳食　離乳食がない場合、離乳を始めたばかりであれば母乳や粉ミルクで栄養をまかなうようにします。

妊産婦の食事　非常用の食事は、塩分が高めです。選択できるときは、塩分が少ないものを選ぶようにしましょう。

アレルギー除去食　自助としてもしっかり備えておくことが大切です。避難所で除去食の対応ができない場合にも、使用した食品を開示してもらう等のサポートをお願いしましょう。

病気の予防について

妊娠合併症　災害時はストレスにより、ふだんよりも血圧が上昇し、妊娠高血圧症候群になりやすいため、寒さをさけ、十分な水分摂取をして、十分に足を伸ばして横になれる場所を確保してもらうことも重要です。また血栓症(エコノミー症候群)もおこしやすいため、こまめに水分をとり体を動かすことも大切です。

栄養不足　十分な栄養がとれないため、口内炎などにもなりやすくなります。サプリメントでの補給や口内の清潔を保つことが大切です。

心のケアについて

妊娠期・産褥期　妊娠期・出産・産後は平時でも精神的な変化の大きい時期だと言えます。その上に被災のショックが重なることで、強い恐怖感や落ち込み、うつ症状を伴うこともあります。
子どもを励まそうとするあまり、自分の気持ちを押し込めてしまわず、信頼できる人と話をできる機会を作りましょう。

乳幼児　赤ちゃん返りや夜泣き、乱暴な言動等、災害時に見られる子どもの"異常な行動"は、"非常時における正常な行動"です。大きく受け止め、しっかりと抱きしめてあげてください。同じ話を何度も繰り返したり、災害を再現する"地震ごっこ""津波ごっこ"の遊びをするのは、子どもが子どもなりに災害を受け止め、体験を消化するために必要なプロセスだと言われています。温かく見守りましょう。また、子どもも親を気遣います。平気そうに見える子どもほど、ケアが大切です。

◆09◆

（吉田穂波．赤ちゃんとママを守る防災ノート．p.9 より [16]）

【参考文献】

1) 東京都福祉保健局. 災害時医療救護活動ガイドライン. 2016.

2) 日本赤十字社. 災害時要援護者対策ガイドライン. 2006.

3) 日本産科婦人科学会, 日本産婦人科医会. 産婦人科診療ガイドライン産科編. 東京: 杏林舍; 2014.

4) 東京都福祉保健局. トリアージハンドブック. 平成25年11月発行
http://www.fukushihoken.metro.tokyo.jp/iryo/kyuukyuu/saigai/triage.files/
toriagehandbook20161104.pdf(Last Access 2017/04/04)

5) World Health Organization. Disaster management guidelines emergency surgical care in disaster situations, 2005.

6) 東京都福祉保健局少子社会対策部家庭支援課. 妊産婦・乳幼児を守る災害対策ガイドライン. 2014.

7) 日本助産師会. 助産師が行う災害時支援 マニュアル. 2012.

8) 日本未熟児新生児学会災害対策委員会. 被災地の避難所等で生活をする赤ちゃんのためのQ&A(医療スタッフ向け). 2011.

9) 母乳育児団体連絡協議会. 「災害時の乳幼児栄養」に関する指針 改訂版. 2011.

10) Nawal N Nour. Maternal Health Considerations During Disaster Relief. Rev Obstet Gynecol. 2011; 4: 22-7.

11) 東北大学 東北メディカル・メガバンク機構. 災害時妊産婦情報共有マニュアル(保健/医療関係者向け). 2016.

12) 厚生労働省雇用均等・児童家庭局母子保健課. 東日本大震災で被災した妊産婦及び乳幼児に対する保健指導について. 平成23年.
http://www.mhlw.go.jp/stf/houdou/2r985200000194s6-img/2r98520000019t-ck.pdf(Last Access 2017/04/04)

13) 日本循環器学会/日本高血圧学会/日本心臓病学会 合同ガイドライン 合同研究班. 災害時循環器疾患の予防・管理に関するガイドライン2014年版. 2014.

14) American Congress of Obstetricians and Gynecologists. Preparing for Disasters: Perspectives on Women, committee opinion Number 457, 2010.

15) 内閣府(防災担当). 避難所運営ガイドライン. 2016.

16) 平成25～27年度厚生労働科学研究費(健康安全・危機管理対策総合研究事業)「妊産婦・乳幼児を中心とした災害時要援護者の福祉避難所運営を含めた地域連携防災システム開発に関する研究」(研究代表者: 吉田穂波)赤ちゃんとママを守る防災ノート. pdf
https://cloud.niph.go.jp/fileshare/download?file=i9JPLmeXt1jJsiHxUN5w(Last Access 2017/04/04)

〈柴田綾子〉

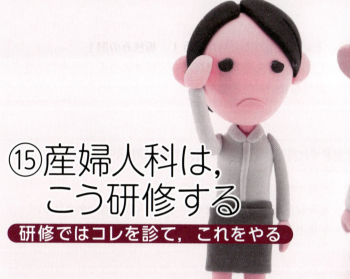
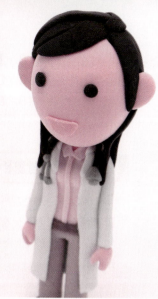

⑮産婦人科は, こう研修する

研修ではコレを診て, これをやる

Dr.Mizutaniの
1 Point Advice

Dr.Shibataの
1 Point Advice

この章では先輩たちの失敗を糧にして, 産婦人科研修での注意点を学んでもらう事を目標としています. 私自身も知らずに沢山の失敗や地雷を踏んできました. 医学生や研修医として産婦人科をローテーションする際, どのような事に気をつけた方がいいかを紹介します.

Point

【産婦人科ローテーションでのアドバイス 10条】
- ▶ 1. 本人に確認せずに妊娠歴・中絶歴・個人情報を話さない
- ▶ 2. 赤ちゃんの性別をむやみに伝えない
- ▶ 3. 患者の家族背景を把握してから話す
- ▶ 4. 内診台や超音波検査中に不要な話しをしない
- ▶ 5. 帝王切開術中に不要な話をしない
- ▶ 6. 女性医師希望, 担当医変更…でも気にしない！
- ▶ 7. 患者さんの希望や期待と現実は分けて考える

▶ 8. 上級医によって方針が違う！ 板挟みの刑！

▶ 9. しっかり休もう！ 思い切って伝えよう！

▶10. 苦手な職員は反面教師に

---

1. 本人に確認せずに妊娠歴・中絶歴・個人情報を家族や第三者に話さない

　　妊婦さんが夫と一緒に妊婦健診に来院した.

研修医 A：「(カルテをみながら) えっと, 妊娠歴を確認しますね. 出産は 1 回で,
　　　　　他に 1 回中絶されていますね」

妊婦&夫：「え…」

　　後から, 妊婦さんから「中絶歴の事は夫に話してほしくなかった. 次回からは
医師を変えて欲しい」と受付スタッフへ意見があった.

▶解説

　　妊娠歴を正確に問診し把握しておくことは, 女性の腹痛・発熱・妊娠・出産に
おいて非常に重要です. しかし患者さんの中には, パートナーや家族に妊娠・中
絶歴を話したくない人もいます. 医師は正当な理由がなければ個人情報を第三者
に伝えてはいけません (刑法 134 条). 妊娠歴・性交歴・セクシャリティーなど
のプライベートな内容を問診・話す時は, 付き添いの人は部屋の外に出てもらい,
患者と医師 (と付き添いの看護師) だけの環境を作りましょう. 他の家族がいる
時に, それらの話題をむやみに出すことも注意が必要です. カルテに記載する際
も「中絶」と記載せずに AA (Artificial abortion: 人工妊娠中絶術), D&C (Di-
lation and Curettage: 子宮内容除去術) など一目で分からないように英語で記
載をする病院もあります.

---

2. 赤ちゃんの性別をむやみに伝えない

　　指導医の妊婦健診を見学中

指導医 　：「これは赤ちゃんのお腹とお股の部分をみています」

　　　　　(超音波検査をしながら妊婦さんへの説明中)

研修医 　：「あ, これはオチンチンですね～. 男の子かな～」

妊婦&夫：「え…」

▶解説

　赤ちゃんの性別を分娩前に知りたい人もいれば，知りたくない人もいます．また，妊婦さん自身は知りたくても，夫は知りたくない人もいます．妊婦健診では性別を伝えなければいけないという義務はありません．そのためむやみに性別について言及することは避けた方がいいでしょう．もし伝える場合は，「性別について何か聞いてますか？」「生まれる前に性別を聞きたいですか？」と確認してから伝えるべきです．

＊超音波検査の情報も使い方や内容によっては「出生前診断」の一部として取扱いが必要です．伴性遺伝する疾患では，性別が疾患リスクの有無に重要な情報になります．超音波検査で形態異常がみつかる場合もあります．出生前診断を行う際には，患者の希望を確認し，十分なカウンセリングを行う必要があります．日本産科婦人科学会では「胎児の性別告知については出生前に行われる遺伝学的検査および診断として取り扱う場合は個別の症例ごとに慎重に判断する」としています．

引用: 出生前に行われる遺伝学的検査および診断に関する見解　平成25年6月22日
http://www.jsog.or.jp/ethic/H25_6_shusseimae-idengakutekikensa.html

---

 ## 3. 患者の家族背景を把握してから話す

1. 出産の場を見学中の研修医．無事に赤ちゃんが生まれ…

研修医:「おめでとうございます！　感動しました！　旦那さんも喜びますね！」

妊婦　:「私，旦那と離婚して夫いないんだけど」

研修医:「え…」

2. 異所性妊娠で緊急手術となる女性とパートナーに対して手術の内容を説明中

　女性の家族が来院し，病棟を歩いていた研修医に質問

家族　:「すみません．今から緊急手術になると聞いて急いで来たのですが，娘はどこにいますか？」

研修医:「えっとたしか，旦那さんと一緒に部屋にいると思います」

家族　:「旦那？　結婚したなんて聞いてないぞ！（怒）」

研修医:「え…」

　　結婚・内縁・交際中など，患者とパートナーとの関係性については十分に注意して発言する必要があります．出産する妊婦さんの中には，シングルマザーになる方もいます．異所性妊娠の時などは，妊娠初期であり，まだ家族には交際中であることを話していない時もあります．カルテで現在の家族の状況を把握してから発言するようにしましょう．患者さんとの関係性が不明な場合は，ご本人に直接確認するか「パートナー」と呼ぶようにしています．

4. 内診台や超音波検査中に不要な話をしない

　　指導医の外来で超音波検査を見学中

研修医A：「(ヒソヒソ声で) ねえねえ，今何をみているとこなの？」

研修医B：「(ヒソヒソ声で) ああ，赤ちゃんのお腹の中の血流だね．胎児が少し小さめみたいだから血流評価をしているみたい」

妊婦　　：「何を話してるんですか？　私の赤ちゃんに何か異常があるんですか？」

研修医A，B：「え…」

► 解説

　　内診や超音波検査の見学中に話をしていると，ヒソヒソ声であっても患者さんは気になります．内診や超音波検査では「何をしているか」を患者さん自身が理解しにくく不安になっている事が多いので，誤解を招くような言動は控えましょう．診察中の所見で疑問な点が出てきた時は，患者さんがいない場所で指導医へ質問した方がいいでしょう．後期研修医が診察をする場合も，異常や疑問に思った点をすぐに患者さんに伝えるのではなく，指導医と一緒に再度診察し確認をとってから患者さんに伝える方が余計な不安を与えずにすみます．

5. 帝王切開術中に不要な話をしない

　　帝王切開術に助手として参加中

研修医A：「この患者さん，肥満で手術が大変ですね．皮膚の離開が心配だな～」

患者　　：「太っていてすみませんね!! (怒)」

研修医A：「え…」

▶解説

全身麻酔とは違い，産科の手術の多くは腰椎麻酔で行われます．**患者さんの意識がある場合，手術室における言動にはより一層の注意が必要です．** 手術中にあまりに私語が多すぎると，（患者さんの悪口を言っていなくても）患者さんが気分を害することもあります．

6. 女性医師希望，担当医変更…でも気にしない！

専攻医：「○○さん，そういえば最近みてないな…あれ？　違う先生の予約枠になってる！」

上級医：「あぁ，言ってなくてごめんなさいね．女医希望っていうから，別にあなたの外来がいやだってわけじゃないみたいよ」

専攻医：「一生懸命，丁寧に対応していたつもりなのに…なんだかへこむなぁ」

▶解説

妊婦さんや若い女性患者さんではしばしば担当医の変更希望が出ることがあります．若手の男性医師だと緊張してしまうとか，女性のほうが話しやすいとか，理由は多岐にわたります．**患者さんにとって選択肢があることはいいことだ，と割り切って前向きに考えましょう．** 女性医師ばかりが重宝されるわけではなく，外来は女性医師がいいけれど，手術は男性医師にお願いしたい．そんなわがままな？患者さんもいらっしゃるのです．女性医師も「女医希望」の患者さんを負担に感じることも少なくないようです．もちろん，心当たりのある場合は，自身のコミュニケーションの方法について振り返り反省をしなければなりません．上級医の外来見学に入らせてもらったり，上級医に自分の外来を評価してもらうのもよいでしょう．それが困難であれば，自身の診療を撮影して（患者さんの同意を得て）あとからコミュニケーションについて振り返るのも有効な方法です．

7. 患者さんの希望や期待と現実は分けて考える

女性　：「病気がよくなったら○○のコンサートに行きたいんですよ！　それを目標に抗癌剤も頑張ります！」

専攻医：「うーん，癌の進行度からするとこれ以上よくなるというのは難しいですね．行きたいなら治療前に早めに行ってしまったほうがいいと思いますよ」

〜後日〜

家族 ：「治すために治療してるんじゃないのか！　もう治らないから治療しても無駄だって本人泣いてるんだぞ!!」

専攻医：「えぇ!?　そんなこと言ってないけど……それに病状説明は何度もしたはずなのに」

▶解説

　病識がないとか病状を理解できていないなど，患者さんの理解度について医師の間で話題になることはありませんか？　単純に説明不足であったり，知的な理解力がハードルになっている場合もありますが，人間の心理として希望を捨てたくなかったり，現状否認をすることは往々にしてよくあることです．医学的に正当な情報であっても，伝え方ひとつで患者さんの希望を打ち砕いてしまったり，信頼を損ない今後の診療に支障をきたすことがあります．情報を伝える方法や言い回し，タイミング，伝えた後のケア（看護師が同席し後で理解度の確認を行う，家族にも同席して説明を聞いてもらう）などにも配慮して診療を行うことが重要です．

8. 上級医によって方針が違う！　板挟みの刑！

上級医 A：「なぁ，○○さんどうするの？　もうカイザーしないとベビーもたないんじゃないの？　生まれたとき状態悪いと NICU の先生にも迷惑かけるし」

専攻医 ：「はい…B 先生にも相談はしてるんですが，また確認してみます」

上級医 B：「まだ週数早いでしょ？　モニターも超音波検査所見もこうだし，まだ頑張れるよ．それにカイザーじゃなくても分娩誘発して経腟分娩でいけるでしょ？」

専攻医 ：「ですよね〜…ハァ」

＊カイザー＝帝王切開術

▶解説

　上級医同士で方針が異なり，対応に苦労することがしばしばあります．しかしこれは複数の意見があってディスカッションするいい機会だと捉えましょう．誰かのトップダウンで方針が決まってしまう環境では，ベストな診療を模索する努力をしなくなってしまうおそれがあります．定期的にカンファレンスをしている

環境であれば，そこで症例提示を行うのもいいでしょう．しかし，患者さんの安全にかかわる問題については指導医にも納得いくまで方針の相談をする必要があります．危険な状況と考えられても，どうしても自身の考えにそぐわない方針をとらざるを得ない場合は，カルテに上級医の指示でそうしたことを明記しておく必要があります．

9. しっかり休もう！ 思い切って伝えよう！

専攻医：「一昨日も帰ったの夜中だったし，昨日も当直で寝られなかったし…（マジつらい）」

助産師：「先生，この処方○○さんのじゃないですか？ △△さんにオーダーされてましたよ」

専攻医：「あ，すみません．直しておきます.」

看護師：「先生，□□さんのラインとってくれました？ もうオペ出しですよ」

専攻医：「忘れてた！ 研修医にお願いしてやってもらっていいですか？」

　　　　〜PHS〜

薬剤師：「A先生ですか？ ◎◎さんのシスプラチンの量，1桁多い気がするんですけど」

専攻医：「…すみません，すみません」

▶解説

　　睡眠不足状態の判断力は酩酊状態以下という報告もあり，心身ともに充足した状態で診療にあたることが患者さんの安全を確保する上でもとても重要なことです．人が少なかったり替えがきかないのが医療現場の常ですが，睡眠不足や体調不良，アクシデントや身内の不幸などで心身穏やかではない場合は上級医や同僚にそれを告げて協力を仰ぐことも必要です．気合などの根性論は事故のもとです．あなたが十分な休養を確保することが，後輩が休養をとる文化にもつながります．休養が必要なときは，外来を終えたら帰るとか，手術を終えたら帰るなどのように，区切りのいいところで思い切って休むようにしてみましょう．

10. 苦手な職員は反面教師に

専攻医：「困ったなぁ…上の先生に相談してみよう．今日の当直は…ゲッ！ A先生だ．すごい怖いんだよなぁ，このあいだも何言ってんのかわからないっ

て怒られたし．プレゼンを頭で組み立ててから連絡しよう．えーと，60歳の女性で…」

　　〜院内PHS〜

専攻医：「あ，あの，ご相談したい方がいまして」

A先生：「あー？　いま処置中ー，あとで電話するわ」

　　〜〜〜

専攻医：「もう1時間もたつけど……まだかなぁ，電話したら怒られるかなぁ，うーん，もう1回かけてみよう」

A先生：「あー？　よくわかんねーから行くわ」

A先生：「おい！　これパンペリ（腹膜炎）だぞ！　なんでもっと早く連絡しねーんだ！　バカ！　外科に連絡しろ！」

専攻医：「すみません！　すみません！」

▶解説

　病院といえども社会ですから，いろんな人たちが働いています．尊敬できる人たちはロールモデルにすればいいのですが，苦手に感じる人たちもいるのが実情です．よくないと思う面は反面教師と考えればいいでしょう．ただし，患者さんの安全にかかわることについてはしっかりとコミュニケーションをとる必要があります．相手が聞く耳をもたない状況でも，再度強調したり時間をあらためて伝える努力が必要です．特定の職員のコミュニケーションに複数の人が問題を感じている場合は，個人で指摘したりせずに部署から改めて対応の改善や依頼をするなどの工夫が有効です．

　　（☞1章　コンサルテーションのコツ p.1）

〈柴田綾子　水谷佳敬〉

JCOPY 498-06696

B 初期研修医が産婦人科ローテするときのコツ

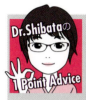

産婦人科は初期研修での必須科目ではありません（2016年現在）が，初期研修中に分娩に立ち会わなければ，次は自分自身やパートナーがお産の時，という方も多いはずです．特に産科は，若い無症状の女性を相手にするという点で他の科と違い，恥ずかしかったり戸惑う研修医も多いと思います．他ではできない経験なので初期研修中にぜひ産婦人科をローテーションしてもらえたら嬉しいです．

【産婦人科ローテーションの心得5カ条】
▶ 1. 分娩・手術・外来・病棟での目標を事前に考えるべし
▶ 2. 助産師さん・看護師さんと仲良くなるべし
▶ 3. 何もなくとも病棟にちょこちょこ顔を出すべし
▶ 4. 内診室や超音波検査中に不用意な発言は控えるべし
▶ 5. 術後管理と胎児超音波検査を経験すべし

 将来，自分やパートナーが関係するかも！？

　厚生労働省が定める臨床研修の到達目標における産婦人科関連には 表15-1 のようなものがあります．ここでは産婦人科研修における目標の立て方を外来・病棟・手術に分けて考えていきましょう．

表 15-1 **初期臨床研修において経験が求められる疾患・病態**

1. 妊娠分娩（正常妊娠，流産，早産，正常分娩，産科出血，乳腺炎，産褥）
2. 女性生殖器及びその関連疾患
   （月経異常（無月経を含む），不正性器出血，更年期障害，外陰・腟・骨盤内感染症，骨盤内腫瘍，乳腺腫瘤）
3. 性感染症予防，家族計画を指導できる．
4. 母子健康手帳を理解し活用できる

（厚生労働省. 臨床研修の到達点[1] より）

▶産婦人科のガイドラインにアクセスしよう

　産科婦人科の診療ガイドラインは日本産科婦人科学会サイトから無料で手に入ります[2]．iPad などに入れてすぐにみられるようにすると外来や病棟で重宝します．婦人科腫瘍学会のサイトから癌診療のガイドライン（子宮頸癌・子宮体癌・卵巣癌・外陰部癌・腟癌）にもアクセスできます[3]．癌診療に関して，患者さんやご家族への説明の仕方を質問形式で書かれた本もあります[4]．詳しく勉強したい方には米国産婦人科学会（American Congress of Obstetricians and Gynecologists：ACOG）の Practice bulletins[5] もオススメです．

妊娠分娩における研修目標

▶妊婦健診の見方

STEP1．患者さんの妊娠週数ごとの妊婦健診項目を確認する
- 妊婦健診は妊娠週数ごとに検査項目が決まっています．市町村ごとに母子手帳の中身も異なるのでみせてもらいましょう．

　＊厚生労働省や日本産科婦人科学会の指針を参考に，各病院が決めているので多少差異があります．

STEP2．内診の仕方，患者さんへの声かけ，経腟超音波の仕方と画像を学ぶ
- 経腟超音波を外来で沢山見学すれば画面の見方が分かります．
- 内診時には妊婦さんに不安を与えないように声掛けを工夫している先生が多いです．

STEP3．胎児超音波検査と測定項目を学ぶ
- 外来でさまざまな週数の胎児超音波検査をみましょう．
- 妊娠高血圧症候群や子宮内胎児発育不全で胎児や子宮の血流を測定します．

STEP4．患者さんからの質問への返答や，家族への病状説明を学ぶ
- 患者さんや家族の不安を和らげる話し方，患者さんに分かりやすい病状説明や手術説明の話し方を学びましょう．

STEP5．異常妊娠（流産，早産，異所性妊娠）の時の診察方法と治療を学ぶ
- 各疾患の症状，問診項目，リスクファクターについて知りましょう．
- 異所性妊娠，流産，早産の時の診察や治療方針の決め方を学びましょう．

JCOPY 498-06696

▶ 産科病棟での動き方

STEP1. 入院中の患者さんの病態を知って診察に立ち会う
- 産科婦人科ガイドライン[2]で疾患の概要と標準的な治療方法を学習しましょう.
- 病態に応じた内診の仕方と検査の使い分けを学びましょう.

STEP2. 正常分娩に立ち会う
- 分娩介助の方法，患者さんへの声掛けを学びましょう.
- 分娩の時だけでなく，入院から分娩進行期のケアについて学びましょう.
- 弛緩出血の予防方法と初期対応を学びましょう.

STEP3. 分娩後のお母さんを担当する
- 分娩に立ち会ったり帝王切開に入った患者さんの産褥の経過もみてみましょう.
- 授乳や赤ちゃんの様子，困っていることなどを聞いてみましょう.

STEP4. 胎児超音波検査や胎児心拍数モニターを学ぶ
- 妊婦さんを担当させてもらったら，胎児超音波検査をやらせてもらいましょう.
- 分娩進行中の患者さんの胎児心拍数モニターをみて，どのような変化が起きているかを評価しましょう.

STEP5. 産科救急の対応を学ぶ
- 分娩時や帝王切開術時の危機的出血や，緊急帝王切開術の時に，どのようにスタッフが動いているか学びましょう.

▶ 産科手術の学び方

STEP1. 帝王切開術の流れを学ぶ
- 手術記録を読むと帝王切開術の仕方が分かります. 筋腫合併，前置胎盤，双胎，早産の時の帝王切開術の方法を学びましょう.

STEP2. 手術器具の名称と使い方を学ぶ
- 各手術器具と縫合糸の使い方，使う場面を学びましょう.

STEP3. 開腹と閉創の仕方を学ぶ
- 開腹と閉創の手順には決まった流れがあります. 使用する糸・手術器具・縫合方法を理解すれば，助手や執刀ができるようになります.

STEP4. 第一助手の先生の動きを真似できるようになる
- 誰しもいきなり執刀をすることはできません. まずは「第一助手（前立ち）」を学ぶことが多いです. 第一助手は執刀者が手術しやすいように術野をつくり，術者の先を読んで対応することが求められます. 手術に入ったら，術者だけでなく，第一助手の先生の動き方もみて勉強しましょう.

女性生殖器およびその関連疾患の学び方

▶婦人科外来の見方

STEP1．月経異常の対応を学ぶ

- 貧血精査（過多月経）や月経困難症で内科や他院から産婦人科外来へ紹介されてきます．無月経，不正性器出血などを含め月経異常の鑑別，基礎体温の使い方，検査の流れを学びましょう．

STEP2．更年期・老年期疾患（更年期障害・子宮脱・尿失禁）を学ぶ

- 更年期障害・子宮脱・尿失禁は婦人科外来を受診します．問診の仕方，診察，検査，治療方針の決め方を学びましょう．

STEP3．婦人科の救急外来をみる

- PID（骨盤内炎症性疾患）や，性感染症，骨盤内腫瘍（卵巣腫瘍）などが来院します．経腟超音波検査の所見，検査項目，治療方針の決定や，患者への説明の方法を学びましょう．

STEP4．悪性腫瘍の患者さんへの告知や病状説明を学ぶ

- 大きな病院では，他院から紹介され悪性腫瘍の診断となる患者さんが外来にいます．悪性腫瘍の患者さんや家族への告知，話し方，病状説明の内容について学びましょう．

▶婦人科病棟での動き方

STEP1．良性疾患と悪性疾患の経過の違いを理解する

- 良性疾患（卵巣嚢腫や子宮筋腫）と悪性疾患（卵巣癌, 子宮体癌など）では, 術後経過が異なります．術前のカルテから検査や術式の決定方法を学び術後経過を追いましょう．

STEP2．治療方針の決め方を学ぶ

- 同じ疾患でも年齢や患者の状態に応じて治療方針が異なる場合があります．なぜこの治療方針になったのかをカルテやカンファから考えましょう．

STEP3．緩和ケア・終末期医療を学ぶ

- 婦人科病棟には悪性腫瘍の患者さんが入院されています．症状に合わせた緩和ケアの方法を実践し，終末期医療を学びましょう．

JCOPY 498-06696

▶ 婦人科手術での学び方

STEP1. 術式を決められるようになる

- 術前カンファや，検査画像をみてなぜこの術式になったかを考えましょう．
- 良性疾患，悪性疾患の場合の術式の決定要因（侵襲度，病変の大きさ，リンパ節郭清の必要性）を，術前の画像検査やカルテ記載，カンファの議論から学びましょう．

STEP2. 術後管理ができるようになる

- 術式に応じた術後管理ができるようになりましょう．
- 食事や離床の指示，ドレーンの管理など，開腹手術，腹腔鏡手術，良性疾患と悪性疾患では術管理にどのような違いがあるでしょうか？

STEP3. 腹腔鏡手術を学ぼう

- 腹腔鏡手術の適応や特有の注意点，患者さんの回復の経過を学びましょう．

STEP4. 悪性腫瘍の手術を学ぼう

- 悪性腫瘍の手術の方法，術後管理における注意点，患者さんの回復経過や，その後の治療法へのつなぎ方を学びましょう．

STEP5. 創部処置ができるようになる

- 術後の創部処置の方法，創部の回復の経過や異常所見について学びましょう．

 産婦人科ローテーションの心得 5 カ条

▶ 1. 分娩・手術・外来・病棟での目標を事前に考えるべし

　産婦人科は産科・婦人科と大きく 2 つに分かれており，その中でも外来・病棟・手術と分かれています．各領域で何を学びたいのかを具体的に考えておくと，指導医に伝えやすく，研修計画が立てやすくなります．前のページを参考に，今日は / 今週はどの STEP を目標にしようかを考えてみましょう．

▶ 2. 助産師さんや看護師さんと仲良くなるべし

　産科病棟では助産師さんと仲良くなれれば，分娩や産褥で色々なことを教えてもらえます．分娩進行の予測の仕方，分娩中の妊婦さんへの声掛け，褥婦さんの授乳指導や，赤ちゃんのケアなど，助産師さんは産婦人科医師にはない知識と経験を持っています．研修中に，ぜひ話を聞いてみてください．

▶3. 何もなくとも病棟にちょこちょこ顔を出すべし

　産婦人科では予定外の事態が多く起こることが特徴です．分娩の進行はなかなか予測どおりにならずに急に分娩が進行することがあります．緊急に帝王切開術が決まることもあれば，母体搬送や産後の大出血も起こります．特に予定がなくても，産科病棟にちょこちょこ顔を出しておくと緊急の事態での対応の仕方を学ぶ機会が得られます．分娩にぜひ立ち会いたいという人は，分娩時に院内のPHSに電話してもらえるようにお願いしておくと良いでしょう（ただし，超緊急時や忙しい時は電話できないときもあり，呼んでもらえないこともあるので，自分で病棟へ顔を出すほうが確実です）．

▶4. 内診室や超音波検査中に不用意な発言は控えるべし

　質問をしたくなっても内診室や超音波検査中は避けた方が賢明です．患者さんは，内診中にカーテンの向こう側の自分のみえないところでヒソヒソ話されていたら気分を害します．また，超音波検査中はお母さんも緊張しているので，ヒソヒソ話をしたり不用意な発言をすると，自分の赤ちゃんに何かあったのではないかと不要な心配を与えてしまいます．内診や検査が終わり，患者さんがいないところで指導医に質問をするようにしましょう．

▶5. 術後管理と胎児超音波検査を経験すべし

　産婦人科は帝王切開術や良性疾患の手術が多く，術後の回復や退院までスピードが速いことが特徴のひとつです．そのため，術後管理の仕方を学ぶには最適な場所と言えます．術後の離床，食事，疼痛管理，創部の処置，患者さんの回復の経過を学びましょう．帝王切開術，腹腔鏡手術，悪性腫瘍手術では，術後の経過や注意点がどのように異なるのかを学びましょう．産科病棟では，ぜひ胎児超音波検査を積極的に見学し，機会があれば自分自身でも担当患者さんの胎児の推定体重の測定に挑戦してみてください．胎児の体重が出せなくても，経腹超音波で胎児心拍や手足の動きを確認するだけでも妊婦さんは安心します．

JCOPY 498-06696

Column

超音波を使わずに触診で赤ちゃんをみる！

　日本は 14 回の妊婦健診中に超音波検査を頻回に行いますが，米国や欧州では胎児超音波検査の回数は半分くらいです❶．子宮底長計測は巻き尺 1 つで赤ちゃんの大きさや羊水量を推定する方法です．レオポルド触診法は触診で赤ちゃんの向きを推定する方法です．どちらも超音波のない診療所や途上国，災害医療で役立つ有用な技術なのでぜひ産婦人科研修中にマスターしてください．

・子宮底長計測 図 15-1
　①妊婦さんに仰臥位で足を伸ばしてもらう
　②触診で子宮底（子宮の一番高い位置）を確認する
　③メジャーで恥骨結合上縁から子宮底までを計測する

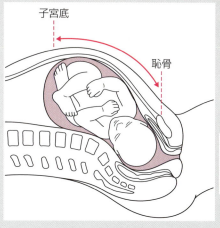

〈動画〉

・子宮底長計測
動画（1 分 34 秒）
編集制作：看護 roo!
監修：
　筑波大学附属病院 看護部,
　小山記念病院 看護部

・レオポルド触診法 図 15-2
　＊事前に触診することを説明し，手をしっかり洗って行います
　＊股関節と膝関節を曲げて腹壁を弛緩させてもらうと触診しやすくなります
1．妊婦さんの右側に立ち，子宮底（子宮の一番高い部分）を両手で触診します．
　　→頭位では，大きな塊として赤ちゃんの殿部を触れる
　　→骨盤位では，球形の赤ちゃんの頭が触れる
2．両手を足側に動かしながら交互に動かして胎向を診断する
　　→児背（赤ちゃんの背中）は弓状の大きな板のように触れる
　　→赤ちゃんの手足は 1 個または数個の小さな塊として触れる

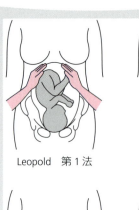

Leopold　第1法　　　　　　　Leopold　第2法

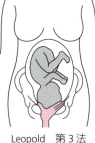

Leopold　第3法　　　　　　　Leopold　第4法

図 15-2

〈動画〉

・レオポルド触診法
動画（3分24秒）
編集制作: 看護 roo!
監修:
　筑波大学附属病院 看
　護部,
　小山記念病院 看護部

3. 右手の指で恥骨結合上の胎児部分を触わる
　　→赤ちゃんの先進部（頭かお尻か）を再度確認する
4. 両手を妊婦さんの左右の下腹部に当て，赤ちゃんの骨盤内進入状況を確認する

注: 分娩の近い方の赤ちゃんの下降度を調べるものなので，切迫早産など分娩前の方には強くやる必要はありません.

【QR コード出典】
・動画でわかる！看護技術. 編集制作: 看護 roo!
　監修: 筑波大学附属病院 看護部，小山記念病院 看護部
　・子宮底長計測　　　　https://www.kango-roo.com/sn/m/view/362
　・レオポルド触診法　　https://www.kango-roo.com/sn/m/view/360（Last Access 2017/04/03）

【コラム参考文献】
❶ 日本産科婦人科学会，日本産婦人科医会編. 産婦人科診療ガイドライン 2014 産科編. 東京: 杏林舎; 2014.

JCOPY　498-06696

▶柴田流〜妊婦さんと仲良くなるコツ

妊婦さんは自分たちと年代が近く，どのような事を話したらいいか困る研修医もいると思います．そんな時は「赤ちゃん」について質問すると妊婦さんと打ち解けやすくなります．

妊婦さんは超音波で赤ちゃんの様子をみることを凄く楽しみにしているので，許可が得られたら，超音波をさせてもらいながら話をすると仲良くなれます．

- 赤ちゃんの様子を聞く
「胎動はどうですか？」「何時くらいが元気に動きますか？」
- 赤ちゃんの名前（予定）を聞く
- 赤ちゃんの性別（予定）を聞く
- 赤ちゃんに着せたい服（予定）を聞く

注： 入院中の妊婦さんの中には，胎児の奇形や子宮内胎児発育不全など，「赤ちゃん」に不安をもっている方もおり，そのような方には赤ちゃんの質問は避けた方がよいです．
注： 妊婦さんの中には性別を出生前に知りたくない人もいます．カルテに記載してあったとしても，ご本人の希望を確認せず性別に関して話すのは避けましょう．ご本人が知っている場合は話題に出しても問題ありません．

まとめ

内科や外科と違い，産婦人科は学生の時にそれほど実習経験がなく，初期研修医の時のローテーションで初めて見ること・知ることが多い科かもしれません．分娩介助や超音波検査は教科書で事前に勉強してもイメージがつきにくいのですが，病棟や外来で実際に見学すると理解できると思います．分娩や緊急帝王切開術は，突然のタイミングで起こるため事前に予想がつきません．積極的に病棟に顔を出して情報収集してください．産婦人科研修中に沢山の妊婦／褥婦さんに出会っておくと，救急外来での対応にもきっと役立つと思います．

▶産婦人科ローテーションにおすすめの本

・中山明子，西村真紀編．お母さんを診よう．東京：南山堂；2015．
プライマリ・ケアの視点から女性・妊婦さん・褥婦さんに頻度の多い主訴や疾患に対する対応がエビデンスと共に紹介されている．

・産婦人科当直医マニュアル 慌てないための虎の巻．臨床婦人科産科 2013年 増刊号．東京：医学書院．
産婦人科の病棟や当直で出会う頻度の多い疾患に対して初期対応と治療を中心

に簡潔にまとめられている.

- 中山 理, 藤谷茂樹編. INTENSIVIST 産科 ICU. 2016; 8.
    妊婦の生理的変化から産科大出血, 周術期管理についてエビデンスが沢山紹介されている.
- 井上真智子編. 自信を持って診る！女性の腹痛, vol.14, 東京: 羊土社; 2013.
    産科・婦人科疾患から女性の問診や身体診察まで広く網羅されている. 2,000円でお得.
- 急性腹症診療ガイドライン出版委員会. 急性腹症診療ガイドライン 2015. 東京: 医学書院; 2015.
    女性の腹痛の疫学や月経歴問診の診断的意義などが紹介されている.

▶参考 産婦人科ローテーションカード

〈産婦人科ローテカード〉

【疾患】厚生労働省: 初期研修の到達目標より

[1] 妊娠分娩: 正常妊娠, 流産, 早産, 正常分娩, 産科出血, 乳腺炎, 産褥

[2] 女性生殖器およびその関連疾患: 月経異常（無月経を含む）, 不正性器出血, 更年期障害, 外陰・腟・骨盤内感染症, 骨盤内腫瘍, 乳腺腫瘍

■プライマリ・ケア / ジェネラリストとして学んで欲しい項目

○産科

- 退院診察（経腟分娩○日目, 帝王切開○日目）
    内診手技・クスコ診察・経腟エコーの仕方を学ぶ
- 産科病棟: NST モニターの見方がわかる
    胎児の評価
    BPS（biophysical profile score）を測定できる
- 経腟分娩: 経腟分娩の介助方法・準備する物品を学ぶ
    内診の仕方, 子宮口の開大の評価
- 帝王切開術: 開腹・閉腹の手技・順序・必要な機器を学ぶ

切迫早産管理: 胎児超音波検査・頸管長測定を学ぶ
    前期破水の診断の方法

- 経腹超音波: 胎児の向き, 胎盤の位置がわかるようになる
    レオポルド触診法, 子宮底長計測ができる
- 胎児超音波: 胎児の推定体重を出せるようになる（Advanced）
- 経腟超音波で頸管長が測れる （Advanced）

産科外来 妊婦健診の内容を学ぶ（週数に応じた検診内容）

産科救急搬送

- 切迫流産, 切迫早産, 妊娠高血圧症候群の診察・管理方法を知る

JCOPY 498-06696

○婦人科

婦人科外来: ホルモン療法について学ぶ
・月経困難症に対する OC/LEP の開始方法がわかる
・更年期障害に対する HRT の開始方法がわかる

婦人科救急: PID, 性感染症, 異所性妊娠の診断方法と治療を学ぶ

悪性腫瘍:
・癌検診と予防について説明できる（PAP, HPV ワクチン）
・各腫瘍について頻度の多い主訴やリスクファクターを説明できる
・Staging, 術式, 化学療法について学ぶ

良性疾患:
・子宮筋腫・卵巣嚢腫の診察と手術適応について学ぶ

婦人科手術:
・術前カンファ: MRI 画像を読む, 手術適応について学ぶ
・手術手技　　: 糸の結紮, 開腹, 閉腹の手順・器具を学ぶ
・開腹手術の術後管理を学ぶ
　　食事・離床開始のタイミングを判断でき, 創部管理ができる
　　疼痛管理・ドレーン管理ができるようになる

（著者作）

〈柴田綾子〉

C プライマリ・ケア医が産科ローテするときのコツ— ローテ終了後を想定しながら研修をする

Dr.Mizutaniの 1 Point Advice

他科のローテーションは楽しみでもある反面, さまざまな不安とも隣り合わせではないでしょうか. 研修先の指導医に, プライマリ・ケア医がどのような診療をしているのか, 何を必要としているかを理解してもらえているのだろうか？ とか, 効率のいい研修をさせてもらえるだろうか？ 手術ばかり入らされても将来的に必要な知識やスキルにつながらないのではないだろうか？ 仲良くやっていけるだろうか？ といったさまざまな心配があると思います. プライマリ・ケア医としてこれから産婦人科ローテをされるみなさんを対象に, ローテでニガイ思いをされないように, いくつかアドバイスをしたいと思います.

【産科ローテーションの心得5カ条】
- ▶ 1. ローテーション前に目標を立てておくべし
- ▶ 2. 目標・目的を明確に伝えるべし
- ▶ 3. 良好な人間関係形成を意識すべし
- ▶ 4. 総合力を存分に発揮すべし
- ▶ 5. 日常診療にどう活かすかを常に考慮すべし

そもそもなぜローテするのか？〜総合診療専門医制度

　新たに19番目の専門医制度として総合診療専門医が制定され，その要求されるスキル（コンピテンシー）には，女性特有の問題や妊産婦のケアに対して，単独または産婦人科と連携して対応に当たれることがあげられています．女性特有の問題は産婦人科へ一任されてきたものの，産婦人科だけではすべての女性診療領域を必ずしもカバーできていないのが現状です．特にヘルスケアの分野で顕著ではないでしょうか．そこをサポートする役割が求められているといえるでしょう．

産婦人科医だけでは女性診療のすべてを網羅できない

　妊娠が産婦人科との初めての接点になる女性は多いでしょう．妊娠中は産婦人科とのかかわりが続いても，産後1カ月健診をもって一般的には終診となります．1カ月健診では主に子宮復古などが確認されていますが，産後うつのスクリーニングや母乳育児の促進，今後の家族計画，ワクチンなどを相談するヘルスケアについて考える重要な機会です．しかし，産婦人科は周産期異常や異常妊娠・異常分娩，悪性腫瘍などの対処に追われ，これらヘルスケアのために割くことのできる時間やマンパワーはおのずと限られてしまうという現実があります．周産期異常を軽減するためには妊娠前の適正体重や禁煙，葉酸の推奨，合併症のコントロール，適切な避妊など，妊娠前に行わなければならないことがたくさんありますが，多くの場合，これらは産婦人科医の手の届かないところにあります．妊婦や婦人科的な問題を抱えていない女性が，産婦人科との接点がないためです．

JCOPY 498-06696

子宮頸癌予防はプライマリ・ケア医の役目

　子宮頸癌の前駆病変である子宮頸部異形成はヒトパピローマウイルス（HPV）の感染によるものですが，産婦人科医は産婦人科を受診しない集団に検診を啓発する機会が乏しいのが現状です．HPV ワクチンの接種推奨年齢は学童期であるため，ワクチンを学童や保護者に直接啓発する機会もありません．そういった集団にアプローチできるのは，地域での健康促進活動に接点の持ちやすいプライマリ・ケア医です．近年では非産婦人科医による子宮頸癌検診（Pap スメア）の議論も興り，より多くの女性への検診普及が期待されます．手技的には容易であり，海外では診療看護師（nurse practitioner）が行うことが一般的な国もあります．オーストラリアでは子宮頸癌検診の受診率向上を目的に，看護師による Pap スメアを実施したところ，検査の質は国際標準に劣らず，未受診者も減少したことが報告されています[6]．また，感度の問題はありますが，自己採取キットなども考案されています．本邦においても，検診は一般集団へアクセスのよいプライマリ・ケア医や看護師・助産師が行い，異常に対して専門医が介入するというシステムができあがれば，検診率の向上も狙え，産婦人科もより専門的な業務に集中でき，地域のヘルスケア・診療効率の向上につながるのではないでしょうか．究極的には，医療機関に接点のない集団にもヘルスケアの啓発がいきわたるような仕組みづくりを，行政・地域と作り上げていくことが理想的でしょう．

産科ローテーションの心得5カ条[7]

▶其の1: ローテーション前に目標を立てておくべし

　プログラムの研修目標がチェックリストになっており，それらが実際に機能しているのであればそれに沿う形でよいでしょう．しかし，研修目標が形骸化しているようであれば，個人的な目標を改めて立てておくことをお勧めします．そうしないと漠然とローテ期間が過ぎてしまい，なんとなく見て回った，という形で貴重な期間が終わってしまいます．内容は研修目標と重複しても構いません．たとえば「子宮頸部のスメアを1人で行えるレベルになる」とか，「産婦人科初診の問診をとり，アセスメントして指導医に相談できる」などです．非専門医が目指す産婦人科診療レベルについては PCOG competency ladder（岡田）が参考になります（コラム p.247 参照）．

＊PCOG: Primary care of obstetrics & gynecology

右側縦書き：**⓯ 産婦人科は、こう研修する〜研修ではコレを診て、これをやる〜**

▶其の2: 目標・目的を明確に伝えるべし

ローテ初日に挨拶をする機会があると思います．その際に，あらかじめ立てておいた目標を伝える必要があります．研修プログラムに目標は書いてあって，これまでにローテーターが何人もいたとしても，ローテ先は家庭医・総合医のローテ目標や目的をよく把握していなかったりするものです．そのため，どれだけの間に何をしたいのかを明確に伝えておきます．「子宮頸癌検診をしたい」「妊婦健診をしたい」「婦人科初診の問診をとりたい」「手術を見学したい」などです．

▶其の3: 良好な人間関係形成を意識すべし

ローテーションができる土台を作るまでに，所属科・ローテ先・コメディカルや上層部など多くの人たちの努力があります．これまでにも先輩たちがローテでお世話になってきたでしょうし，今後も後輩たちがローテでお世話になるところです．また，あなたは所属科・所属医療機関の看板を背負っています．あなたの印象が，所属先の印象にもなりえます．ローテ後も相談のしやすさや，安定した患者さんを紹介してもらうチャンスにもつながります．ローテ先の医師だけでなくコメディカルの方たちとも良好なコミュニケーションを心がけましょう．しかし，そのために用もなく病棟にたむろしたり，飲み会を企画して楽しくはじける必要は必ずしもありません．むしろ，患者さんへ接する態度や説明などがよくみられています．そして知らないうちにその印象は共有され広まっているものです．そのため，疲れていても嫌なことがあって機嫌が悪くても，患者さんやコメディカルの皆さんへの好ましくない態度は控えましょう．特に仕事がなくても自主学習などを病棟で行っていると，処方や処置などを頼まれやすく，学びの機会にもなりますし，コミュニケーションのきっかけにもなります．ローテ期間中は，時には研修目標と異なる仕事を依頼されるかもしれません，長時間手術のヘルプなどです．不本意に感じることもあるかもしれませんが，良好な関係性をつくる，貸しをつくるなどの視点を持つことも長い目でみると必要なことです．手術中に気が荒くなる医師もいますが，退屈しないようにいろいろと質問をしてくれたり，身の上を聴いてくれることもあります．もちろん，基本的な解剖の理解は今後の画像診断などにも役立ちます．「手術室＝ドクターサロン」と気軽にとらえ参加してみましょう．麻酔方法や手術の流れ，術後の退院までの流れなどを知っておくと，手術適応のある患者さんへの説明にも有用です．

▶其の 4: 総合力を存分に発揮すべし　表 15-2

　ローテ中に役に立つことはできないか？　実はたくさんあります．むしろ期待されていたりするものです．妊婦が発熱や感冒などで受診した場合や，頭痛などついでの相談があった場合，化学療法中や術後患者の発熱の対応など，総合内科的な対応については力を発揮しやすいのではないでしょうか．抗菌薬のチョイスや培養検査,結果の解釈なども「なるほど」と感心されることがあるでしょう．産婦人科医は一般的に在宅診療の経験がないため，終末期の患者さんなどを在宅へつなぐ架け橋として活躍できるでしょう．小児科領域の経験を積んでいれば，新生児のマイナートラブルなども助産師から相談をうけ，コメディカルからも信頼を得ることもできます．特に，ワクチンスケジュールや母乳育児支援，産後うつなど，産婦人科・小児科にまたがったり隙間に落ち込んでしまう問題については積極的に拾い上げ，介入することで，プライマリ・ケア医の役割の一面を証明することができます．産後の風疹ワクチンなど，担当医の個人努力で接種をしている施設が多く，助産師の協力をあおぎ，接種漏れを防ぐシステム作りなども有用です．分娩にかかわった妊娠糖尿病や妊娠高血圧症候群の方の産後フォローなども積極的にかかわったり，今後の外来を引き継ぐのもよい方法だと思います．

表 15-2　**診療セッティング別の総合力を発揮できるポイント**

シチュエーション	発揮できる総合力
妊婦健診	コモンディジーズの対応 社会生活環境の把握 心理的なサポート 喫煙・飲酒などの依存症 家族への介入（喫煙など）
産後健診	（妊婦健診に加えて） 母乳育児の促進 児の健康問題・ワクチン
婦人科外来	コモンディジーズの対応 パートナーの性感染症治療 鑑別診断 高齢者機能評価（CGA）＊
病棟	（婦人科外来に加えて） 発熱などのワークアップ 術後などの全身管理 在宅診療へのサポート 緩和医療 内科処方などの調整

＊CGA: comprehensive geriatric assessment

▶其の5: 日常診療にどう活かすかを常に考慮すべし

　産婦人科だからできること，産婦人科だからそう対応していること，など当たり前に流れていることがたくさんあります．しかし，ローテが終了すると必ずしも婦人科診察台がある環境で診療が継続できないこともよくあります．子宮癌検診は毎年行う必要があるのか？　個別検診に該当しない年度はどう対処すべきなのか？　など地域のリソースも考慮する必要があるでしょう．婦人科診察ができない環境で月経の相談をされたらどうするか？　どこまで問診で絞り込むことができるのか？　基礎体温や血液検査なら遜色ない対応ができるはずではないか？どのような人に婦人科診察が必要か？　必要であればどこに紹介するか？　など，診療のセッティングが変わった場合に，自分のアクションがどう変わるのかもシミュレーションしてみるといいでしょう．また，周産期異常や悪性疾患など，病院であれば問題なく対応しているものでも，もし自分が診療所で遭遇していたら診断することができたか？　初療でどう対処し，どのタイミングで紹介するべきか？　などをイメージすることが，今後へ活かすために重要ではないでしょうか．

まとめ

　ローテーション中は，研修できるありがたさに気付けないこともあるかもしれませんが，後になってから「あの時もっと診ておけばよかった」「ついでにあの科ものぞかせてもらえばよかった」など後悔するかもしれません．「診れるときに」「診れる疾患を」「診れるだけ」勉強しておくことです．「塞翁が馬」という諺の示す通り，今は興味がわかない分野でも，将来の自分や後輩の指導の際に重要な経験となることもあります．自身と研修先の双方が気持ちよく診療できる研修を心がけましょう．

〈水谷佳敬〉

JCOPY 498-06696

D 産婦人科後期研修医の研修のコツ

初期研修の2年間が終了し、いよいよ産婦人科専門医としての研修が始まります。
ここでは日本産科婦人科学会の専門医の認定と、米国産婦人科学会（ACOG）の Milestone を参考に、産婦人科後期研修医の研修の目標の立て方を考えていきましょう。

【産婦人科研修の心得5カ条】
▶ 1. 1カ月ごとに分娩・手術・外来・病棟の目標を振り返るべし
▶ 2. 助産師さん・看護師さんの患者ケアや技能を学ぶべし
▶ 3. 業務中はとにかく病棟にいるようにするべし。オフの時間は休むべし
▶ 4. 患者さんに不安を与えない言動と診療をするべし
▶ 5. 術後管理・緊急手術で指示出しができるようになるべし

 産婦人科後期研修の目標を立ててみよう

　産婦人科の診療は「周産期，婦人科腫瘍，生殖・内分泌，女性のヘルスケア」の4領域にわたります。診療の場所も外来・病棟・手術室に分かれており，それぞれの分野と場面において具体的な目標を考えることが研修を充実させるコツです。

▶日本産科婦人科学会の産婦人科専門医資格

　専門医資格の取得は研修の最終目標ではありませんが，目標を立てる上で重要です。専門医試験の一次試験の書類には，症例レポートや執刀症例の記載が必要になるため，執刀症例や勉強になった症例の ID を控えておくことをお勧めします。

　現在，日本産科婦人科学会が提唱している産婦人科専門研修の修了要件は以下の通りです。

- 専攻医指導施設において常勤として通算 3 年以上（初期研修含め 5 年）の研修
- 学会・研修会の出席　90 単位以上
- 症例レポート　4 症例
- 症例記録　10 症例
- 分娩症例　150 例以上（立会いとして 100 例以上）
- 帝王切開術　執刀 30 例以上，助手 20 例以上
- 前置胎盤（または常位胎盤早期剥離）の帝王切開術の執刀または助手　5 例以上
- 婦人科手術症例　50 例以上
- 単純子宮全摘術　執刀 10 例以上
- 子宮内容術除去術　執刀 10 例以上
- 腟式手術（子宮頸部円錐切除術，子宮頸管縫縮術）　執刀 10 例以上
- 子宮付属器摘出術　執刀 10 例以上
- 浸潤癌（子宮頸癌，体癌，卵巣癌，外陰癌）　執刀または助手 5 例以上
- 腹腔鏡下手術　執刀または助手　15 例以上
- 不妊治療チームの一員として不妊症の原因検索または治療に携わった経験　5 例以上
- 生殖補助医療における採卵または胚移植の術者・助手・見学者として携わった経験　5 例以上
- 思春期や更年期以降女性の愁訴に対して，診断や治療に携わった経験　5 症例以上
- 経口避妊薬や低用量エストロゲン・プロゲスチン配合薬の初回処方時に，有害事象などに関する説明を行った経験症例　5 例以上
- 地域医療の経験　1 カ月以上
- 学会・研究会で筆頭者として発表　1 回以上
- 筆頭著者として論文を発表　1 編以上

〈引用〉

　産婦人科領域モデル専門研修プログラム（学会版）の一部改訂より（平成 28 年 9 月 13 日）[10].

注：こちらは平成 28 年 12 月 3 日時点での情報であり，今後変更される可能性があります．最新の情報は日本産科婦人科学会の HP を参照してください．

▶ガイドラインをこまめに確認しよう

　診療においては，診断や治療の根拠が重要です．産科婦人科の診療ガイドライ

JCOPY　498-06696

ン[2]，婦人科腫瘍学会の癌診療ガイドライン[3] を iPad などに入れてすぐにみられるようにし，外来や病棟でこまめに確認しましょう．詳しく勉強したい方には米国産婦人科学会（ACOG: American Congress of Obstetricians and Gynecologists）の Practice bulletins[5] もお勧めです．癌診療に関して，患者さんやご家族への説明の仕方を質問形式で書かれた本もあります[4]．

研修目標の立て方〜産科編〜

　以下は著者が考える研修目標の例です．自分が今どのレベルにいて，次の何を目標にするのかを考えながら研修を行うと充実します．

▶妊婦健診・産後検診を行う

STEP1．妊娠週数ごとの妊婦健診項目を覚える
- 妊婦健診は厚生労働省が示している妊婦健診の実施基準[9] をもとにして，各市町村と病院が決定しています．自分の病院の妊婦健診スケジュールを把握することが妊婦健診外来を行う第一歩です．

STEP2．妊婦さんに不安を与えない診察
- 内診時や超音波検査中に，患者を不安にさせない声かけができる
- 妊婦からの質問への返答や，家族への病状説明ができる

STEP3．妊婦におけるリスク因子を認識する
- 初診時にリスク因子に関する問診ができる
- 血圧，尿タンパク，体重に関して正常からの逸脱を認識できる

STEP4．リスクと病態に応じた妊婦健診を行う
- 切迫早産では頸管長の測定，妊娠高血圧症候群や子宮内胎児発育不全のときは胎児や子宮の血流を測定します．

STEP5．異常妊娠（流産，早産，異所性妊娠）の診断と治療ができる
- 各疾患の診断の仕方と治療方針の決め方が分かる

▶産科病棟での動き方

STEP1．切迫早産の標準的な管理ができる
- 頸管長測定と胎児体重測定，子宮収縮剤を使用し標準的な治療を遂行できる

STEP2．正常分娩の管理と弛緩出血の対応ができる
- 胎児心拍数モニターの評価と分娩進行の異常を認識できる
- 分娩介助と会陰の縫合ができる

- 弛緩出血の予防と初期対応ができる

STEP3. 産褥の異常を認識できる

- 産褥熱や子宮復古不全を診断し治療できる
- 乳腺炎や産後うつ病を診断できる

STEP4. 産科合併症や多胎妊娠の管理ができる

- 妊娠高血圧症候群や妊娠糖尿病の管理ができる
- 子宮内発育不全や多胎妊娠の超音波検査による管理ができる

STEP5. 産科救急の対応ができる

- 緊急帝王切開術や危機的出血の時の指示出しができ，コメディカルと協力して対応できる

▶ 産科手術の学び方

STEP1. 帝王切開術の流れと執刀者の特徴を学ぶ

- 術書や手術記録を読んで帝王切開術の基本的な流れを把握する
- 執刀者の特徴に合わせて前立ちができる

STEP2. リスクに応じた帝王切開術の組み立てができる

- 開腹から閉創までの使用する手術器具・糸・縫合方法・手術の流れを覚える
- 筋腫合併，前置胎盤，多胎，早産などの帝王切開術の違いが分かる

STEP3. 手術全体の管理ができる

- 執刀だけでなく，患者入室時から退室までの動きが分かる
- 術前の準備（輸血や超音波器具など），術野の準備，術中のバイタル管理，退室までの流れを1人でできるようになる

STEP4. リスクを判断し合併症予防の術後管理ができる

- 術後管理が十分にできてこそ「手術ができる」と言えます．既往歴・BMI・内服薬・現病歴から術後の感染症・DVT・急変リスクを予測し，合併症予防を視野に入れた術後管理ができるようなる

STEP5. 妊娠中の手術（子宮頸管縫縮術，卵巣嚢腫）を担当できる

- 子宮頸管無力症に対する子宮頸管縫縮術や，卵巣嚢腫合併妊娠に対する手術を担当し術後管理ができるようになる

JCOPY 498-06696

研修目標の立て方〜婦人科編〜

▶婦人科外来を担当する

STEP1. 月経異常の鑑別と治療ができる

- 無月経，不正性器出血・過多月経・月経困難症の鑑別・検査・治療ができる
- ライフステージに応じた治療方針を提案できる

STEP2. 更年期・老年期疾患（更年期障害・子宮脱・尿失禁）の治療方針が決定できる

- 更年期障害・子宮脱・尿失禁の診察と診断を行い，生活の質を低下させない治療ができる
- 患者の背景や考えを汲んだ診療や説明ができる

STEP3. 婦人科救急外来の方針を決められる

- PID（骨盤内炎症性疾患），性感染症，骨盤内腫瘍（卵巣腫瘍・子宮筋腫）の診断をし，将来の妊孕性も考慮した治療ができる

STEP4. 悪性腫瘍の病状説明ができる

- 子宮頸癌・子宮体癌・卵巣癌の診断と，患者 QOL に考慮した治療方針の決定ができる

▶婦人科病棟での動き方

STEP1. 良性疾患と悪性疾患のリスクに応じた術後管理ができる

- 術前から周術期のリスクを想定し，合併症を予防する術後管理ができる

STEP2. 術後合併症の管理を学ぶ

- 正常な術後経過から逸脱した症例を認識し，適切な管理を行う

STEP3. 悪性腫瘍の治療と終末期治療を担当する

- 悪性腫瘍の患者さんの化学療法，放射線療法における副作用や合併症に対応し，緩和ケアと終末期治療を担当できる

▶婦人科手術を担当する

STEP1. 周術期リスクに応じた手術準備と術後管理ができる

- 良性疾患，悪性疾患の術式を決定できる
- 術前の画像検査，カルテ記載，カンファを通して術式の決定ができる
- 開腹手術，腹腔鏡手術の術後の食事開始，離床の指示，ドレーン管理ができる

STEP2. 創部処置ができる
- 術後患者さんの創部の異常を診断でき，創部感染や創部離開の治療ができる

STEP3. 腹腔鏡手術の前立ちと執刀ができる
- 疾患や病態に応じて腹腔鏡手術の器具を使い分け，手術の流れを組み立てることができる

STEP4. 緊急手術の決定と管理ができる
- 卵巣嚢腫茎捻転や異所性妊娠など，婦人科外来における緊急疾患を診断し手術を決定できる

STEP5. 悪性腫瘍の手術の進め方が分かる
- リンパ節郭清，尿管ステント，腸管切除など，悪性腫瘍の手術の準備と進め方がわかる

▶研修目標をマイルストーンから考える

米国では臨床研修において「マイルストーン」を創って評価しようという取り組みを始めています．マイルストーンは本来「道路の標識や目印」を指しますが，転じて物事の進み具合を管理するための節目という意味で使われます．卒後研修プログラムを評価・認定する機関である ACGME（Accreditation Council for Graduate Medical Education：米国卒後医学教育認定評議会）が，専攻医の評価を見える化するために始めたもので，2016 年現在で 32 の専門分野でマイルストーンが設定されています[10]．専門研修において，習得すべきコンピテンシー（知識・技術・態度などを含めた能力）を基にした段階的な到達目標を設定することで，研修の方向性を明確化し，各研修医の成長を評価しやすくする狙いがあります．米国産婦人科学会では妊娠中の診療，分娩対応，産後のケア，手術，婦人科外来，救急外来など，場面に応じた研修マイルストーンを紹介しています[11]．自分の研修目標を立てる際にこれらを参考にすることができます．

▶参考　米国産婦人科学会の妊婦健診のマイルストーン

Level 1
- 妊婦健診と妊娠中の合併症に関する基本的な知識がある

Level 2
- 低リスクの妊婦に対して一通りの妊婦検診ができる
- 妊娠高血圧症候群，妊娠糖尿病，母子感染症のリスクファクターと所見を認識できる
- 予定日超過・胎盤異常・産科大出血のリスクファクターと所見を認識できる

JCOPY 498-06696

Level 3

- 妊娠高血圧症候群，妊娠糖尿病，母子感染症の管理ができる
- 既往帝王切開後妊娠，子宮内胎児発育不全，多胎妊娠の管理ができる

Level 4

- 産科合併症の非典型例にも対応でき，母体の紹介／搬送の必要性を判断できる
- 後輩の指導ができる
- 助産師さんや看護師さんと連携できる

Level 5

- 希少な産科合併症にも対応できる
- 新しい知見に基づいた産科診療を考えることができる

 ## 産婦人科研修の心得 5 カ条

▶1. 1 カ月ごとに分娩・手術・外来・病棟の目標を振り返るべし

　研修中は毎日が忙しく 1 日 1 日精一杯だと思いますが，区切りをみつけて研修を振り返ることで，自分自身の現在の立ち位置が正しく把握できます．

　産婦人科における 4 つの分野と各場面において，どこまでできているか，どこが弱いのかを把握し，次のステージへ進む目標を立てましょう．執刀した症例や，学びの多かった症例の ID と参考にした資料などを一緒に控えておくと産婦人科専門医の申請の際に役立ちます．振り返りは自分自身でノートや PC に少しずつ記載する方法や，反省症例や手術の後に指導医とディスカッションしたり，メンターとなる人をみつけて折に触れて話すことも役立ちます．

▶2. 助産師さん・看護師さんの患者ケアや技能を学ぶべし

　多くの施設では，分娩進行中のケアや分娩介助は助産師さんが行っていますが，いざという時は自分一人でもできるようにしておくことが必要です．胎児心拍数モニターの装着，分娩進行の評価，分娩時の介助の方法をみて，自分でもできるようにしておきましょう．褥婦さんの乳房ケアを学んでおくと乳腺炎の診断ができます（男性で直接みることが難しい場合は，助産師のカルテ記載をみたりケアを見学させてもらい学ぶ事ができます）．総合病院では新生児の管理は小児科医の先生にお願いすることが多いのですが，産科クリニックでは新生児の蘇生や診察も産婦人科医が担当することがあります．新生児科医の診察やカルテをみたり，新生児室の赤ちゃんを診察したり，NICU をローーテーションする機会をつくるな

ど，積極的に新生児診療を学びましょう．

▶ 3. 業務中はとにかく病棟にいるようにするべし．オフの時間は休むべし

　産婦人科は突然分娩が進行したり，胎児心拍が悪化し緊急帝王切開術になったり，母体搬送が来たりと予定外の事がよく起こります．業務時間中は何もなさそうでもできる限り病棟に顔を出しておくと，緊急症例への対応を学ぶことができます．

　逆に，業務時間外にダラダラ病棟に残っていると次々に症例に巻き込まれてしまうので，オン・オフのメリハリをしっかりつけて，業務が終了したら帰るようにしましょう．

▶ 4. 患者さんに不安を与えない言動と診療をするべし

　妊婦さんは赤ちゃんについて心配や不安を持っています．内診中や超音波検査中に，不用意な発言をしたり，ヒソヒソと話をしているだけで「赤ちゃんに何かあるのではないか」と不安になります．診察中に疑問や異常所見をみつけたときも，その場で発言せず，まずは上級医に確認し一緒に診察をしてもらうようにしましょう．患者さんや家族からの質問に対して，自分自身で分からない場合は，不確かな情報で返事をするのではなく「いったん確認してから後で返事をしますね」と回答するようにしましょう．

▶ 5. 病棟管理・術後管理・緊急手術で指示出しができるようになるべし

　後期研修医のスタートは病棟管理から始まる場合が多いので，まずは病棟で出会う切迫早産，経腟分娩後，帝王切開術後，婦人科術後，婦人科癌の病棟管理について勉強を始めましょう．上級医の指示出しをみて，その理由や根拠を考え，自分でも指示が出せるようになりましょう．緊急手術の時は，家族，手術室，麻酔科医，小児科医，コメディカルなど，さまざまな部門への連絡と連携が必要です．術前検査や採血，静脈ラインの確保，手術説明など，やるべきことも沢山あります．緊急手術時における，医師の動き方を学び，自分が同じ状況におかれた際に対応できるようにシミュレーションをしておきましょう．

　産婦人科研修では，緊急手術や分娩などのスピードの早い対応から，妊婦検診や婦人科癌の診療など，腰を落ち着けて行う診療まで多岐に渡ります．各場面での動き方のコツを上級医や先輩から学び，自分がどのレ

JCOPY 498-06696

ベルにいるかを振り返りながら研修をすすめましょう．学ぶ機会として，学会発表は一つの目標となります．希少な症例や学ぶ事が多かった症例に関して，ポスター発表や症例報告に挑戦してみましょう．学会発表は準備が大変ですが，関連論文を読みこむ良い機会になります．学会に参加し講演や他の人の発表を聞くことで，新しい知見や視野を得ることができます．最後に，産科の研修はバタバタして疲労が貯まることも多いと思います．勤務時間がおわったら，区切りをみつけて帰宅する，休日は休みをしっかり取るなどオン・オフを確保することが長期間頑張れるコツです．

〈柴田綾子〉

周術期管理のコツを押さえる

産婦人科では帝王切開術から癌までさまざまな手術があります．外科系の専攻医・研修医は，手術に入るだけでなく，周術期の管理の流れを学びましょう．自分で手術の執刀をするまでに，周術期管理を一通り習得する必要があります．周術期管理がしっかりできるようになると，上級医からも安心して手術を任せてもらえるようになります．

▶周術期管理のポイント

周術期には術前・術中・術後の3つの段階があり，それぞれにポイントがあります 図 15-3 ．

術前	1. 患者の病態と状態の把握 ・既往歴と術前検査の確認 ・内服薬や麻酔方法の確認
入室	2. 手術室での準備 ・手術物品の確認 ・手術体位をとり消毒する
退室	3. 術式の確認と患者説明 ・患者・家族への説明 ・病理検体・手術レポート作成
術後	4. 術後回復への支援 ・バイタルの確認 ・離床・飲水指示・疼痛管理

1. 術前管理：患者の病態と状態の把握

術後の合併症の発生や病態の悪化を予防するために，術前に患者の状態を把握し，追加の検査や投薬の必要性を検討しましょう．

1-1. 手術適応
1-2. アレルギー…食事や薬のアレルギーだけでなく，手術で使用するラテックス・消毒・アルコールに対するアレルギーの有無を確認します
1-3. 基礎疾患…基礎疾患の管理状態や手術への影響を検討します
1-4. 術前検査…術前検査に異常があれば，追加の検査や専門科へのコンサルトを行います
1-5. 内服薬の中止・前投薬…周術期に中止する薬（抗凝固薬や血小板薬）と継続して使用する薬の指示出し，喘息に対するステロイド前投与の検討，ステロイド定期内服患者に対するステロイドカバーの検討
1-6. 麻酔方法の確認
1-7. 輸血や術中病理の準備

2. 手術室入室時の準備

執刀医が気持ちよく手術ができるように準備を整えます．オペ室の看護師さんが何を準備しているかも把握し手伝えるようになりましょう．麻酔科医の手技も見学しましょう．

2-1. 手術物品の確認
2-2. 体位の確認…仰臥位，開脚位，砕石位，手は開くのか閉じるのかなどを確認しておきます
2-3. フォーリーカテーテル留置
2-4. 術野の消毒・術前抗菌薬投与

3. 手術室退室時の管理

3-1. 創部・ドレーンの位置確認
3-2. 出血量・輸液量の確認
3-3. 患者と家族への説明
3-4. 病理検体の提出
3-5. 手術レポート作成

4. 術後管理：回復への支援

〈術後管理の3原則〉

1. 異常探知
・術後の合併症の発症を最速で探知できるように意識する
・バイタル・検査・所見の異常に迅速に対応する

2. 不要物抜去
・無用な管は感染や苦痛の原因となる．モニター，フォーリーカテーテル，ドレーン，点滴の必要性がなくなったら，迅速に抜去の指示を出す

JCOPY 498-06696

3. 最速回復
- 離床や食事の回復を促し，疼痛管理を十分に行うことで早期回復・退院を目標とする

術後に合併症が起きていないか，バイタルの監視・診察・検査を行います．
なるべく早く回復できるように，不要な点滴や管は速やかに抜去し，食事や離床が行えるように疼痛管理や食事内容の調整を行いましょう．

4-1. バイタル管理…バイタルに加えてドレーンの量・尿量に異常がないかを確認する

4-2. 疼痛管理

4-3. 離床指示…離床ができたらフォーリーカテーテルの抜去やシャワー入浴許可を行います

4-4. 飲水・食事開始指示…食事内容は流動食か普通食か確認します

4-5. 点滴の終了指示…飲水・食事が十分とれていれば点滴は終了する

4-6. 創部・ドレーンの確認…ドレーンの量と抜去のタイミングを確認する，創部の発赤や皮下出血，感染兆候がないかを確認する

▶オススメの本

- 小林裕幸他編. 内科の視点で診る 手術前後の入院患者管理. レジデントノート増刊. 2016; 18.
  周術期の輸液・栄養・内服管理から術前評価および術後合併症の対応まで必要な知識が分かりやすくまとめられている.
- 平岡栄治編. 全人的周術期ケアにおけるホスピタリストの役割. Hospitalist. 2016; 4.
  心疾患・肺疾患・内分泌疾患などを合併した患者や，肝障害・腎障害のある患者の周術期管理のあり方について，エビデンスがまとめられている.
- 術後管理, INTENSIVIST. 2012; 4.
  術前の虚血評価から術後の呼吸・疼痛管理まで, ICU における術後管理について最新の知見を紹介しながら議論されている.

【参考資料】

1) 厚生労働省. 臨床研修の到達目標(Last Access 2016/11/29)
   http://www.mhlw.go.jp/topics/bukyoku/isei/rinsyo/keii/030818/030818b.html
2) 日本産科婦人科学会,日本産婦人科医会編. 産婦人科診療ガイドライン 2014 産科編. 東京: 杏林舎; 2014.
   http://www.jsog.or.jp/activity/guideline.html(Last Access 2016/11/29)
3) 日本婦人科腫瘍学会. 治療ガイドライン. (Last Access 2016/11/29)

https://jsgo.or.jp/guideline/index.html

4）日本婦人科腫瘍学会．患者さんとご家族のための子宮頸がん・子宮体がん・卵巣がん治療ガイドライン（第2版）．東京：金原出版：2016.

5）American Congress of Obstetricians and Gynecologists. Practice Bulletins. http://www.acog.org/Resources-And-Publications/Practice-Bulletins-List（Last Access2016/11/29）

6）Rennie D. A team care model of cervical? Screening in a general practice. Aust Fam Physician. 2015; 44: 515-8.

7）藤岡洋介．なぜ，日本の家庭医療学研修に婦人医療研修が含まれるべきなのか？ http://plaza.umin.ac.jp/jafm/journal/pdf/vol15no1/15_1_44.pdf（2016/10 access）

8）日本産科婦人科学会．2016年度版（平成28年度版）産婦人科専門医制度の概要．http://www.jsog.or.jp/activity/pro_doc/index.html（last Access 2016/11/29）

9）厚生労働省．子ども・子育て関連法における妊婦健診の位置付け．http://www.mhlw.go.jp/file/05-Shingikai-12601000-Seisakutoukatsukan-San-jikanshitsu_Shakaihoshoutantou/0000035240.pdf（Last Accsess 2016/11/29）

10）Milestone Project. The Accreditation Council for Graduate Medical Education. http://www.acgme.org/What-We-Do/Accreditation/Milestones/Overview（Last Accsess 2016/11/29）

11）The Obstetrics and Gynecology Milestone Project. The Accreditation Council for Graduate Medical Education, The American Board of Obstetrics and Gynecology. https://www.acgme.org/Portals/0/PDFs/Milestones/ObstetricsandGynecologyMilestones.pdf（Last Accsess 2016/11/29）

JCOPY 498-06696

最近「整形内科」という言葉があります．簡単にいうと筋骨格系のプライマリ・ケアのことなのですが，手術もする整形外科の先生が外来での筋骨格系診療を整形内科と呼ぶことはありません．それ以外の領域の医師が筋骨格系の診療をする際に「整形外科も診ます」というと手術もし，骨肉腫とか難しい病気も診るという誤解をされないようにそういう表現が出てきたのでしょうが，要は筋骨格系のプライマリ・ケアです．そして，高齢者を中心に筋骨格系の問題は多いため（コモンプロブレム），内科の先生が湿布や痛み止めを出すことについて疑義を挟む人は多くありません．皮膚の発疹に対して非皮膚科医が軟膏を出すことや，外科の先生が感冒薬を処方したり血圧の薬を出すことも同じです．ですが，やはりきちんとトレーニングを受けていない医師の不適切な診療（感冒に対しての抗菌薬，脂質異常症に対しての×××などなど）も珍しい話ではないです．

女性特有の問題に至っては，

　＊人口の約半分は女性である

　＊よくある問題はやはりよく起きる（the common is common）

にもかかわらず，なぜか女性特有の問題（月経異常，帯下など）の診療に関しては「不可侵領域」のような前提で話が進められているのはなぜなのでしょうか？　しかも，日常よくある問題についてなんでも対応します！　を目指している家庭医，総合診療医自身までもが，自らそこの部分を「アンタッチャブル」にしてしまっています．その領域の専門家でなければ，その領域の診療をしてはならない，とすると，糖尿病は内分泌，認知症は神経内科，職場の悩みは精神科…ということになってしまいます．われわれは比較的よくあるもの，軽症なものは領域を問わず対応するというのがその専門性の1つです．非産婦人科医であっても女性，妊婦さんのプライマリ・ケアはちゃんとできなければ彼女たちに不利益が及びます（本書の目標である妊娠可能女性の腹痛もその代表です）．

では，何をどこまで，ということになるのですが，これについては

▪ウィメンズヘルス

　＊産婦人科領域以外のウィメンズヘルス

　＊外来婦人科（Office Gynecology）内診台，内診器具，経腟エコー不要

　＊外来婦人科（Office Gynecology）内診台，内診器具，経腟エコー必要

▪ マタニティーケア

   ＊低〜中リスク妊婦検診

   ＊中〜高リスク妊婦検診，周産期，分娩対応

　に分けて議論をする必要があります．車にもオートマ限定があったり，筋骨格系の外来，処方はするが関節注射はしない，手術はしないというのと同じ議論です．日本プライマリ・ケア連合学会（JPCA）女性医療・保健委員会（チーム・PCOG：Primary Care Obstetrics and Gynecology）ではウィメンズヘルス，マタニティーケアについての診療能力をできる，できないの二択ではなく，段階に分割して，「レベル2までは確実にできます」といった，プライマリ・ケア医と産婦人科医の共通言語，そしてスムーズな協働，連携の一助となれるよう段階的な認証制度の作成を進めています．

　現段階ではまだ委員会としてのコンセンサスは得られておりませんが，その素案として私個人が作成したものを参考までに提示しておきます（**表A（簡易版）**，**表B**）．

　同様の取り組みはマタニティーケアに関して米国でもなされており，奇しくも，その報告（Basic, Comprehensive, Advanced に分けて議論）が最近出されていましたので[1]，そちらも参考にしてください（ちなみに海外ではウィメンズヘルスの基本的な内容は家庭医の標準的な必須能力として位置付けられており，議論すらされていません）．

　領域を問わず広く診療する以外にも，家庭医の特徴として，人間としての長期的関係に基づく医療の実践，そして，ライフステージに応じた特徴，課題を考慮した診療の提供，ライフイベントの前後を通じてかかるストレス，また家族関係，ダイナミクスの変化を踏まえた診療というのがあります．緩和ケア，お看取り，遺族のケアはもちろん，進学，就職，転職，引っ越し，入院，結婚などのさまざまなライフイベントとそれに伴うライフステージの変化に寄り添うのがわれわれ家庭医である以上，「あらゆる」ライフイベントとそれに伴うライフステージの変化に寄り添うためには妊娠，出産という人生の一大イベントに寄り添いケアする能力だけが欠如しているのはおかしいと思いませんか？

【参考文献】

❶ Magee SR, et al. Family Medicine Maternity Care Call to Action: Moving Toward National Standards for Training and Competency Assessment. Fam Med. 2017; 49: 211-7.

〈医療法人鉄蕉会亀田ファミリークリニック館山院長　岡田唯男〉

JCOPY 498-06696

表A PCOG competency ladder 2015 (ver1.0簡易版)：段階的な研修／認証モジュールシステム（著者の案）

研修≒認証≒診療範囲	レベル1	レベル2	レベル3	レベル4	レベル5
	妊娠、授乳と薬 妊娠とX線 産婦人科の救急疾患 妊婦のよくある問題（風邪、喘息発作など）予防接種、ピルの知識	婦人科の慢性疾患、コモンプロブレム（ピル、更年期、妊娠前ケア、予防接種）産後ケア、一般的なWomen's healthの実践	内診、クスコ診、経腟／経腟エコーを必要とする診療（月経周期異常、不正性器出血、スメア、SMCにおける妊婦健診）	低リスクの出産／周産期（バックアップのある病院／グループが前提）＋ミドルリスク妊婦健診	産婦人科医と同レベルの産科診療（バックアップのある病院／グループが前提）
学生／初期研修	○ 全ての医師に必要な能力				
家庭医療／総合診療専門医取得レベル		○ Women's health の大半＋Office Gynecology の一部			
一部の家庭医療／総合診療専門医の研修施設			○ ＋Office Gynecology の全て ＋外来 maternity care（低リスク）		
フェローシップ（追加研修）レベル		○ ＋外来 Maternity Care（中～高リスク）＋低リスクのお産	○		
OB/GYN as a second major（2つ目の専門としての産婦人科診療／ダブルボード）			産婦人科専門医レベル～婦人科手術	○	

※略語は表Bの脚注参照

表B **PCOG competency ladder 2017（ver1.5）：段階的な研修／認証モジュールシステム（著者の素案）**

研修 ⇆ 認証 ⇆ 診療範囲

カテゴリー	レベル1	レベル2	レベル3	レベル4	レベル5
	Women's health 一部	Women's health 全般 Office Gynecology（婦人科外来）の初歩 ＊産後健診／母子健診	Women's health 全般 Office Gynecology（婦人科外来）の一般 産後健診／母子健診 ＊maternity care（妊婦検診・中スク）＊帝王切開介助 ＊新生児蘇生（NRP）	Women's health 全般 Office Gynecology（婦人科外来）の全般 産後健診／母子健診 ＊maternity care（妊婦検診低・中リスク）＊低リスクのお産（経腟分娩）＊帝王切開介助 ＊新生児蘇生（NRP）	レベル4＋ 経腟分娩（吸引を含む）＊帝王切開術者 ＊婦人科専門医レベル（婦人科手術／高度不妊治療を除く）
想定レベル	全ての医師に必要な能力 学生／初期研修医	標準的な家庭医療／総合診療専門医取得レベル	一部の積極的に取り組む家庭医療／総合診療専門医の研修施設	フェローシップ（追加研修 6〜24カ月）レベル	産婦人科医と同レベルの診療 産婦人科専門医とのダブルボード
条件	特別な設備は不要（顕微鏡があればさらに良い）	特別な設備は不要（顕微鏡があればさらに良い）	内診、腟鏡診が可能な設備と器具（経腟エコーができればさらに良い）	迅速に相談のできる産婦人科医のバックアップ 可能ならエコー画像をコンサルトが迅速に閲覧できる手段	同施設内に産婦人科の存在（産婦人科専門医があれば不要）
知識	・妊娠・授乳と薬 ・妊娠とX線 ・妊娠・授乳と子防接種 ・産婦人科の救急疾患（救急性のある女性の腹痛、性器出血の鑑別） ・妊婦のよくある問題（風邪、喘息発作など） ・OC/LEPの知識（適応、禁忌、副作用）	・婦人科の慢性疾患やコモンプロブレム（月経異常、月経困難症・PMS・LEP、避妊、OC、更年期、妊娠前ケア、産後ケア、予防接種、不妊タイミング法、不育（習慣）流産、尿障害）の実践 ・内診なしで対応可能な産婦人科感染症 ・子宮頸がん、乳がん検診の知識と推奨 ・母乳育児支援 ・妊娠前ケア、カウンセリング ・妊娠と並行する慢性疾患管理と産後うつのスクリーニングと診断 ・DVの認識と保護 ・地域における性教育	・月経周期異常、月経困難症、PMDD、PMS、不正性器出血 ・婦人科感染症（内診含む） ・妊娠の診断 ・SMCにおける妊婦健診 ・妊娠検診の基本的な知識、紹介のタイミングも含め ・子宮頸部細胞診 ・子宮筋腫 ・PCOS（多嚢胞性卵巣症候群） ・骨盤痛（急性、慢性） ・骨盤臓器脱（性器脱）の外来治療 ・自然流産への対応 ・満期産新生児のルーチンケアの認識	・子宮体部細胞診 ・IUD挿入、抜去 ・胎児心拍モニタリング（NST） ・妊娠の腹部外傷 ・クアトロテスト／NIPTなど ・TOLACについての協働意思決定（shared decision making）	婦人科手術／高度不妊治療 不妊治療各々は産婦人科専門医レベルに準じる

JCOPY 498-06696

表B つづき

	レベル1	レベル2	レベル3	レベル4	レベル5
技術（主として手技）	・月経歴、月経についての病歴 ・性交渉歴、性的指向についての病歴 ・妊娠・授乳における投薬やX線、予防接種についての説明 ・Women's healthを考慮した病歴プレゼンテーションと診療録記載	・上記疾患群の診療の実際 ・OC/LEP処方の実際 ・子宮頸がん、乳がん検診の推奨 ＊腟壁擦過物検鏡（KOH, wet mount） ＊乳腺膿瘍の穿刺/切開排膿	・子宮頸部細胞診（PAPスメア） ・子宮脱リング挿入 ・腟壁擦過物検鏡（KOH, wet mount） ・胎児ドップラーによる胎児心拍同定、レオポルド法 ＊子宮底長測定、 ・産婦人科との併診による妊婦検診（SMC） ・妊婦健診に関わる超音波（通常エコー検査：妊娠健診時ルーチンのもの、妊娠週数/予定日推定、胎児推定体重、胎位、胎向の判定、羊水量の判断、簡易BPP） ＊バルトリン腺膿瘍（穿刺排膿のみ）	・妊婦健診に関わる超音波（胎児エコー検査：胎形態異常診・いわゆる精密エコー） ・破水〜出産までの内診（子宮口開大などビショップスコア、産道の評価） ・正常分娩の介助 ・NSTの実施 ・IUD挿入、抜去 ・子宮内膜生検 ＊会陰裂傷の縫合（1、2度） ＊会陰裂傷の縫合（3、4度） ＊バルトリン腺膿瘍	婦人科手術/高度不妊治療を除く産婦人科専門医レベルに準じる
態度	コアレクチャー、リソース、ロールプレイ	女性特有の疾患や性差による病態の違いを考慮しながら、女性が生涯を通じて健康な生活を送れるよう、ライフステージに応じて支援することへの覚悟と姿勢、配慮			
必要な研修内容、場所、件数	・実際の診療の現場へのローテーション／週1日×3〜4カ月（合計15〜20日程度）実施の継続的な実践が可能な現場		・左記 ＋ BLSO ＊ALSO, NRP ・患者更年期や更年期以降女性の治療 5例 ・OC/LEP初回処方 5例 ・地域医療の経験 1カ月以上 ・経腟分娩介助 20例	・左記 ＋ ・6〜24カ月程度ジェネラリストとしての他領域の診療を最小限にして本領域に集中する研修期間を設ける ・胎児超音波 20〜30例／妊婦健診 継続例 10例 ・経腟分娩介助 80例 ・ALSO, NRP	・個別の能力とニーズに応じて調整 ・分娩　150（立ち合い100） ・帝王切開術 　執刀30 　助手20

注意
Women's healthの中でも女性生殖器、乳腺の疾患に限定して記載していますが、それ以外の2領域（男女共に生じるが女性に多い疾患、男女共に生じるがアプローチ（疫学、診断、治療、予防）が異なる疾患）をおろそかにしてよいわけではありません。
＊はオプション（余裕がある、優秀／熱心のある研修生の場合）

略語
PMS: premenstrual syndrome 月経前症候群・月経前緊張症
OC: oral contraceptive 経口避妊薬
LEP: Low dose estrogen-progestin 低容量エストロゲン－プロゲスチン
SMC: shared maternity care
BPP: biophysical profile

BLSO: basic life support in obstetrics
ALSO: advanced life support in obstetrics
NRP: neonatal resuscitation program （日本版 N-CPR）
TOLAC: trial of labor after cesarean

巻末資料

表 1 妊娠・授乳中に使用できる薬剤の一覧

分類	薬剤名など	妊娠中	授乳中
解熱鎮痛薬	カロナール®	○	○
	ロキソニン®　ボルタレン®など		○
抗菌薬	ペニシリン系　セフェム系	○	○
	エリスロシン®　ジスロマック®	○	○
	シプロキサン®　クラビット®		○
抗インフルエンザ薬	タミフル®　リレンザ®　イナビル®	○	○
抗ウイルス薬	ゾビラックス®　バルトレックス®	○	○
喘息治療薬	サルタノール®	○	○
	キュバール®　フルタイド®　パルミコート®	○	○
	アドエア®　シムビコート®　フルティフォーム® レルベア®	○	
	シングレア®　キプレス®		○
ステロイド	プレドニン®　デカドロン®		○
甲状腺治療薬	チラージン S	○	○
	メルカゾール®		○
	チウラジール®　プロパジール®	○	
片頭痛治療薬	イミグラン®　マクサルト®　レルパックス® ゾーミッグ®		○
抗ヒスタミン薬	レスタミン®　ポララミン®　トラベルミン®	○	○
	ジルテック®　ザイザル®　クラリチン®	○	○
鎮咳薬	メジコン®	○	○
胃腸薬	ガスター®　ザンタック®　アシノン®	○	○
	オメプラール®　ネキシウムカプセル®	○	○
	プリンペラン®	○	○
	ブスコパン®	○	○
下剤	マグミット®	○	○
	ラキソベロン®　アローゼン®　プルゼニド®		○
炎症性腸疾患治療薬	サラゾピリン®　ペンタサ®　アサコール®	○	○

＊空欄部分は有益性投与．妊娠 24 週〜の NSAIDs は避ける．
＊外用薬は基本的に許容されるが，妊娠中の NSAIDs，ビタミン A 誘導体は避ける
（伊藤真也，村島温子．妊娠と授乳 薬物治療コンサルテーション．第 2 版．東京：南山堂；
2015）

JCOPY 498-06696

表2 授乳中に投与が望ましくない薬剤

授乳中の治療に適さない	アミオダロン 抗癌剤（数日間授乳を控える，詳細は引用図書参照）
乳児の曝露レベルが比較的高い	フェノバルビタール エトスクシミド プリミドン リチウム ヨード製剤
放射性アイソトープ	甲状腺機能亢進症の治療目的 一部の診断用アイソトープ （半減期などに応じて個別に対処が必要）
乳汁分泌を抑制する	ブロモクリプチン エルゴタミン（子宮収縮用のメチルエルゴタミンを除く） 経口避妊薬（特に産後6週未満）
その他	覚せい剤や麻薬 薬物過量内服 アルコール飲料，タバコ

（妊娠と薬情報センター[10]/ 伊藤真也ほか．妊娠と授乳 薬物治療コンサルテーション．第2版．東京：南山堂；2015[11]）より改変）

表3 妊娠週数と薬と放射線被曝の影響まとめ

妊娠週数	受精	10日	3週	4週	8週	10週	12週	13週	27週
所見				妊娠反応陽性					
薬の影響	無し All or none の法則			催奇形性に 注意	小奇形に注意			胎児機能障害 に注意	
放射線 影響	無し		50mGy 未満では奇形発生率は上昇し ない				100mGy では影響し ない		

表4 妊娠週数と薬剤の胎児への影響

妊娠週数	薬剤の影響
受精〜妊娠3週末	胎児の器官形成前の段階．All or none の法則
妊娠4〜7週末	器官形成期のため催奇形性に注意が必要
妊娠8〜12週末	大奇形は起こさないが小奇形を起こしうる
妊娠13週以降	奇形は起こさない．胎児機能障害を引き起こす可能性のある薬品に注意する

（日本産科婦人科学会，日本産婦人科医会．産婦人科診療ガイドライン 産科編 2014[2]）

＊母体への必要性を考慮し，投与継続のまま妊娠・出産となることもある

アルコール	先天性アルコール症候群
タバコ	流早産，胎児発育不全，胎児奇形，常位胎盤早期剥離
ハーブの一部	麻黄，甘草，大黄，コホッシュなど
ワルファリン（抗凝固薬）	顔面奇形，母児の出血リスク
メソトレキセート（葉酸代謝拮抗薬）	致死的な先天奇形の原因となる
レチノイド，イソトレチノイン（ビタミンA誘導体）	先天奇形，流早産の恐れ（局所レチノイドでは否定的）
ミソプロストール	流早産の恐れ
タモキシフェン	動物実験において発癌性の報告
フルコナゾール（抗真菌薬）	第1三半期の大量投与（400〜800mg）で顔面，心臓，骨格奇形
リバビリン（抗HCV薬）	頭蓋，眼，骨格などの胎児奇形
エファビレンツ（抗HIV薬）	中枢神経系の異常 リチウム：エプスタイン奇形 サリドマイド：アザラシ肢症
一部の抗菌薬（テトラサイクリン系，アミノグリコシド系，ST合剤，クロラムフェニコール）	胎児奇形
非ステロイド性抗炎症薬	動脈管閉鎖による肺高血圧症となるため，おおむね22週以降では使用しない．第3半期で72時間以上使用した場合に問題となりやすい．特にインドメタシン．アスピリンはリスクと考えられていない．
ACE-I ARB	羊水過少，肺低形成，胎児死亡
HMG-CoA還元酵素阻害薬	先天奇形，胎児障害の恐れ
抗てんかん薬（バルプロ酸，フェニトイン，フェノバルビタール，カルバマゼピン）	神経管閉鎖障害のリスク
抗甲状腺薬，大量ヨード，放射性ヨード	甲状腺機能低下
副腎皮質ステロイド	口唇裂のリスク上昇．大奇形のリスク上昇は否定的．
抗精神病薬	催奇形性が証明されてはいないが，新生児の離脱症状が問題となる
ベンゾジアゼピン系薬剤	胎児奇形，新生児の離脱症状
男性ホルモン製剤（ダナゾール，フィナステリド）	先天奇形，胎児性器の男性化
薬物（覚せい剤，麻薬など）	アンフェタミン，コカイン，オピオイド，マリファナなど
鉛，水銀	発達遅延

（岡本愛光監修．Section5 胎児．ウィリアムス産科学．原著24版．東京：南山堂；2015 より一部改変）
ACE-I: Angiotensin converting enzyme inhibitor
ARB: Angiotensinr receptor blocker

表6 代表的な OC/LEP の一覧

分類	製剤名	錠数 (+偽薬)	1錠あたりの成分		薬価など	保険適応
LEP	ルナベル®LD	21	EE 35mcg＋NET 1mg		￥5,672.1/21錠	あり
	後: フリウェル®LD				￥3,578.4/21錠	
	ルナベル®ULD		EE 20mcg＋NET 1mg		￥7,064.4/21錠	
	ヤーズ®	24+4	EE 20mcg＋DRSP 3mg		￥7,098/28錠	
OC (一層性)	マーベロン®	21 または 21+7	EE 30mcg＋DSG 0.15mg		受診￥2,000/月〜(通販￥1,000/月〜)	なし
	後: ファボワール®					
OC (三層性)	アンジュ® トリキュラー® 後: ラベルフィーユ®		1〜6錠	EE 30mcg＋LNG 50mcg		
			7〜11錠	EE 40mcg＋LNG 75mcg		
			12〜21錠	EE 30mcg＋LNG 125mcg		

＊EE: Ethinyl estradiol
＊NET: Norethisterone
＊DRSP: Drospirenone
＊DSG: Desogestrel
＊LNG: Levonorgestrel

表7 緊急避妊（EC）処方のフローチャート

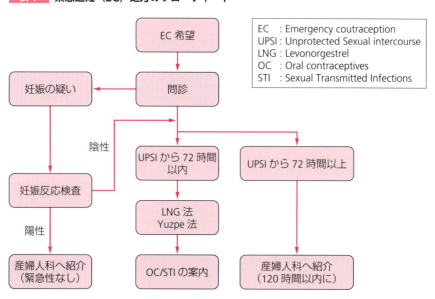

EC : Emergency coutraception
UPSI : Unprotected Sexual intercourse
LNG : Levonorgestrel
OC : Oral contraceptives
STI : Sexual Transmitted Infections

表8 **OC・LEP 初回処方時問診チェックシート**

記入日：西暦 20＿＿年＿＿月＿＿日

氏　名＿＿＿＿＿＿＿＿＿＿　　　　年齢＿＿＿歳　身長＿＿＿cm　体重＿＿＿kg

血圧＿＿＿/＿＿＿mmHg（測定してお持ちください）　　BMI（＿＿＿こちらで計算します）

● 最後に月経があったのはいつですか？　　　　　　西暦 20＿＿年＿＿月＿＿日から＿＿日間
● 不正性器出血がありますか？　　　　　　　　　　　　　□はい　　　□いいえ
● 妊娠中または妊娠している可能性がありますか？　　　　□はい　　　□いいえ
● 現在授乳中ですか？　　　　　　　　　　　　　　　　　□はい　　　□いいえ
● 喫煙しますか？　　　　　　　　　　　　　　　　　　　□はい　　　□いいえ
　「はい」の場合　　　　　　　　　　　　　　　　　　　　　　　　1日＿＿本
● 激しい頭痛や片頭痛，目がかすむことがありますか？　　□はい　　　□いいえ
　「はい」の場合　　　□前兆を伴わない　　　□前兆（目がチカチカする等）を伴う
● ふくらはぎの痛み，むくみ，突然の息切れ，胸の痛み，激しい胸痛，失神，目のかすみ，
　舌のもつれなどがありますか？　　　　　　　　　　　□はい　　　□いいえ
● 現在，医師の治療を受けていますか？　　　　　　　　□はい　　　□いいえ
　「はい」の場合　　病名は何ですか？（＿＿＿＿＿＿＿＿＿＿＿＿＿＿＿＿）
● 今までに入院や手術などを要する大きな病気にかかったことがありますか？
　　　　　　　　　　　　　　　　　　　　　　　　　　□はい　　　□いいえ
　「はい」場合　　それは何の病気ですか？（＿＿＿＿＿＿＿＿＿＿＿＿＿＿＿）
● 以下の病気と言われたことがありますか？
　□深部静脈血栓症　　□肺塞栓症　　　　　□抗リン脂質抗体症候群
　□脳血管障害　　　　□冠動脈疾患　　　　□心臓弁膜症
　□高血圧　　　　　　□糖尿病　　　　　　□脂質代謝異常（高脂血症）　□胆嚢疾患
　□子宮頸癌　　　　　□子宮体癌　　　　　□乳癌
　□耳硬化症　　　　　□ポルフィリン症　　□てんかん　　　□テタニー
　□クローン病　　　　□潰瘍性大腸炎

● 流産・死産を繰り返したことがありますか　　　　　　□はい　　　□いいえ
● 妊娠中に妊娠高血圧症候群，あるいは妊娠中毒症といわれたことがありますか？
　　　　　　　　　　　　　　　　　　　　　　　　　　□はい　　　□いいえ
● 現在，お薬やサプリメントなどを服用していますか？　□はい　　　□いいえ
　「はい」の場合　　それは何というお薬ですか？（＿＿＿＿＿＿＿＿＿＿＿＿）
● 今までに OC または LEP を服用した経験がありますか？　□はい　　　□いいえ
　「はい」の場合　　それは何というお薬ですか？（＿＿＿＿＿＿＿＿＿＿＿＿）
● 今までお薬を使用してアレルギー症状（じんましん等）が現れたことがありますか？
　　　　　　　　　　　　　　　　　　　　　　　　　　□はい　　　□いいえ
　「はい」の場合　　それは何というお薬ですか？（＿＿＿＿＿＿＿＿＿＿＿＿）
● 過去 2 週間以内に大きな手術を受けましたか？　今後 4 週間以内に手術の予定がありま
　すか？　　　　　　　　　　　　　　　　　　　　　□はい　　　□いいえ
● ご家族に血栓症にかかったことのある方はいますか？　□はい　　　□いいえ
● ご家族に乳がんにかかったことのある方はいますか？　□はい　　　□いいえ

● その他，自分の身体のこと，あるいは OC または LEP について心配なことや何か知りた
　いことなどがありましたらご記入ください．
　（＿＿＿＿＿＿＿＿＿＿＿＿＿＿＿＿＿＿＿＿＿＿＿＿＿＿＿＿＿＿＿＿＿＿＿）

（日本産科婦人科学会．OC・LEP ガイドライン．2015）

あとがき

「研修医や一般内科医がパッと参照できる女性の救急本を作りたい！」という無謀な計画．この本では「内診台がない診察室でできること」を追求し，「どのタイミングで産婦人科医へ紹介するべきか」を提示することを目標としました．研修医が感じる「産婦人科医が何をやっているのか分からない」「産婦人科へコンサルトしにくい」を少しでも解消すべく，産婦人科の診療のキモを見える化するために試行錯誤しました．

この本は，産婦人科医とプライマリ・ケア医の架け橋になることを目指しました．

非産婦人科医に向けて，緊急避妊ピルの処方や性感染症の診断方法を紹介し，産婦人科医が苦手とする女性の包括的な診療を，プライマリ・ケアの視点から紹介することを試みました．

日本における女性のヘルスケアには，まだまだ啓発が必要な部分が沢山あります．プレコンセプションケア，がん検診，性教育，人工妊娠中絶，月経困難症，更年期障害，骨粗鬆症……私はこれらの分野にこそ，産婦人科医とプライマリ・ケア医の協働が必要だと考えています．

私はお産の魅力に取りつかれて産婦人科医を目指しましたが，自分だけでは女性の健康問題の全てをカバーできていないと感じます．産婦人科医として目の前の患者に対応しながら，「女性の健康問題」を包括するためには，産婦人科以外の専門家や医療従事者との連携が必要であると痛感するようになりました．

産婦人科医は減少傾向であり，人員の少ないお産現場からは悲鳴があげられています．へき地や山間部での産婦人科の閉鎖がニュースにのぼる日もあります．これからの女性の健康支援には，産婦人科はもちろんのこと，プライマリ・ケア医を含めた非産婦人科医の先生方の協力が必要不可欠だと考えています．初期研修では，産婦人科は必須の科目ではなくなりましたが，救急室でみる女性の健康問題に対して，初期研修医にぜひ知っていて欲しい知識をまとめました．

「包括的な女性の救急本を1年で作る！」という清水の舞台から飛び降りるような無謀な企画に，快く飛び込んでくださった共著者の水谷佳敬先生，いつも的確な指示と支援を与えてくださる監修者の井上真智子先生，執筆を応援してくださった淀川キリスト教病院産婦人科部長の丸尾伸之先生．企画の段階からこの本の一番のファンとなり，読者の視点から鋭い指摘を投げかけてくれた中外医学社の宮崎雅弘さん，超強行スケジュールの制作に，大阪まで本の原稿をうけりに来て下さった編集部の歌川まどかさん．沢山の人のご協力で，産婦人科医とプライマリ・ケア医

の得意分野を生かした本を作ることができたと考えています.

　これからの日本の女性の健康支援のために，この本が少しでも役に立つことを願っています.

　　2017 年 3 月　桜の開花を待ちながら

柴田綾子

　この本を読んだ皆さまのご意見，ご感想，間違いや修正のご指摘など，是非お教えください.
　sibata700@gmail.com（柴田綾子）までお送り頂けたら幸甚です.

あとがき

　「人口の半分は女性なのに，内科領域に女性診療が包括されていないのはなぜ？」「風邪くらい，どの科の医者もみるのに，女性特有の問題となるとアンタッチャブルな雰囲気なのはなんなの？」研修医の頃からそのようなことを考えていました．幅広く相談にのることができ，「病でなく人を診る」医師を目指した私の考えに一番近かったのは，家庭医療という分野でした．家庭医療後期研修医として研鑽を積み，医療や保健福祉の幅広い領域に触れながら，医療現場が高齢者のケアに傾倒しているような感覚を持ち始めたころに，研修医のころに抱いた疑問がまた湧きあがったのでした．高齢者のケアはもちろん必要，幅広い診療能力や予防医学に長けた総合医の必要性はますます増大していることに疑念はないが，一方でこれからの日本を担う女性や子供など，若者世代をケアするスキルを備えた総合医の潜在的なニーズはさらに大きなものなのではないか？　そのような考えから，ヘルスケアを中心とした一般的な女性診療が実践でき，後進に指導できるレベルを目指すと同時に，不足が叫ばれる産婦人科医としても社会貢献できることを目標に産婦人科後期研修を心に決めたのでした．現在は家庭医・産婦人科医の Double boarder として，両方の診療に携わり，目指していた包括的な診療の一部を実践できる日々に充実感を覚えています．そのような中，このたび共同執筆という形でお話をいただきましたが，家庭医・産婦人科医，両方のキャリアについて半端者であることは否めず，当初は躊躇しました．しかし，私のような異端ともいえるキャリアならではの視点がきっとあり，そこから世の中へ発信できることが一つでもあれば，という想いから執筆を受諾したのでした．本書では非産婦人科医が婦人科診察なしでどこまで診療できるか？　をトコトンつきつめて，疾病の管理にとどまらず予防医学・ヘルスケアの視点とエビデンスを取り入れての執筆を心がけたつもりです．本書の内容が特別な診療能力ではなく，「風邪を診るくらい」医師として普遍的な診療能力になる時代が来ることを願います．本書の作成にあたってわれわれ著者二人を見守っていただいた井上真智子先生，超人的なバイタリティで共同執筆をリードしてくださった柴田綾子先生，ご寄稿をいただいた諸先生方，適切なマネジメントとペースメーカーをしていただいた中外医学社の宮崎雅弘様，ならびに同社の皆様方のご支援に心より感謝を申し上げます．

2017 年 3 月

水谷佳敬

索 引

編者略歴

井上真智子 (Machiko Inoue)

浜松医科大学地域家庭医療学講座特任教授，静岡家庭医養成プログラム指導医．1997年京都大学卒業後，大阪大学産婦人科，北海道家庭医療学センターで研修，産婦人科専門医，家庭医療専門医取得．北足立生協診療所では家庭医の教育診療所としてウィメンズヘルスの実践・教育を行う．帝京大学，ハーバード大学などを経て現職．公衆衛生学修士，博士（医学）．日本プライマリ・ケア連合学会理事，女性医療・保健委員会（PCOG）委員長などを務める．

著者略歴

柴田綾子 (Ayako Shibata)

2006年　名古屋大学情報文化学部自然情報学科卒業後に医学部に編入
2011年　群馬大学医学部医学科卒業
産婦人科専門医
日本プライマリ・ケア連合学会　女性医療・保健委員会（PCOG）メンバー

　沖縄県立中部病院にて2年間の初期研修後，現在は大阪の淀川キリスト教病院にて産婦人科医として研鑽を積んでいる．

　趣味は世界遺産巡り（現在15カ国）と日本の離島巡り．関心事は医学教育，ヘルスケア産業，面白いパワーポイントスライドの作り方．女性の健康支援，働く女性の支援をしたいと思っています．

水谷佳敬 (Yoshinori Mizutani)

2006年　東邦大学医学部卒
財団法人警友会けいゆう病院初期臨床研修医
医療法人鉄蕉会亀田総合病院・亀田ファミリークリニック館山
　　　家庭医診療科後期研修医・フェロー
独立行政法人国立病院機構長崎医療センター産婦人科　後期臨床研修医・スタッフ
2016年～地方独立行政法人さんむ医療センター産婦人科・内科／
　　　亀田ファミリークリニック館山

家庭医療専門医・指導医
産婦人科専門医
日本プライマリ・ケア連合学会　女性医療・保健委員会（PCOG）メンバー

　医療過疎地で「分娩も扱うプライマリ・ケア医」を実践しています．

女性の救急外来　ただいま診断中！　ⓒ

| 発　行 | 2017 年 5 月 25 日　1 版 1 刷 |
| | 2017 年 6 月 10 日　1 版 2 刷 |

編　者　井上　真智子

著　者　柴田　綾子
　　　　水谷　佳敬

発行者　株式会社　中外医学社
　　　　代表取締役　青木　滋
　　　　〒 162-0805　東京都新宿区矢来町 62
　　　　電　話　（03）3268-2701（代）
　　　　振替口座　00190-1-98814 番

印刷・製本／横山印刷㈱　　　〈MM・MU〉
ISBN978-4-498-06696-0　　　Printed in Japan